JOSÉ CORDEIRO, PhD | DAVID WOOD, ScD

DER SIEG ÜBER DEN TOD

Die wissenschaftliche Möglichkeit, ewig zu leben, und ihre moralische Rechtfertigung

Bibliografische Information der Deutschen Nationalbibliothek
Die Deutsche Nationalbibliothek verzeichnet diese Publikation in der Deutschen Nationalbibliografie.
Detaillierte bibliografische Daten sind im Internet über http://d-nb.de abrufbar.

Für Fragen und Anregungen:
info@finanzbuchverlag.de

1. Auflage 2022

Türkenstraße 89
80799 München
Tel.: 089 651285-0
Fax: 089 652096

Die spanische Originalausgabe erschien 2017 bei Deusto unter dem Titel *La muerte de la muerte*.

Übersetzung: Boris Bauke
Redaktion: Petra Sparrer
Umschlaggestaltung: Marc-Torben Fischer
Umschlagabbildung: Shutterstock.com/Macon
Satz: Achim Münster, Overath
Druck: GGP Media GmbH, Pößneck
Printed in Germany

ISBN Print 978-3-95972-599-6
ISBN E-Book (PDF) 978-3-98609-133-0
ISBN E-Book (EPUB, Mobi) 978-3-98609-134-7

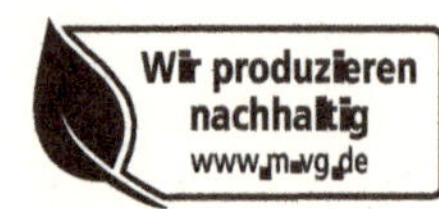

Weitere Informationen zum Verlag finden Sie unter

www.finanzbuchverlag.de

Beachten Sie auch unsere weiteren Verlage unter www.m-vg.de.

INHALT

TESTIMONIALS

Wir befinden uns in dem Buch auf einer fantastischen Reise in die Lebensverlängerung, auf der wir verschiedene Brücken überqueren, die uns zu einer unbegrenzten Lebensspanne führen werden. *Der Sieg über den Tod* erklärt anschaulich, wie wir bald die Fluchtgeschwindigkeit der Langlebigkeit erreichen und lange genug leben können, um für immer zu leben.

Ray Kurzweil, Mitautor von *Fantastic Voyage: Live Long Enough to Live Forever* und Mitbegründer der Singularity University

Der Sieg über den Tod ist ein wahrhaft revolutionäres Buch. Es ist ein visionäres Buch, das uns mit der grausamen Realität des Alterns konfrontiert. Seine Autoren sind Experten im Bereich der Alternsforschung. José und David liefern eine einschlägige und ausführliche Beschreibung des Kampfes gegen das Altern und ich bin mir sicher, ihr Beitrag wird diesen Kampf positiv beeinflussen. Auf in die Zukunft!

Aubrey de Grey, Mitautor von *Ending Aging* und Mitbegründer der SENS Research Foundation

Dieses großartige Buch beschreibt überzeugend, dass eine bislang unmöglich erscheinende deutliche Verlängerung des Lebens möglich ist. *Der Sieg über den Tod* zeigt, dass die Zeit gekommen ist, da der Tod endlich seine eigene Medizin zu schmecken bekommt!

Terry Grossman, Co-Autor von *Fantastic Voyage: Live Long Enough to Live Forever* und Experte für Langlebigkeit

Die Erkenntnisse der Langlebigkeitsforschung nähern sich dem Wunsch der meisten Menschen nach einem längeren Leben bei guter Gesundheit an. Sehr bald schon wird dieser Wunsch Realität werden, und das wird in dem neuen Buch *Der Sieg über den Tod* brillant erklärt: ein Muss für jeden, der sich für die sich entwickelnde Wissenschaft der Langlebigkeitsforschung interessiert.

Jim Mellon, Mitautor von *Rejuvenescence* und Multimillionär, der in die Langlebigkeitsforschung investiert

Der Sieg über den Tod ist ein wichtiges Buch für alle, die am Leben sind und noch lange am Leben bleiben wollen. Es gibt einen verständlichen, umfassenden und unterhaltsamen Überblick darüber, wie der Einsatz von Technologie bereits in naher Zukunft zur Beseitigung von Krankheit und Tod führen kann. *Der Sieg über den Tod* wird einen großen Beitrag dazu leisten, dass die Welt besser versteht, WIE die Technologie den Tod beseitigen wird und WARUM dies eine außerordentlich gute Sache ist.

Ben Goertzel, Vorsitzender von HumanityPlus und CEO von SingularityNET

Der Sieg über den Tod bietet eine wunderbare Vision, wie die atemberaubenden wissenschaftlichen Fortschritte in der Alternsforschung und anderen Bereichen den menschlichen Tod mit wissenschaftlichen Mitteln abschaffen können und warum dies der richtige Weg für die Menschheit ist.

João Pedro de Magalhães, Professor an der Universität von Liverpool

Der Sieg über den Tod vereint wichtige Forschungen und Erkenntnisse über eine Zukunft, in der wir viel länger leben, als wir es heute für möglich halten.

Jerome Glenn, CEO des Millennium-Projekts

Der Sieg über den Tod befasst sich mit einer der wichtigsten moralischen Aufgaben unserer Zeit: Alterung und Tod zu verlangsamen und aufzuhalten. Je deutlicher die wissenschaftliche Machbarkeit dieses Vorhabens wird, desto wichtiger wird es, die Auswirkungen zu erklären und zu verstehen. Dieses Buch erfüllt diese wichtige Aufgabe.

Anders Sandberg, Professor des Future of Humanity Institute an der Universität Oxford

Der Sieg über den Tod ist ein großartiges Buch, das alle lesen sollten. Vor allem die Jüngeren, denn sie werden bereits von den Forschungsergebnissen profitieren können, die in naher Zukunft zur Verfügung stehen werden, wie *Der Sieg über den Tod* wunderbar beschreibt. Obwohl ich schon viel älter bin, freue ich mich sehr über diese Entwicklungen, denn meine Enkelkinder werden eine große Chance haben, viel länger zu leben, wenn sie es wünschen!

Heitor Gurgulino de Souza, Präsident der Weltakademie für Kunst und Wissenschaft

Es gibt viel zu tun – so viel Schönes, so viel Wichtiges! Die Lebenszeit ist begrenzt. Gesundheit ist das höchste Gut, ohne das wir nichts Schönes erleben, nichts Wichtiges tun können. David und José führen den Leser in eine neue Welt der Hoffnung, die Welt der Verlängerung von Lebenszeit und Vitalität bis ins hohe Alter. Ein Buch für alle, die mehr Leben haben möchten.

Boris Bauke, IT-Unternehmer und Professor für Digitalisierung und Entrepreneurship

Fitness- und Gesundheitstechnologien verändern nachhaltig die Art und Weise, wie wir mit unseren Körpern umgehen. Von Wearables und Trackern zu smarter Kleidung, AR-Kontaktlinsen und intelligenter Toilette – es gibt kaum einen Bereich, der nicht durch Datenerhebung und Interpretation sowie smarte Empfehlungs- und Frühwarnsysteme an Transparenz gewinnen kann. Dieser technologische Fortschritt stellt uns ultimativ vor die Fragen, was es eigentlich heißt, Mensch zu sein, und welche Rolle Technologien in der Zukunft der Menschheit spielen werden. Einige Antworten darauf finden Sie in diesem Buch.

Natalia Karbasova, Gründerin FitTech Summit & FitTech Club

Dieses exzellente Buch sollte auf der Leseliste eines jeden ganz oben stehen. Die neuen Ansichten über Langlebigkeit sind wirklich revolutionär und jeder sollte lernen, was die Zukunft bringt.

Daniel Gutenberg, Early-Stage-Angel-Investor und Mitbegründer der Crypto Finance Conference

Wer will schon ewig leben? Ich schon, wenn das einschließt, immer gesund und fit zu sein. José Cordeiro und David Wood nehmen Sie mit auf eine Reise zu Ideen und Durchbrüchen, die den Umgang der menschlichen Gesellschaft mit dem Tod völlig verändern könnten.

Frederik Cyrus Roeder, Geschäftsführer, Consumer Choice Center

Der Sieg über den Tod ist ein ausgezeichnetes Buch, das sich mit dem größten Traum der Menschheit befasst: der Unsterblichkeit! Das ist vielleicht noch grundlegender als die bahnbrechenden Beiträge von Persönlichkeiten wie Galileo oder Darwin! Ich kann diesen internationalen Bestseller nur wärmstens empfehlen.

Peter Lorange, Vorsitzender, S. Ugelstad Invest; Ehrenpräsident, IMD

Ich werde sterben, und ich glaube, jeder, den ich kenne, wird auch sterben. Das bedeutet, dass *Der Sieg über den Tod* ein für jeden sehr interessantes Buch ist. Es ist wahrscheinlich, dass die nachfolgenden Generationen im Durchschnitt viel länger leben, als sie erwarten. Die Technologie schreitet sprunghaft voran (es sei denn, man wartet auf ein sofortiges Heilmittel), und deshalb ist es wichtig, darüber zu diskutieren, was man mit dem viel längeren Leben anfangen soll. Lesen Sie *Der Sieg über den Tod* und denken Sie darüber nach ...

Juan Enriquez, Autor von *As the Future Catches You and Evolving Ourselves*

Die Autoren sind zwei der Hauptakteure der weltweiten Futuristen-Bewegung. *Der Sieg über den Tod* befasst sich mit den Technologien und ethischen Fragen, die dieses Buch zu einer Referenz für die menschliche Langlebigkeit für Lehrkräfte und Politiker machen werden.

Martine Rothblatt, Gründerin von United Therapeutics und Autorin von *Virtually Human*

Die letzte Grenze, die wir noch zu überwinden haben, ist der Tod. *Der Sieg über den Tod* erklärt die Einzelheiten dieses Kampfes und die realen Chancen, ihn zu gewinnen. Als ich das Buch zu lesen begann, war ich skeptisch. Als ich jedoch die Argumente und Hintergründe kennenlernte, überkam mich Optimismus. Heute halte ich es für möglich, ja sogar für wahrscheinlich, dass diese Generation den Sieg über den Tod erleben wird.

Carlos Alberto Montaner, Experte für internationale Politik und Mitverfasser des *Leitfadens für den perfekten lateinamerikanischen Idioten*

Der Sieg über den Tod bietet wichtige Einblicke in die kritischen Themen unserer Zeit und unserer Zukunft – die zunehmende Lebenserwartung, der Umgang mit dem Älterwerden und die Beziehung zur Technologie.

Cornelia Daheim, Gründerin von Future Impacts und Vizepräsidentin von Foresight Europe Network

In den letzten Jahren haben wir unglaubliche Fortschritte in unserem Verständnis des Alterns gemacht. Was werden wir in den kommenden Jahren sehen? Werden wir in der Lage sein, das Altern zu heilen? Und wenn ja, wann? Wenn Sie das wissen wollen, ist *Der Sieg über den Tod* Ihr Buch.

Zoltan Istvan, ehemaliger US-Präsidentschaftskandidat und Autor von *The Transhumanist Wager*

Die Lektüre dieses Buches ist die beste Art, einen neuen Tag voller Leben und Möglichkeiten zu beginnen. Wenn die Verjüngung kurzfristig eintritt, müssen wir jetzt damit beginnen, diese Verlängerung des Lebens in Betracht zu ziehen, die uns die Autoren in *Der Sieg über den Tod* anbieten.

Diego Arria, ehemaliger Präsident des Sicherheitsrates der Vereinten Nationen

Ich empfehle *Der Sieg über den Tod* mit Begeisterung unseren Anhängern und auch den Skeptikern, die nicht erkennen, wie nahe die Wissenschaft daran ist, das biologische Altern für immer zu beseitigen.

Bill Faloon, Mitbegründer der Life Extension Foundation und Autor von *Pharmocracy*

Die Verlängerung der Telomere könnte einer der Schlüssel sein, um das Altern zu heilen und den Verfall der Gesundheit aufzuhalten. Lesen Sie *Der Sieg über den Tod* und entdecken Sie, wie wir das Altern aufhalten und umkehren können.

Bill Andrews, Gründer von Sierra Sciences und Mitautor von *Curing Aging*

In dem Maße, in dem die Medizin zur Informationstechnologie wird, ermöglichen uns genetische und zelluläre Therapien, Zellen mit größerer Präzision zu manipulieren. Dank der exponentiellen Beschleunigung dieser Fähigkeiten wird das Altern und damit auch der Tod beseitigt werden. *Der Sieg über den Tod* erklärt die Einzelheiten dieser Entwicklung und wie die Menschheit bald lange genug leben wird, um ewig zu leben.

Elizabeth Parrish, Gründerin von BioViva und »Patientin null« bei Telomerase-Behandlungen

Das Altern ist die Hauptursache für fast alle Krankheiten und den Tod, daher ist die Beschleunigung des Fortschritts in der Biotechnologie der Langlebigkeit die uneigennützigste Sache, die man verfolgen kann. Wir leben im aufregendsten Moment der Menschheitsgeschichte, da wir die produktive Lebenserwartung zu unseren Lebzeiten erheblich steigern können. *Der Sieg über den Tod* präsentiert die vielen moralischen und wirtschaftlichen Argumente für die Abschaffung des Todes, wie wir ihn kennen, und analysiert die jüngsten Trends in der Wissenschaft, die uns diesem Ziel näher bringen können. Lesen Sie dieses Buch und schließen Sie sich der Revolution gegen das Altern an: dem wahren Herrscher aller Krankheiten.

Alex Zhavoronkov, Gründer von Insilico Medicine und Direktor der Biogerontology Research Foundation

Wir bewegen uns auf eine Zukunft zu, in der der Tod keine Herrschaft mehr haben wird. Fast niemand auf der Welt versteht das, aber die Autoren haben es verstanden, und in ihrem ausgezeichneten Buch *Der Sieg über den Tod* bieten sie an, uns an die Hand zu nehmen und uns den Weg in die Zukunft zu zeigen, entlang der vielen technologischen und persönlichen Wege, die ein längeres und gesünderes Leben versprechen.

Raymond McCauley, Wissenschaftler, Unternehmer und Gründungsdozent der Singularity University

Der Sieg über den Tod ist ein Aufruf zum Handeln. Wenn neue Langlebigkeitstechnologien schneller entwickelt werden können, lassen sich viele Leben retten. Es ist eine wichtige und humanitäre Botschaft, die jeder hören sollte.

Sonia Arrison, Mitbegründerin der Singularity University und Autorin von *100 Plus*

Der Sieg über den Tod ist ein visionäres Buch. Etwas sehr Wichtiges, wenn wir den Krieg gegen den Tod gewinnen wollen, und jede Schlacht braucht einen Sinn, ein »Warum«, und dieses Buch dient als Inspiration.

Jason Silva, Futurist und Moderator von *Mind Games* bei National Geographic

Der Sieg über den Tod ist ein bewundernswertes Buch, das ein neues Paradigma der menschlichen Spezies vorwegnimmt, eine vollständige Symbiose mit disruptiven Technologien und künstlicher Intelligenz eingeht und eine extreme Langlebigkeit ermöglichen wird.

Manuel De La Peña, Präsident des Europäischen Instituts für Gesundheit und soziale Wohlfahrt in Madrid

José Cordeiro und David Wood bringen ihre Leidenschaft und ihr fundiertes Wissen in einen Bereich des menschlichen Wohlbefindens ein, der heute noch weitgehend unerforscht ist, der aber die Zivilisation von morgen grundlegend prägen wird. Wenn Sie planen, in der Zukunft zu leben, und das werden Sie, dann müssen Sie dieses Buch lesen!

David Orban, Investor und Gründer von Network Society Ventures

Der Sieg über den Tod ist ein außergewöhnliches Buch. Das Streben nach Unsterblichkeit wurde in der Geschichte schon oft thematisiert, aber niemand hat es so intelligent, kenntnisreich und spannend getan wie José Cordeiro und David Wood. *Der Sieg über den Tod* ist nichts weniger als eine Oase der Einsicht, des Könnens und des kreativen Denkens. Ein inspirierendes Buch, das Forschung mit Zukunft verbindet und Sie in eine unerforschte Landschaft entführt.

Erik F. Øverland, Präsident der World Futures Studies Federation WFSF

José Cordeiro und David Wood sind echte Disruptoren und Pioniere auf dem Gebiet der Lebensverlängerung und Langlebigkeit. Dieses provokative und visionäre Buch gibt einen guten Überblick über die massiven Veränderungen, die vor uns liegen und alle Aspekte unseres Lebens betreffen.

Marc Bernegger, Gründungspartner von Maximon

Die Vision einer extremen Lebensverlängerung rückt immer näher. *Der Sieg über den Tod* ist eine Pflichtlektüre für alle, die sich für radikale Perspektiven des biomedizinischen Fortschritts und die damit verbundenen moralischen Fragen interessieren.

Karlheinz Steinmüller, Wissenschaftlicher Direktor,
Z_punkt The Foresight Company

Das neue Buch von José Cordeiro und David Wood rüttelt auf: Ist der Tod eine Sache, die wir hinter uns lassen können ...? Und sollten? Was würde das »Ende des Sterbens« für uns bedeuten? Ein kraftvolles Werk, das große Aufmerksamkeit verdient.

Gerd Leonhard, Futurist und CEO der Futures Agency

Endlich unsterblich! Wer träumt nicht davon? All jene, die dieses Buch über das letzte große Abenteuer der Menschheit atemlos verschlingen, werden aus dem Traum erwachen und erkennen, was die beiden Autoren in flotter Schreibe und gut recherchiert verkünden: Von nun an ist dies kein Traum mehr. Das Ende des Todes ist nahe.

Heiko A. von der Gracht, Professor für Zukunftsforschung,
Steinbeis-Hochschule für angewandte Wissenschaften

Lebt der erste unsterbliche Mensch schon heute auf der Erde? Ist es einer meiner Söhne? Werde ich selbst in zehn Jahren die Anti-Aging-Pille nehmen können? Keine der rasanten technologischen Entwicklungen dieser Tage wird unser Verständnis vom Leben und vom Menschen so tiefgreifend verändern wie die Biotechnologie, mit der José Cordeiro und David Wood die Leserinnen und Leser in ihren Bann ziehen. Ja, das Altern ist eine Krankheit. Und wir werden sie heilen. Für alle, die wissen wollen, wie das geht, ist *Der Sieg über den Tod* das wichtigste Buch des Jahres. Und für alle, die es nicht glauben wollen, erst recht!

Sven Gabor Janszky, Vorsitzender, 2b AHEAD ThinkTank und Autor von 2030 – *Wie viel Menschheit verträgt die Zukunft?*

Der Sieg über den Tod ist ein visionäres Werk über die menschliche Unsterblichkeit. Dieses Buch soll dazu anregen, in ein Zeitalter der menschlichen Gesundheit aufzubrechen. Die Vielseitigkeit der Argumente bietet Stoff zum Nachdenken und zur Diskussion. Das sprichwörtlich älteste Thema der Menschheit wird nun zum Thema unserer Zeit und sollte jedem zu denken geben.

Björn Schumacher, Direktor des Instituts für Genomstabilität in Alter und Krankheit
am CECAD Exzellenzcluster für Alternsforschung, Universität zu Köln

WIDMUNG

万事开头难 (Aller Anfang ist schwer.)

Chinesisches Sprichwort

Die Wissenschaft weiß nicht, was sie der Fantasie schuldet.

Ralph Waldo Emerson, 1876

Dieses Buch ist der ersten Generation von unsterblichen Menschen gewidmet. Bis jetzt war die Menschheit dem Tod geweiht. Dank der großen technologischen Fortschritte der nächsten Jahrzehnte stehen wir nun hoffentlich an der Schwelle zwischen der letzten Generation sterblicher Menschen und der ersten Generation unsterblicher Menschen.

Dank unserer Vorfahren sind wir hier angekommen. Unsere Nachkommen werden bald in der Lage sein, eine nie zuvor mögliche Verlängerung der Lebensspanne zu erfahren. Wir werden in einer viel besseren Welt mit einer unbegrenzten Lebensspanne leben, unbegrenzt jung, nicht zum unfreiwilligen Tod verurteilt und auch nicht unbegrenzt alt. Darüber hinaus werden wir von der Verlängerung der Lebensspanne zur Ausdehnung des Lebens selbst übergehen, indem wir unsere Fähigkeiten und Möglichkeiten auf diesem kleinen Planeten und dann weit über die Erde hinaus erweitern.

Dieses Buch ist den Jungen und den Alten, den Frauen und den Männern, den Gläubigen und den Ungläubigen, den Reichen und den Armen, all jenen auf der ganzen Welt gewidmet, die daran arbeiten, dass wir endlich den ältesten Traum der Menschheit erreichen können: den Sieg über den Tod. Die Beherrschung des Alterns und die Verjüngung des Menschen wird bald Realität sein. Es ist unsere ethische Pflicht, diesem hehren Ziel so schnell wie möglich näher zu kommen.

Das Recht auf Leben ist das wichtigste aller Menschenrechte. Ohne Leben gibt es kein anderes Recht, das zählt. Heute sterben jeden Tag mehr als 100.000 Menschen an altersbedingten Krankheiten. Dies ist das größte Verbrechen gegen die Menschheit, gegen alle Menschen, unabhängig von Rasse, Geschlecht, Nationalität, Kultur, Religion, Geografie oder Geschichte. Wir müssen diese ungeheure menschliche Tragödie stoppen. Wir können es jetzt verhindern, und wir müssen es jetzt verhindern. Es ist unsere moralische Verantwortung, unsere ethische Pflicht, unsere historische Verpflichtung. Wir müssen das Leben bewahren, um weiteres Leiden zu vermeiden, um das Altern zu eliminieren, um auf den Tod zu verzichten.

Heute lautet die Frage nicht mehr, ob es möglich sein wird, das Altern zu heilen, sondern wann es möglich sein wird. Je früher, desto besser. Wir befinden uns in einem Wettlauf mit der Zeit, und unser gemeinsamer Todfeind ist das Altern und der Tod. *Der Sieg über den Tod* ist der ersten Generation von Unsterblichen gewidmet, die den Tod besiegen wird.

VORWORT ZUR DEUTSCHEN AUSGABE

Und so, nachdem ich mir den Scherz erlaubt, dem eine Stelle zu gönnen, in diesem durchweg zweideutigen Leben kaum irgend ein Blatt zu ernsthaft seyn kann, gebe ich mit innigem Ernst das Buch hin, in der Zuversicht, daß es früh oder spät diejenigen erreichen wird, an welche es allein gerichtet seyn kann, und übrigens gelassen darin ergeben, daß auch ihm in vollem Maaße das Schicksal werde, welches in jeder Erkenntniß, also um so mehr in der wichtigsten, allezeit der Wahrheit zu Theil ward, der nur ein kurzes Siegesfest beschieden ist, zwischen den beiden langen Zeiträumen, wo sie als paradox verdammt und als trivial geringgeschätzt wird. Auch pflegt das erstere Schicksal ihren Urheber mitzutreffen. Aber das Leben ist kurz und die Wahrheit wirkt ferne und lebt lange: sagen wir die Wahrheit.

Arthur Schopenhauer, 1819

Wir leben derzeit in einer historischen Krise, die eine gegenwärtige Gefahr, aber auch eine zukünftige Chance darstellt. Unabhängig davon, wo die Covid-19-Krise ihren Ursprung hat, ist sie ein globales Problem und erfordert eine globale Lösung. Diese unerwartete Krise kann eine fantastische Gelegenheit sein, um als eine globale Familie auf unserem kleinen Planeten gemeinsam voranzukommen, wenn wir uns zusammen unserem gemeinsamen Feind stellen. Covid-19 ist eine der schlimmsten Pandemien seit etwa einem Jahrhundert, als an der Spanischen Grippe von 1918–1920 schätzungsweise 50 (einige Historiker behaupten sogar bis zu 100) Millionen Menschen an diesem Virus starben. Das war eine unglaubliche menschliche Tragödie: 100 Millionen Menschen bei einer damaligen Weltbevölkerung von etwa zwei Milliarden Einwohnern; in der Tat starben mehr Menschen an der Spanischen Grippe als im Ersten oder sogar im Zweiten Weltkrieg.

Heute sind wir dank des exponentiellen Fortschritts von Wissenschaft und Technik glücklicherweise viel besser darauf vorbereitet, diese globale Krise zu lösen. In diesem großen planetarischen Krieg gegen das kleine neue Coronavirus, einschließlich seiner möglichen Mutationen, sind viele öffentliche und private Antworten erschienen. Regierungen, große Unternehmen, kleine Start-ups, Universitäten und sogar Einzelpersonen arbeiteten mühsam daran, herauszufinden, wie man Covid-19 kontrollieren, heilen und ausrotten kann. Wie bei den meisten Krisen sind die Kosten anfangs immens, aber sie amortisieren sich schnell durch die Massenproduktion der besten Behandlungen auf dem ganzen Planeten. Ein weiterer historischer Hinweis: Als HIV und AIDS auftraten, dauerte es mehr als zwei Jahre, bis das Virus sequenziert war, und es gab noch mehrere Jahre lang keine Behandlungsmöglichkeiten. AIDS galt sogar als die ultimative Krankheit, weil sie das Immunsystem selbst zerstört und somit im Grunde ein Todesurteil darstellte, aus dem es kein Entrinnen gab. Nach jahrelanger internationaler Forschung wurden die ersten Therapien zur Bekämpfung von HIV entwickelt, die jedoch jeweils Millionen von US-Dollar kosteten. Heute hingegen wird HIV als chronische Krankheit behandelt, und antivirale Medikamente kosten in reicheren Ländern Hunderte von Dollar, in ärmeren Ländern wie Indien dagegen nur einige Dutzend Dollar. Erfreulicherweise ist es auch sehr wahrscheinlich, dass in diesem Jahrzehnt endlich ein Impfstoff entwickelt wird, der HIV heilen und endgültig besiegen kann.

Auch wenn es in diesen Krisenzeiten schwer zu glauben ist: Dank der großen exponentiellen Fortschritte in Wissenschaft und Technik wurden die ersten antiviralen Mittel und die ersten Impfstoffe in nur wenigen Monaten entwickelt, obwohl die Entwicklung von Impfstoffen noch bis vor Kurzem in der Regel fünf bis zehn Jahre gedauert hat. So wird die schreckliche Pandemie dieses Coronavirus in der Zukunft wohl in Erinnerung bleiben, weil sie so schnell wie nie zuvor überwunden wurde. Covid-19 wird zu einer großen Lektion für die Menschheit. Die Pandemie hat gezeigt, dass wir zusammenarbeiten müssen, denn globale Probleme erfordern globale Lösungen. In der Zukunft wird es neue Pandemien geben, aber wir werden besser darauf vorbereitet sein, sie dank der exponentiellen Technologien schnell zu überwinden. Es ist möglich, dass wir das nächste pandemische

Virus in nur zwei Tagen sequenzieren, und das übernächste vielleicht in zwei Stunden, und nicht in zwei Wochen wie jetzt bei Covid-19, in zwei Monaten bei SARS vor zwei Jahrzehnten oder in mehr als zwei Jahren bei AIDS vor vier Jahrzehnten.

Nicht nur die Zeiten für die Bekämpfung dieser Krankheiten werden exponentiell verkürzt, sondern auch die Kosten sinken drastisch. Die Welt wird besser auf neue Pandemien und neue globale Herausforderungen wie Klimawandel, Kriege, Terrorismus, Erdbeben und Tsunamis, Meteoriten und weitere Bedrohungen aus dem Weltraum sowie viele andere künftige Herausforderungen vorbereitet sein. Und hoffentlich wird dies die letzte große Pandemie sein, unter der die gesamte Menschheit leidet!

Covid-19 ist eine der jüngsten Bedrohungen für die Menschheit, aber die größten Feinde von allen sind Alterung und Tod. Langlebigkeit gilt seit Langem als eine der großen Segnungen des Lebens, und jetzt haben wir zum ersten Mal in der Geschichte die Möglichkeit, Alterung und Tod zu besiegen. In mehreren Ländern hat die Diskussion darüber begonnen, ob das Altern endlich als Krankheit, aber als heilbare Krankheit angesehen werden kann. Befürworter der Langlebigkeit sind unter anderem in Australien, Belgien, Brasilien, Deutschland, Israel, Russland, Singapur, Spanien, dem Vereinigten Königreich und den Vereinigten Staaten von Amerika aktiv geworden. Welches Land wird das erste sein, das das Altern offiziell zu einer Krankheit erklärt? Die Weltgesundheitsorganisation (WHO) hat seit 2018 damit begonnen, altersbedingte Krankheiten anzuerkennen, aber nicht das Altern selbst als Krankheit. Welches Land wird nun die Führung übernehmen und damit beginnen, das Altern als heilbare Krankheit zu behandeln?

Weltweit gibt es bereits mehr Menschen über 65 Jahre als Kinder unter fünf Jahren, und dieser Trend wird sich fortsetzen. Darüber hinaus wird die Bevölkerung in vielen Ländern schrumpfen, wie es zum Beispiel in Japan und Russland bereits der Fall ist. Einer neuen Studie zufolge, die in der angesehenen britischen Gesundheitszeitschrift *The Lancet* veröffentlicht wurde, könnte die Bevölkerung Chinas bis zum Jahr 2100 um die Hälfte auf etwa 732 Millionen Menschen zurückgehen. Auch für andere Länder wie Deutschland, Italien, Japan, Russland und Spanien wird ein dramatischer Rückgang prognostiziert. Und während viele wohlhabende Länder reich wurden, bevor sie alt wurden, wird die Türkei alt, bevor sie reich wird. Die

Folgen werden dramatisch sein, wenn die Türkei nicht schon heute etwas gegen den Rückgang und die Überalterung der Bevölkerung unternimmt. Das Gleiche wird in immer mehr Ländern geschehen.

Es wird geschätzt, dass Covid-19 die Menschheit während der derzeitigen Krise über 11 Billionen US-Dollar an BIP kosten könnte, dass aber künftige ähnliche Pandemien in diesem Jahrzehnt durch jährliche Investitionen von 26 Milliarden US-Dollar vermieden werden können, so eine aktuelle Studie in der angesehenen amerikanischen Zeitschrift *Science*. Die Kosten für die medizinische Versorgung belaufen sich weltweit bereits auf etwa 10 Prozent des globalen BIP, und sie steigen schnell an, was zum Teil auf die alternde Gesellschaft zurückzuführen ist. Überlegen wir uns nun, wie viel das Altern die Gesellschaft kostet und wie viel wir einsparen könnten, wenn wir das Altern verhindern. Dies sind einige der Ideen, die hinter der Initiative »Langlebigkeitsdividende« stehen und die auch in diesem Buch erläutert werden. Wir werden also nicht nur Billionen von Dollar sparen, wenn wir das Altern heilen, sondern wir werden auch unglaubliches Leid und Schmerzen für die alternden Menschen selbst, ihre Familien und ihre Gesellschaften vermeiden.

Covid-19 könnte uns helfen zu erkennen, dass es nichts Wichtigeres gibt als Gesundheit und dass das erste Menschenrecht das Recht auf Leben ist. Die Welt hat sich gegen diese globale Pandemie zusammengeschlossen, die die größte Impfkampagne in der Geschichte ausgelöst hat, um die Ausbreitung von Covid-19 einzudämmen, nachdem in nur einem Jahr mehr als neun Milliarden Impfstoff-Dosen hergestellt wurden. Neue mRNA-Impfstoffe werden jetzt gegen viele Krebsarten, Malaria und HIV entwickelt, drei völlig unabhängige Krankheiten. Was vorher unmöglich schien, ist jetzt möglich geworden. Hoffentlich bietet diese Krise auch die Gelegenheit, endlich mehr Mittel für die Heilung der Mutter aller Krankheiten bereitzustellen: das Altern selbst. Können wir endlich den lang gehegten Traum der Menschheit von der »Unsterblichkeit« erfüllen?

Dies ist die beste Gelegenheit zum Handeln, die Zeit ist jetzt, der Ort ist hier, wer wird den Weg weisen?

José Cordeiro, PhD
David Wood, ScD

VORWORT

Das Altern respektiert, wie das Wetter, keine nationalen oder ethnischen Grenzen. Es betrifft alle Menschen mehr oder weniger gleich. Es wird viel über die Ungleichheiten gesprochen, die in dieser Hinsicht bestehen: Zum Beispiel, dass die Vereinigten Staaten zwar das Land sind, das pro Kopf am meisten für Gesundheit ausgibt, aber nicht einmal in der Gruppe der 30 Länder mit der höchsten Lebenserwartung vorkommt. Diese Statistiken sollten uns jedoch nicht täuschen, denn die Unterschiede sind zahlenmäßig gering: Die Lebenserwartung in den Vereinigten Staaten ist nur fünf Jahre niedriger als die in Japan. Es ist wichtig, dass der Kreuzzug gegen das Altern keine Grenzen kennt. Die ganze Welt muss sich zusammentun und größte Anstrengungen unternehmen, um dieses Problem zu lösen, denn es ist die größte Herausforderung für die Menschheit.

Das Alter tötet viel mehr Menschen als alles andere. Altern ist für mehr als 70 Prozent der Todesfälle verantwortlich, und den meisten dieser Tode geht unsagbares Leid voraus, sowohl bei den alten Menschen als auch bei ihren Angehörigen. Leider stellt sich der »Krieg gegen das Altern« noch nicht dieser Herausforderung. Er gewinnt in der englischsprachigen Welt beträchtlich an Schwung, wobei sich die größten Anstrengungen im Silicon Valley konzentrieren, aber auch im Rest der USA sowie in Großbritannien, Kanada und Australien Zentren entstehen. Deutschland rückt ebenfalls in den Vordergrund, ebenso wie Russland, Singapur, Südkorea und Israel. Andere Teile der Welt sind jedoch viel langsamer darin, dieses Feld zu erobern. Besonders besorgniserregend ist Asien, dessen bevölkerungsreichere Länder offenbar ernsthafte Schwierigkeiten haben, zu verstehen, dass Altern ein medizinisches Problem ist, und noch mehr, dass es ein lösbares Problem ist.

Der Sieg über den Tod ist ein visionäres Buch, das uns mit der schrecklichen Realität des Alterns konfrontiert, und seine Autoren sind Kenner des Themas. In den vergangenen Jahren hat José Cordeiro dazu beigetragen, den Krieg gegen das Altern in vielen Teilen der Welt bekannt zu machen, aber sein Hauptaugenmerk lag, völlig zu Recht, auf den spanisch- und portugiesischsprachigen Ländern. José war nicht nur deshalb sehr erfolgreich, weil er selbst sowohl Spanier als auch Lateinamerikaner ist (geboren in Venezuela von spanischen Eltern), sondern auch, weil das Interesse für den

Kampf gegen das Altern in Spanien und Lateinamerika, soweit ich sehen kann, zunimmt.

Der Co-Autor dieses Buches ist der britische Technologe David Wood, ein weiterer bekannter Anti-Aging-Verfechter, der eine andere, aber ergänzende Perspektive einbringt. David hat die britische Techno-Visionärswelt mit seiner Arbeit als Leiter mehrerer Organisationen in London verändert. Es ist schwer, sich eine mächtigere Partnerschaft vorzustellen, um einem Buch über das Altern und dessen (hoffentlich baldige!) Niederlage die nötige Autorität zu verleihen.

Angesichts ihrer umfangreichen internationalen Erfahrung gibt es keine besseren Autoren als José und David, um die Sache der Langlebigkeit weltweit voranzutreiben. Sie sind seit vielen Jahren in die Anti-Aging-Mission eingetaucht und daher außergewöhnlich gut informiert, nicht nur über die Wissenschaft der Anti-Aging-Forschung und ihre neuesten Fortschritte, sondern auch über die irrationalen Bedenken und Kritiken, die sich dieser Mission so oft entgegenstellen. José und David kennen die besten Antworten, um Kritiker zu widerlegen und mehr Menschen von den Vorteilen einer radikalen Lebensverlängerung zu überzeugen.

Die erste Ausgabe dieses Buches erschien auf Spanisch (*La Muerte de la Muerte*, Editorial Planeta, 2018) und wurde schnell zu einem Bestseller, zuerst in Spanien und dann in mehreren lateinamerikanischen Ländern. Die zweite Auflage war auf Portugiesisch (*A Morte da Morte*, LVM Editora, 2019) und wurde ebenfalls ein Bestseller, zuerst in Brasilien und später in Portugal. Nun erscheint *Der Sieg über den Tod* in einer aktualisierten Fassung auf Deutsch und in mehreren weiteren Sprachen, darunter Englisch, Koreanisch und Russisch. Basierend auf seinem bisherigen Erfolg wird es sicherlich weiterhin die Welt revolutionieren.

Ich bin überzeugt, dass dieses Buch im kommenden Jahrzehnt eine wichtige Rolle im Kampf gegen das Altern spielen wird. Ich glaube auch, dass die maßgebliche und erschöpfende Beschreibung dieses Kampfes, die José und David in diesem hervorragenden Buch liefern, diesen Prozess beschleunigen wird. Auf geht's!

Aubrey de Grey, Mitautor von *Ending Aging* und Mitbegründer der SENS Research Foundation

EINFÜHRUNG

DER GRÖSSTE TRAUM DER MENSCHHEIT

Der Tod ist ein Übel. So haben die Götter geurteilt; denn sonst würden auch sie sterben

SAPPHO VON LESBOS, CA. 600 V. CHR.

Die Reise von tausend Meilen beginnt mit einem einzigen Schritt

LAO-TSE, CA. 550 V. CHR.

Sein oder nicht sein: das ist hier die Frage

WILLIAM SHAKESPEARE, 1600

Unsterblichkeit ist seit Urzeiten der größte Traum der Menschheit. Der Mensch ist sich, im Gegensatz zu den meisten anderen Lebewesen, des Lebens und damit auch des Todes bewusst. Unsere Vorfahren haben seit dem Auftauchen des *Homo sapiens sapiens* in Afrika alle Arten von Ritualen geschaffen, die mit Leben und Tod zu tun haben. Sie praktizierten diese Rituale und schufen während der Jahrtausende währenden Besiedlung unseres Planeten eine Vielzahl an neuen. Die großen Zivilisationen der alten Welt erdachten ausgefeilte Rituale, um den Tod eines Menschen zu begehen, Rituale, die in vielen Fällen das wichtigste Element im Leben derer waren, die an ihnen teilnahmen. Denken wir zum Beispiel an die strengen, lebenslang andauernden Trauerprozesse in vielen unserer Gesellschaften.

DAS STREBEN NACH UNSTERBLICHKEIT

Der britische Philosoph Stephen Cave von der University of Cambridge schrieb in seinem Bestseller *Immortality: The Quest to Live Forever and How It Drives Civilization*: [1]

> »Alle Lebewesen streben danach, sich in der Zukunft zu verewigen, aber der Mensch strebt danach, sich für immer zu verewigen. Dieses Streben – der Wille zur Unsterblichkeit – ist die Grundlage menschlicher Errungenschaften; es ist die Quelle der Religion, die Muse der Philosophie, der Architekt unserer Städte und der Impuls hinter den Künsten. Er ist in unsere Natur eingebettet, und sein Ergebnis ist das, was wir als Zivilisation kennen.«

Die ägyptischen Bestattungsriten waren sehr komplex. Zu den wichtigsten Ritualen gehörten die Errichtung großer Pyramiden und die Herstellung von Sarkophagen, beides ausschließlich den Pharaonen vorbehalten. Um dem Pharao in der Unterwelt zu helfen und seine Auferstehung und das ewige Leben zu sichern, wurden sogenannte *Pyramidentexte* in Hieroglyphen in die Gänge, Vorräume und Grabkammern der Pyramiden des Alten Reiches eingraviert. Diese Texte sind eine Sammlung religiöser Zaubersprüche, Beschwörungen und Gebete, die die frühen religiösen und kosmologischen Überzeugungen widerspiegeln; sie wurden für Begräbniszeremonien ab dem Jahr 2400 v. Chr. gefunden.

Jahrhunderte später verfassten die Ägypter für Verstorbene das *Totenbuch*, so der moderne Name eines altägyptischen Begräbnistextes, der vom Beginn des Neuen Reiches um 1550 v. Chr. bis 50 v. Chr. verwendet wurde. Der Text war nicht allein den Pharaonen vorbehalten und bestand aus einer Reihe magischer Zaubersprüche, die den Verstorbenen helfen sollten, das Urteil von Osiris, dem ägyptischen Gott des Todes und der Wiedergeburt, zu bestehen, und um sie auf ihrer Reise durch die Unterwelt ins Jenseits zu begleiten. Obwohl man sie heute als »Mythologie« bezeichnet, wurde die altägyptische Religion mit ihren Zeremonien zur Gewährleistung der Unsterblichkeit fast 3000 Jahre lang praktiziert, also viel länger als das Christentum oder der Islam bis heute.[2]

In Mesopotamien gibt es noch ältere Dokumente, die um 2500 v. Chr. in Form von Tontafeln mit Keilschrift entstanden sind. Das *Gilgamesch-Epos* oder das *Gedicht des Gilgamesch* ist eine sumerische Erzählung in Versen über die Abenteuer des Königs Gilgamesch von Uruk und das älteste bekannte epische Werk der Menschheitsgeschichte. Die philosophische Achse des Gedichts bildet die Trauer des Königs Gilgamesch um den Tod seines zunächst Feindes und dann engen Freundes Enkidu. Das Epos gilt als das erste literarische Werk, das die menschliche Sterblichkeit im Gegensatz zur Unsterblichkeit der Götter betont. Es enthält eine Version des mesopotamischen Mythos der Sintflut, die später auch in vielen anderen Kulturen und Religionen auftauchen sollte.[3]

In China scheinen die Kaiser ebenfalls von dem Gedanken der Unsterblichkeit besessen gewesen zu sein. Nach der Eroberung des letzten unabhängigen chinesischen Staates im Jahr 221 v. Chr. wurde Qin Shi Huang der erste Herrscher eines ganz China umfassenden Reiches. Um zu zeigen, dass er nicht mehr nur ein einfacher König war, schuf er für sich einen Titel, der den Wunsch ausdrückte, das unendliche Territorium der chinesischen Königreiche, ja sogar die Welt zu vereinen (die alten Chinesen glaubten, wie die alten Römer, ihr Reich umfasse die ganze Welt).[4] Qin Shi Huang weigerte sich, über den Tod zu sprechen, schrieb nie ein Testament und begann 212 v. Chr., sich selbst den *Unsterblichen* zu nennen. Auf der Suche nach dem ewigen Leben schickte er eine Expedition zu den »östlichen Inseln« (möglicherweise Japan), die das Elixier der Unsterblichkeit suchen sollte. Die Expedition kehrte nie zurück, angeblich aus Furcht vor dem *Unsterblichen* Kaiser, da sie das gewünschte Elixier nicht gefunden hatte. Es wird angenommen, dass Qin Shi Huang starb, nachdem er Quecksilber getrunken hatte, ein Element, von dem er hoffte, es verleihe ihm das ewige Leben. Er wurde in einem großen Mausoleum mit den berühmten Terrakotta-Kriegern, mehr als 8000 Soldaten mit 520 Pferden, beigesetzt. Das Mausoleum, in der Nähe der heutigen Stadt Xi'an, wurde 1974 entdeckt, doch die Grabkammer ist bis heute verschlossen.

Das Elixier der Unsterblichkeit, der legendäre Trank, der ewiges Leben garantiert, ist ein wiederkehrendes Thema in vielen Kulturen. Viele Alchemisten mühten sich, ein Mittel zu finden, das alle Krankheiten heilte (das universelle Allheilmittel) und das Leben ewig verlängerte. Einige von ihnen, wie der Schweizer Arzt und Astrologe Paracelsus, machten durch diese Suche große Fortschritte auf dem Gebiet der Pharmazie. Das magische Elixier ist mit dem Stein der Weisen verwandt, einem mythischen Stein, der Stoffe in Gold verwandeln und angeblich jenes Lebenselixier erschaffen würde.

Nicht nur die alten Ägypter und Chinesen glaubten an das Elixier des Lebens. Diese Ideen entstanden voneinander unabhängig in praktisch jeder Kultur. Zum Beispiel glaubten auch die Vedas-Gruppen in Indien an eine Verbindung zwischen ewigem Leben und Gold, ein Gedanke, den sie wahrscheinlich von den Griechen übernahmen, nachdem Alexander der Große 325 v. Chr. in Indien einmarschiert war. Möglicherweise gelangte dieser Glaube auch von Indien nach China, oder umgekehrt. Allerdings hat die Idee des Lebenselixiers in Indien keine so große Bedeutung mehr, denn der Hinduismus, die erste Religion des Landes, bekennt sich zu anderen Vorstellungen von Unsterblichkeit.

Der Jungbrunnen ist eine weitere jener Legenden, die uns den Wunsch nach Ewigkeit vor Augen führen. Dieses legendäre Symbol für Unsterblichkeit und Langlebigkeit heilt angeblich jede Krankheit und stellt die Jugend derjenigen wieder her, die von seinem Wasser trinken oder darin baden. Die erste bekannte Erwähnung des Mythos eines Jungbrunnens stammt aus dem dritten Buch der *Historien des Herodot* aus dem 4. Jahrhundert vor Christus. Das *Johannesevangelium* erzählt die Episode vom Teich von Bethesda in Jerusalem, wo Jesus das Wunder der Heilung eines scheinbar verkrüppelten Mannes vollbringt. Die orientalischen Versionen der *Alexanderromane* erzählen die Geschichte vom »Wasser des Lebens«, das Alexander der Große in Begleitung seines Dieners suchte. Der Diener in dieser Geschichte kommt auch in den Legenden von Al-Khidr im Nahen Osten vor, einer Sage, die man im Koran findet. Diese Versionen waren in Spanien während und nach der muslimischen Ära sehr beliebt und sollen auch den Entdeckern, die nach Amerika reisten, bekannt gewesen sein.

Die Geschichten der amerikanischen Ureinwohner über eine heilende Quelle verorten diese auf der mythischen Insel Bimini, ein Land des Reichtums und des Wohlstands, das irgendwo im Norden liegen sollte, möglicherweise auf den heutigen Bahamas. Der Legende nach erfuhren die Spanier von Bimini durch die Arawak in Hispaniola, Kuba und Puerto Rico, den indigenen Bewohnern der Nordküste Südamerikas. Bimini und sein heilendes Wasser waren damals in der Karibik ein sehr beliebtes Thema. Der spanische Entdecker Juan Ponce de León hörte von den Eingeborenen Puerto Ricos vom Jungbrunnen, als er die Insel eroberte. Noch nicht zufrieden mit seinem materiellen Reichtum, unternahm er 1513 eine Expedition, um den Brunnen zu suchen, entdeckte aber stattdessen den heutigen Staat Florida.[5]

In den heutigen sogenannten westlichen Religionen, die auf den monotheistischen abrahamitischen Traditionen wie dem Judentum, dem Christentum, dem Islam und dem Baha'ismus (Bahá'í-Glauben) basieren, wird der Weg zur Unsterblichkeit hauptsächlich durch Auferstehung erreicht. In den heute sogenannten östlichen Religionen, die auf den vedischen Traditionen Indiens beruhen, wie dem Hinduismus, Buddhismus und Jainismus, erfolgt der Weg zur Unsterblichkeit dagegen durch Reinkarnation. Traditionell müssen in westlichen Religionen die Körper für die Auferstehung begraben werden, während in östlichen Religionen die Körper für die Reinkarnation verbrannt werden müssen. Aber weder die Auferstehung noch die Reinkarnation sind wissenschaftlich bewiesen. Offensichtlich sind beide Teile alter Mythologien aus vorwissenschaftlicher Zeit.

Auch der israelische Historiker Yuval Noah Harari von der Hebräischen Universität Jerusalem beschäftigte sich in zweien seiner Hauptwerke eingehend mit dem Thema Unsterblichkeit: *Sapiens: A Brief History of Humankind*, ursprünglich erschienen 2011, und *Homo Deus: A Brief History of Tomorrow*, aus dem Jahr 2016. Das erste Buch bezieht sich auf die Geschichte der Menschheit vom Beginn der Evolution des *Homo sapiens* bis zu den politischen Revolutionen des 21. Jahrhunderts. Religionen und das Thema Tod sind ein grundlegendes Element bei all diesen großen historischen Ereignissen.

In seinem zweiten Buch stellt Harari die Frage, wie die Welt in den kommenden Jahren aussehen wird. Wir werden, so schreibt er, mit einer Reihe neuer Herausforderungen konfrontiert werden, und er versucht zu analysieren, wie wir ihnen dank der enormen Fortschritte in Wissenschaft und Technologie begegnen. Harari erforscht die Projekte, Träume und Alpträume, die das 21. Jahrhundert prägen werden, von der Überwindung des

Todes bis hin zur Erschaffung künstlicher Intelligenz. Speziell zum Thema Unsterblichkeit äußert sich Harari in dem Abschnitt »*Die letzten Tage des Todes*«:[6]

> »Im 21. Jahrhundert werden die Menschen wahrscheinlich einen ernsthaften Schritt Richtung Unsterblichkeit machen. Der Kampf gegen Alter und Tod wird lediglich den altehrwürdigen Kampf gegen Hungersnot und Krankheit fortsetzen und den höchsten Wert der zeitgenössischen Kultur manifestieren: den Wert des menschlichen Lebens. Wir werden ständig daran erinnert, dass das menschliche Leben das Heiligste im Universum ist. Alle sagen das: Lehrer in den Schulen, Politiker in den Parlamenten, Anwälte in den Gerichten und Schauspieler auf den Theaterbühnen. In der *Allgemeinen Erklärung der Menschenrechte*, die nach dem Zweiten Weltkrieg von der UNO verabschiedet wurde – und die vielleicht einer globalen Verfassung am nächsten kommt –, heißt es kategorisch, ›das Recht auf Leben‹ sei der grundlegendste Wert der Menschheit. Da der Tod eindeutig gegen dieses Recht verstößt, ist der Tod ein Verbrechen gegen die Menschlichkeit, und wir sollten einen totalen Krieg gegen ihn führen.
>
> Im Verlauf der Geschichte haben Religionen und Ideologien das Leben selbst nicht geheiligt. Sie heiligten immer etwas über oder jenseits der irdischen Existenz und waren folglich dem Tod gegenüber recht tolerant. In der Tat waren einige von ihnen geradezu in den Sensenmann vernarrt. Weil Christentum, Islam und Hinduismus darauf bestanden, der Sinn unserer Existenz hänge von unserem Schicksal im Jenseits ab, sahen sie den Tod als einen lebenswichtigen und positiven Teil der Welt an. Die Menschen starben, weil Gott es verfügte, und der Moment des Todes war eine höchst bedeutsame heilige metaphysische Erfahrung. Wenn ein Mensch im Sterben lag, war dies der Zeitpunkt, um Priester, Rabbiner und Schamanen herbeizurufen, um das Gleichgewicht zum Leben herzustellen und die eigene wahre Rolle im Univer-

sum zu erkennen. Versuchen Sie einfach, sich das Christentum, den Islam oder den Hinduismus in einer Welt ohne Tod vorzustellen – was auch eine Welt ohne Himmel, Hölle oder Reinkarnation bedeutet.

Die moderne Wissenschaft und die moderne Kultur haben eine ganz andere Auffassung von Leben und Tod. Sie betrachten den Tod nicht als ein metaphysisches Mysterium und schon gar nicht als die Quelle des Lebenssinns. Vielmehr ist der Tod für moderne Menschen ein technisches Problem, das wir lösen können und sollen.«

VON DER MYTHOLOGIE ZUR WISSENSCHAFT

In den vergangenen Jahrzehnten wurden in allen Bereichen, auch in der Biologie und der Medizin, beeindruckende wissenschaftliche Fortschritte erzielt. Im Jahr 1953 wurde die Struktur der DNA entdeckt, einer der wichtigsten Errungenschaften in der Biologie. Dieser Prozess wurde durch spätere Entdeckungen, wie embryonale Stammzellen und Telomere, noch beschleunigt. Ärzte führten 1967 die erste Herztransplantation durch, 1980 wurden die Pocken ausgerottet, und derzeit macht die Regenerative Medizin große Fortschritte bei Gentherapien wie dem CRISPR-Editing, beim therapeutischen Klonen und beim Bioprinting von Organen.

In den kommenden Jahren werden wir noch größere und schnellere Fortschritte erleben, auch dank des weit verbreiteten Einsatzes neuer Sensoren, der Analyse riesiger Datenmengen (bekannt als »Big Data«) und der Nutzung künstlicher Intelligenz für die verbesserte Interpretation und Analyse medizinischer Ergebnisse. Diese Fortschritte vollziehen sich nicht linear, sondern exponentiell. Die Geschwindigkeit, mit der das menschliche Genom sequenziert wurde, ist ein deutliches Beispiel für diese exponentiellen Trends.

Das Humangenomprojekt begann 1990. Bis 1997 war erst 1 Prozent des gesamten Genoms sequenziert. Deshalb dachten einige »Experten«, dass wir Jahrhunderte brauchen würden, um die verbleibenden 99 Prozent sequenzieren zu können. Glücklicherweise konnte das Projekt dank exponentieller Technologien im Jahr 2003 abgeschlossen werden. Wie der amerikanische Futurist Ray Kurzweil erklärt, hat sich der sequenzierte Prozentsatz seit 1997 jedes Jahr ungefähr verdoppelt, das heißt im Jahr 1998 waren 2 Prozent bestimmt, 1999 4 Prozent, 2000 8 Prozent, 2001 16 Prozent, 2002 32 Prozent, 2003 64 Prozent, und wenige Wochen später war das Projekt abgeschlossen.[7]

Die Digitalisierung und der Einsatz von Künstlicher Intelligenz schreiten immer weiter voran und werden in den kommenden Jahren exponentielle Fortschritte in Biologie und Medizin und anderen Bereichen ermöglichen. Ebenso wurden bereits Experimente zur Lebensverlängerung und Verjüngung verschiedener Versuchstiere und -organismen wie Hefen, Würmer, Mücken und Mäuse durchgeführt.

Wissenschaftler in verschiedenen Teilen der Welt erforschen bereits, wie das Altern funktioniert und wie man es umkehren kann. Von den Vereinigten Staaten bis Japan, von China bis Indien, in Deutschland und Russland und auch in ganz Ibero-Amerika, von Spanien bis Kolumbien, von Mexiko bis Argentinien, in Portugal und Brasilien widmen sich Forschergruppen diesem Thema. So hat eine Gruppe von Wissenschaftlern unter der Leitung der spanischen Biologin María Blasco, Direktorin des CNIO (Nationales Krebsforschungszentrum Spaniens) in Madrid, die sogenannten Triple-Mäuse erschaffen, die etwa 40 Prozent länger leben.[8] Mit anderen Technologien ist es anderen Wissenschaftlern wie dem Spanier Juan Carlos Izpisúa, einem Experten am Salk Institute for Biological Studies in La Jolla, Kalifornien, gelungen, Mäuse um 40 Prozent zu verjüngen.[9] Diese Art von Experimenten schreitet weiter voran, und es ist wahrscheinlich, dass wir die Langlebigkeit und Verjüngung von Mäusen in den kommenden Jahren weiter steigern werden.

Viele andere Wissenschaftler aus der ganzen Welt, darunter an internationalen Spitzenuniversitäten wie Cambridge, Harvard, MIT, Oxford und Stanford, haben Gruppen gebildet, die sich um den Methuselah-Mouse-Preis bewerben, der von der Methuselah Foundation in den Vereinigten Staaten gesponsert wird.[10] Ein Preis wurde bereits an Wissenschaftler vergeben, die es geschafft haben, das Leben von Mäusen auf das Äquivalent von 180 menschlichen Jahren zu verlängern,[11] aber das vollständige Ziel ist es, fast 1000 äquivalente menschliche Jahre zu erreichen, wie der legendäre Methusalem aus dem *Alten Testament*.

Experimente mit Mäusen haben viele Vorteile, da Mäuse ein kurzes Leben haben (von Natur aus ein Jahr, zwei bis drei Jahre unter Laborbedingungen) und ihre Genome dem menschlichen Genom sehr ähnlich sind. Es wird geschätzt, dass wir etwa 90 Prozent des Genoms mit Mäusen teilen. Wissenschaftler haben mit verschiedenen Arten von Behandlungen und Therapien experimentiert, darunter kalorische Restriktion, Telomerase-Injektionen, Stammzellenbehandlungen und Gentherapien, und in den kommenden Jahren werden sicher noch einige hinzukommen. Sinn und Zweck dieser Forschungen ist es offenbar nicht primär, jüngere und langlebigere Mäuse zu züchten, weil die Wissenschaftler Mäuse lieben. Im Hinterkopf haben die Forscher, ihre Ergebnisse schließlich auch bei Menschen anzuwenden und auch uns zu verjüngen und zu einem längeren Leben zu verhelfen. Ein offenes Aussprechen dieses Vorhabens könnte jedoch den Verlust ihrer Finanzierung und andere Konsequenzen haben, doch das Ziel der Experimente ist offensichtlich.

Es gibt viele Wissenschaftler, die mit verschiedenen Arten von Versuchsorganismen arbeiten, um deren Altern aufzuhalten und umzukehren, darunter zwei bekannte nordamerikanische Wissenschaftler, Michael Rose von der University of California in Irvine, der die Lebenserwartung von Fruchtfliegen (*Drosophila melanogaster*) vervierfacht hat,[12] und Robert J.S. Reis von der University of Arkansas for Medical Sciences, der die Langlebigkeit von Fadenwürmern (*C. elegans*) auf das Zehnfache erhöhen konnte.[13] Auch diese beiden Wissenschaftler forschen nicht nur, um das Leben der Fliegen und Würmer zu verlängern, sondern um diese Entdeckungen zu gegebener Zeit auch auf den Menschen anwenden zu können.

Dank der wichtigen wissenschaftlichen Fortschritte der vergangenen Jahre gibt es große und kleine Unternehmen, die Milliarden von Dollar in die Forschung zur wissenschaftlichen Verjüngung beim Menschen stecken. Die Möglichkeit der Verjüngung erscheint den Menschen heute möglicher und greifbarer. Die Frage ist heute nicht, ob es möglich sein wird, sondern, wann es möglich sein wird. Deshalb investieren Milliardäre wie Peter Thiel, berühmt seit PayPal, Jeff Bezos von Amazon, Sergey Brin und Larry Page von Alphabet/Google, Mark Zuckerberg von Meta, Larry Ellison von Oracle und viele andere, und immer mehr, in die Anti-Aging-Biotechnologie. Google gründete 2013 Calico (California Life Company), um »den Tod zu lösen«,[14] Microsoft kündigte 2016 an, innerhalb von zehn Jahren Krebs zu heilen,[15] Mark Zuckerberg und seine Frau Priscilla Chan sagten, sie spendeten praktisch ihr gesamtes Vermögen, um alle Krankheiten in einer Generation zu heilen und zu verhindern[16]. Jeff Bezos gründete zusammen mit anderen Milliardären im Jahr 2021 Altos Labs, um Zellreprogrammierungstechnologien für Verjüngungsbehandlungen voranzutreiben.[17] Altos Labs wurde von dem in Russland geborenen Milliardär Juri Milner gefördert, und es gibt weitere millionenschwere Investitionen in Europa, in den reichen arabischen Ländern und jetzt auch in Ostasien. Wir könnten noch viele weitere Beispiele hinzufügen, und jeden Tag kommen mehr hinzu, denn die Entwicklung geht unaufhörlich weiter.

Einige der besten Wissenschaftler der Welt arbeiten öffentlich an Verjüngungstechnologien. Als nur ein bekanntes Beispiel sei hier der amerikanische Genetiker, Molekularingenieur und Chemiker George Church genannt, Professor für Genetik an der Harvard Medical School, Professor für Gesundheitswissenschaften und Technologie in Harvard und am MIT und in vielen anderen Positionen sowohl in der Wissenschaft als auch in der Wirtschaft tätig (denn es ist notwendig, diese Ideen von Leben und Tod von der Wissenschaft in die Industrie zu bringen). Church, einer der Pioniere der menschlichen Genomsequenz und Wegbereiter der persönlichen Genomik und der synthetischen Biologie, sagte kürzlich:[18]

> »Wahrscheinlich werden in den nächsten ein oder zwei Jahren die ersten Versuche an Hunden durchgeführt. Wenn sie funktionieren, dauert es bis zu Versuchen an Menschen noch zwei Jahre, und nach acht Jahren werden sie abgeschlossen sein. Wenn erst einmal ein paar laufen und erfolgreich sind, ist das eine positive Rückkopplungsschleife.«

Tatsache ist, dass es keinen wissenschaftlichen Grundsatz gibt, der die Verjüngung verbietet und die Notwendigkeit des Todes vorschreibt. Nicht in der Biologie, nicht in der Chemie und nicht in der Physik. Folglich erklärte der angesehene amerikanische Physiker Richard Feynman, Träger des Nobelpreises für Physik, 1964 in einem Vortrag mit dem Titel »The Role of Scientific Culture in Modern Society«:[19]

> »Es ist eines der bemerkenswertesten Dinge, dass es in allen biologischen Wissenschaften keinen Hinweis auf die Notwendigkeit des Todes gibt. Wenn Sie sagen, wir wollen ein Perpetuum mobile erschaffen, dann haben wir im Studium der Physik genug Gesetze entdeckt, um zu sehen, dass es entweder absolut unmöglich ist oder die Gesetze falsch sind. Aber in der Biologie ist noch nichts gefunden worden, was auf die Unvermeidbarkeit des Todes hinweist. Das deutet für mich darauf hin, dass er überhaupt nicht unvermeidlich ist und dass es nur eine Frage der Zeit ist, bis die Biologen herausfinden, was uns die Probleme bereitet, und dass diese schreckliche universelle Krankheit oder Vergänglichkeit des menschlichen Körpers geheilt werden wird.«

In den vergangenen Jahren sind eine Reihe wissenschaftlicher Publikationen zu Fortschritten in neuen Bereichen wie der Erforschung von Verjüngung und Anti-Aging entstanden. Dazu gehört die Zeitschrift *Aging*, die 2009 ihre erste Ausgabe herausbrachte. Drei ihrer Redakteure, der russisch-amerikanische Wissenschaftler Mikhail V. Blagosklonn, die Amerikanerin Judith Campisi und der Australier David A. Sinclair, schrieben den Eröffnungsartikel mit dem Titel »Aging: Vergangenheit, Gegenwart und Zukunft«:[20]

> »In seiner *Foundation-Serie*, die in den 1950er-Jahren veröffentlicht wurde, stellte sich Isaac Asimov eine Zivilisation vor, die in der Lage ist, das gesamte Universum zu kolonisieren. Es ist unwahrscheinlich, dass dieses Kunststück gelingen wird. Bemerkenswerterweise bezeichnete Asimov einen 70-jährigen Mann als ein altes Individuum, das wahrscheinlich nicht mehr lange leben wird. In der kühnsten Fantasie der Literatur konnte also das Tempo des Alterns nicht verlangsamt werden. Doch angesichts des derzeitigen Tempos

der Entdeckungen auf dem Gebiet des Alterns könnte dieses Kunststück noch zu unseren Lebzeiten Realität werden, wobei die Wissenschaft die Science-Fiction übertrifft.«

VERGANGENHEIT

Nachdem August Weismann das Leben in ein vergängliches Soma und eine unsterbliche Keimbahn aufgeteilt hatte, begann man, das Soma als Wegwerfartikel zu betrachten. Wie Weismann 1889 schrieb, war »die verderbliche und verletzliche Natur des Somas der Grund, warum die Natur keine Anstrengungen unternahm, diesen Teil des Individuums mit einem Leben von unbegrenzter Länge auszustatten«.

GEGENWART

Die ersten erfolgreichen Screens nach Genen, die das Altern hinausschieben, begannen Mitte der 1980er-Jahre. Entgegen der landläufigen Meinung, dass Gene, die das Altern kontrollieren, wahrscheinlich nicht existieren, führte Klass ein Mutagenese-Screening nach langlebigen *C. elegans*-Mutanten durch und fand Kandidaten, von denen einer, age-1, von Johnson und Kollegen charakterisiert wurde. Kenyon und Kollegen, die ebenfalls nach langlebigen *C. elegans* suchten, fanden 1993 heraus, dass Mutationen im Gen Daf-2 die Langlebigkeit von *C. elegans*-Zwittertieren im Vergleich zu Wildtyp-Nematoden um mehr als das Zweifache erhöhen. Daf-2 war bereits dafür bekannt, dass es die Bildung des Dauerzustands reguliert, einer entwicklungsverhafteten Larvenform, die durch Gedränge und Verhungern induziert wird. Kenyon et al. vermuteten, dass die Langlebigkeit des Dauerzustands aus einem regulierten Mechanismus zur Verlängerung der Lebensspanne resultiert. Diese Entdeckung lieferte Ansatzpunkte für das Verständnis, wie die Lebensspanne verlängert werden kann.

Die Herausgeber werfen einen kurzen Blick auf die beginnende Disziplin der Erforschung des Alterns und erläutern die wissenschaftlichen Anfänge Ende des 19. Jahrhunderts und die großen Fortschritte im 20. Jahrhundert. Tatsächlich wurden erst in den 1980er-Jahren Gene, die direkt mit der Zellalterung zusammenhängen, in kleinen Fadenwürmern namens C. elegans gefunden. Seitdem gibt es ein größeres und besseres Verständnis des Alterungsprozesses, über sein Fortschreiten und sogar, wie man ihn umkehren kann.

Die Tatsache, dass es bereits Beweise für dieses Konzept gibt, bedeutet jedoch nicht, dass wir wissen, wie man es macht. Tatsächlich wissen wir es noch nicht, und deshalb werden zahlreiche Experimente mit verschiedenen Therapien und Behandlungen an verschiedenen Arten von Organismen durchgeführt, um herauszufinden, was funktioniert und aus welchen Gründen. Es ist nicht einfach, und es wird wahrscheinlich auch nicht einfacher werden, aber wir wissen, dass es möglich ist. Tatsächlich ist die Frage nicht mehr, ob es möglich ist, sondern wann es möglich sein wird, die ersten wissenschaftlichen Behandlungen zur Verjüngung von Menschen zu entwickeln und zu kommerzialisieren. Wir sind keine Würmer und auch keine Mäuse, daher werden viele der Dinge, die wir bei Würmern oder Mäusen entdecken, wahrscheinlich nicht direkt auf uns Menschen übertragbar sein. Diese Experimente werden jedoch einige Möglichkeiten aufzeigen, die uns dank Fortschritten wie der Nutzung von Big Data und künstlicher Intelligenz unter anderem dabei helfen werden, schneller mögliche Heilmittel gegen die menschliche Alterung zu finden.

Blagosklonn, Campisi und Sinclair gehen von der Vergangenheit und der Gegenwart aus, um auch aufzuzeigen, was in der Zukunft passieren könnte, zusammen mit einigen der möglichen Behandlungen und Therapien für das Altern und altersbedingte Krankheiten. Für den Moment und für dieses Buch, das sich in Form einer Einführung an ein allgemeines Publikum richtet, ist es nicht notwendig, die Details in der Tiefe zu kennen (oder Akronyme wie DNA, AMPK, RNA, FOXO, IGF, mTOR, NAD, PI-3K, CR, TOR und viele andere, die noch undurchsichtiger sind). Wir erwähnen sie hier jedoch als eine allgemeine Zusammenfassung der großen Entdeckungen von heute und morgen, wie die Autoren in ihrem Artikel angeben:

> ZUKUNFT
>
> Von großem Interesse und vielversprechend ist, dass das Altern zumindest teilweise durch Signalübertragungswege re-

guliert zu werden scheint, die pharmakologisch manipuliert werden können. Prototypische Anti-Aging-Medikamente sind jetzt verfügbar, um altersbedingte Krankheiten zu behandeln, und es wird vorhergesagt, dass sie Alterungsprozesse verlangsamen. Es wurden Modulatoren von Sirtuinen entdeckt, die CR nachahmen und bestimmte altersbedingte Krankheiten abmildern. Der TOR-Signalweg ist ein weiteres Ziel. Ironischerweise wurde TOR selbst als Target von Rapamycin in Hefe (Sirolimus oder Rapamune) entdeckt, einem klinisch verfügbaren Medikament, das selbst bei jahrelanger Einnahme in hohen Dosen gut verträglich ist. Rapamycin hat Potenzial als Therapie für die meisten, wenn auch nicht alle altersbedingten Krankheiten. Metformin, ein Antidiabetikum und Aktivator von AMPK, der im TOR-Signalweg wirkt, verzögert ebenfalls die Alterung und verlängert die Lebensspanne bei Mäusen.

So hat der jüngste Paradigmenwechsel in der Alternsforschung Signalwege (wachstumsfördernde Wege, DNA-Schadensreaktionen, Sirtuine) in den Vordergrund gerückt, und in einem ersten Schritt postuliert, dass Altern reguliert und pharmakologisch gehemmt werden kann.

Zu diesem günstigen Zeitpunkt wurde *Aging* (Impact Journal on Aging oder Impact Aging) ins Leben gerufen. Diese Zeitschrift umfasst die neue Gerontologie. Der jüngste Durchbruch in der Gerontologie ist auf die Integration verschiedener Disziplinen zurückzuführen, wie Genetik und Entwicklung in Modellorganismen, Signaltransduktion und Zellzykluskontrolle, Krebszellbiologie und DNA-Schadensreaktionen, Pharmakologie und die Pathogenese vieler altersbedingter Krankheiten. Der Schwerpunkt der Zeitschrift liegt auf Signaltransduktionswegen (IGF- und Insulin-aktivierte, Mitogen-aktivierte und Stress-aktivierte Wege, DNA-Schadensantwort, FOXO, Sirtuine, PI-3K, AMPK, mTOR) in Gesundheit und Krankheit. Zu den Themen gehören Zell- und Molekularbiologie, Zellstoffwechsel, zelluläre Seneszenz,

> Autophagie, Onkogene und Tumorsuppressorgene, Karzinogenese, Stammzellen, Pharmakologie und Anti-Aging-Wirkstoffe, Tiermodelle und natürlich altersbedingte Krankheiten wie Krebs, Parkinson, Typ-II-Diabetes, Atherosklerose und Makula-Degeneration (Erkrankungen der Netzhaut des Auges), die tödliche Manifestationen des Alterns sind. Die Zeitschrift veröffentlicht auch Artikel, die sowohl die Möglichkeiten als auch die Grenzen der neuen Wissenschaft des Alterns ansprechen. Natürlich ist die Möglichkeit, dass die Krankheiten des Alterns verzögert oder durch Medikamente behandelt werden können, die den gesamten Alterungsprozess beeinflussen und damit potenziell die gesunde Lebensspanne verlängern, ein lang gehegter Traum der Menschheit.

Als der visionäre Artikel 2009 veröffentlicht wurde, war fast nichts über eine der mächtigsten Gentechnologien unserer Zeit bekannt: das berühmte CRISPR. Ende der 1980er-Jahre entdeckt, wurde es erst ab 2010 erstmals eingesetzt und allmählich weiterentwickelt. Die Sequenzierung des menschlichen Genoms endete offiziell im Jahr 2003, und 2006 wurde das Klonschaf Dolly geboren. Die ersten induzierten pluripotenten Zellen (meist als iPS-Zellen abgekürzt) wurden 2006 gewonnen, aber die ersten Behandlungen begannen erst ab 2010. Die Zeitschrift *Aging* erlebte in weniger als einem Jahrzehnt seit ihrer Erstausgabe im Jahr 2009 enorme Veränderungen und wird im nächsten Jahrzehnt Zeuge weiterer Veränderungen werden. All dies muss relativiert werden, um das frenetische Tempo des Fortschritts zu verstehen, denn der gleiche Umfang an Fortschritten wird auch in den nächsten zehn Jahren erreicht, vielleicht sogar in nur vier oder fünf Jahren, da sich der Fortschritt weiter beschleunigt. Wir sind überzeugt, dass wir in zwei oder drei Jahren so beeindruckende Entwicklungen erleben werden, dass wir mehrere Teile dieses Buches neu schreiben müssen.

Eine weitere hervorragende Zeitschrift zu diesen Themen ist *Rejuvenation Research*, die 1998 ins Leben gerufen wurde und seither unter der Leitung des britischen Biogerontologen Aubrey de Grey steht. In den zwei Jahrzehnten seit ihrer Gründung hat die Zeitschrift über große Fortschritte berichtet, und wir hoffen, dass diese Artikel in den kommenden Jahren weiter exponentiell zunehmen werden.[21]

Der *Anhang* zu diesem Buch bietet eine umfassende Chronologie, die es uns ermöglicht, die rasanten Fortschritte in unserem Verständnis des Lebens auf der Erde in einen Kontext zu stellen. Diese Chronologie versucht darüber hinaus, einige der faszinierenden Möglichkeiten vorherzusagen, die sich in den kommenden Jahrzehnten dank der exponentiellen Veränderungen ergeben könnten, die nach Meinung der Autoren sowie weiterer Referenzen von Experten wie dem berühmten bereits erwähnten amerikanischen Futuristen Ray Kurzweil bevorstehen.

VON DER WISSENSCHAFT ZUR ETHIK

Wir haben bereits thematisiert, wie es uns gelungen ist, das Leben von Würmern und Mäusen, neben anderen Tieren, zu verlängern. Warum experimentieren wir mit ihnen? Wollen die Wissenschaftler jüngere, langlebigere Würmer und Mäuse züchten? Nein, natürlich nicht. Eines der Ziele ist es, zu verstehen, wie Alterung und Verjüngung funktionieren, um irgendwann in der Zukunft klinische Versuche am Menschen zu starten.

Wenn wir nun akzeptieren, dass es dank künftiger wissenschaftlicher Fortschritte möglich sein wird, das menschliche Leben zu verlängern, dann müssen wir diskutieren, ob dies auch ethisch vertretbar ist. Unsere Antwort ist, dass es nicht nur ethisch ist, sondern sogar unsere moralische Verantwortung. Allerdings gibt es immer noch einige sehr einflussreiche Personen, sogenannte *Influencer* wie zum Beispiel den amerikanischen Geschäftsmann und Philanthropen Bill Gates, die nicht von der Priorität der Heilung des Alterns überzeugt zu sein scheinen. Als er bei einer öffentlichen Veranstaltung auf der Website Reddit gefragt wurde, was er von lebensverlängernder und Unsterblichkeitsforschung hält, antwortete Gates:[22]

> »Es scheint egozentrisch zu sein, solange wir noch Malaria und Tuberkulose haben, dass reiche Leute Dinge finanzieren,

> damit sie länger leben können. Es wäre schön, länger zu leben, das gebe ich zu.«

Dieselbe Kritik kann gegen zahlreiche medizinische Forschungsprogramme vorgebracht werden, wie zum Beispiel gegen die laufenden Programme zur Heilung von Krebs oder Herzkrankheiten. Die Heilung dieser Krankheiten wird ebenfalls das Leben verlängern. Aber während immer noch Menschen an Malaria und Tuberkulose sterben, also an Krankheiten, die mit relativ geringen Kosten behandelt werden können, scheint es eine unangebrachte Priorität zu sein, große Summen in die Suche nach Heilmitteln für Krebs und Herzkrankheiten zu investieren. Wenn das Kriterium darin besteht, mit einem bestimmten Geldbetrag so viele Leben wie möglich zu retten, dann könnte man sich fragen: Wäre es nicht besser, die Krebsforschungsinitiativen zu streichen und stattdessen mehr Moskitonetze zu kaufen und dafür zu sorgen, dass sie in allen Gebieten verteilt werden, die noch unter Malaria leiden? Offensichtlich nicht, was zeigt, dass die Dinge alles andere als schwarz-weiß sind.

Tatsächlich ist die Haupttodesursache auf dem Planeten weder Malaria noch Tuberkulose: Es ist die Alterung. Ein erfolgreiches Verjüngungsprojekt würde daher alle oben genannten Anforderungen erfüllen. Ein solches Ziel zu verfolgen, ist alles andere als egozentrisch oder narzisstisch. Nicht nur Forscher (und deren Angehörige) werden davon profitieren. Der Nutzen kann den gesamten Planeten erreichen, einschließlich der Menschen in den ärmsten Gebieten, die immer noch unter Ausbrüchen von Malaria und Tuberkulose leiden. Schließlich leiden auch diese Gemeinschaften unter der Überalterung.

Die Hauptursache für das Leiden auf der Welt sind das Altern und die altersbedingten Krankheiten, die zum Tod führen. Heute sterben jeden Tag etwa 150.000 Menschen auf der Welt.[23] Zwei Drittel dieser Todesfälle sind auf altersbedingte Krankheiten zurückzuführen. In den fortgeschritteneren Ländern ist die Zahl noch viel höher. Dort sterben fast 90 Prozent der Menschen aufgrund des Alterns und damit verbundenen schweren Krankheiten, darunter neurodegenerative Erkrankungen, Herz-Kreislauf-Erkrankungen oder Krebs.

Das Altern ist eine Tragödie, die sich mit keiner anderen vergleichen lässt. Jeden Tag sterben auf der Welt mehr Menschen an den Folgen des Alterns als an allen anderen Todesursachen zusammen. Genauer gesagt sterben mehr als doppelt so viele Menschen an den Folgen des Alterns als an anderen Ursachen, einschließlich Malaria, AIDS, Tuberkulose, Unfällen, Kriegen, Terrorismus, Hungersnöten et cetera. Aubrey de Grey erklärt dies sehr klar und direkt: [24]

> »Das Altern ist barbarisch. Es sollte nicht erlaubt sein. Ich brauche kein ethisches Argument. Ich brauche überhaupt kein Argument. Es erklärt sich von selbst. Menschen sterben zu lassen, ist schlecht. Ich arbeite daran, das Altern zu heilen, und ich denke, das sollten Sie auch tun, weil ich glaube, das Retten von Leben ist das Wertvollste, womit jemand seine Zeit verbringen kann, und da jeden Tag über 100.000 Menschen an Ursachen sterben, an denen junge Menschen im Grunde nie sterben, retten Sie mehr Leben, indem Sie helfen, das Altern zu heilen, als auf irgendeine andere Weise.«

Der große Feind der Menschheit ist der Tod, der durch die Alterung verursacht wird. Der Tod war schon immer unser schlimmster Feind. Glücklicherweise sind die Todesfälle durch Kriege und Hungersnöte heute deutlich zurückgegangen, ebenso wie die früheren Infektionskrankheiten wie Polio und Pocken. Der gemeinsame Hauptfeind der gesamten Menschheit sind nicht die Religionen, die Vielfalt der ethnischen Gruppen, die verschiedenen Kulturen, Kriege, Terrorismus, ökologischen Probleme, Umweltverschmutzung, Erdbeben, die Verteilung von Wasser oder Nahrungsmitteln et cetera. Ohne das Leid zu leugnen, das sie verursachen können, sind in unseren Tagen und bei Weitem der größte Feind der Menschheit das Altern und die mit dem Altern verbundenen Krankheiten.[25]

Das Leid, das das Altern jedem Einzelnen, seiner Familie und der Gesellschaft als Ganzes zufügt, ist schwer zu beziffern, aber wir betonen, dass es weit größer ist als jede andere aktuelle Tragödie. Das Leben wird von den meisten Religionen als »heilig« angesehen. Leben ist das erste Recht der Menschen, denn ohne Leben gibt es kein anderes Recht oder keine andere

Pflicht, die sich lohnt. Das Recht auf Leben ist ein Recht, das jedem gewährt wird, ein Recht, das davor schützt, von anderen des Lebens beraubt zu werden. Dieses Recht wird allgemein durch die einfache Tatsache, am Leben zu sein, anerkannt, gilt als Grundrecht eines jeden Menschen und ist nicht nur in der *Allgemeinen Erklärung der Menschenrechte,* sondern auch ausdrücklich in der überwältigenden Mehrheit der fortschrittlichen Gesetzgebungen enthalten.

Rechtlich gesehen ist unter den Rechten des Menschen das Recht auf Leben zweifellos das wichtigste, da es der Grund für die Existenz anderer ist, da es keinen Sinn machen würde, Eigentum, Religion oder Kultur zu garantieren, wenn das Subjekt, dem es gewährt wird, tot ist. Es fällt in die Kategorie der Bürgerrechte und der »Rechte der ersten Generation« und wird in zahlreichen internationalen Verträgen anerkannt: im *Internationalen Pakt über bürgerliche und politische Rechte,* in der *Konvention über die Rechte des Kindes,* in der *Konvention zur Verhütung und Bestrafung des Völkermordes,* in der *Internationalen Konvention zur Beseitigung jeder Form von Rassendiskriminierung* und in der *Konvention gegen Folter und andere grausame, unmenschliche oder erniedrigende Behandlung oder Strafe.* Das Recht auf Leben ist im dritten Artikel der *Allgemeinen Erklärung der Menschenrechte* eindeutig verankert:[26]

> »Jeder hat das Recht auf Leben, Freiheit und Sicherheit der Person.«

In einer eindrucksvollen Schrift vergleicht *die Fabel vom Drachentyrannen das* menschliche Altern mit einem tyrannischen Drachen, der täglich Tausende von Leben verschlingt. Unser soziales System hat sich an diese Fatalität angepasst, indem es riesige Mengen an Geld investiert und unsere Psychologie an diese enorme Tragödie angepasst hat. Die Fabel wurde ursprünglich 2005 von Nick Bostrom geschrieben, einem Wissenschaftsphilosophen, Direktor des *Future of Humanity Institute,* Teil der Philosophischen Fakultät der Universität Oxford, und Mitbegründer der *World Transhumanist Association* (jetzt bekannt als *Humanity+*).[27]

EINE REVOLUTION FÜR ALLE: VON KINDERN BIS ZU ÄLTEREN MENSCHEN

Wie wir bereits angesprochen haben und in den nächsten Kapiteln noch sehen werden, ist die wissenschaftliche Möglichkeit der physischen Unsterblichkeit und ihre moralische Verteidigung eigentlich die größte Herausforderung der Menschheit. Es war schon immer unser größter Traum, seit dem Erscheinen des ersten *Homo sapiens,* aber wir hatten nie die Technologie, um diesen Traum von der Unsterblichkeit zu verwirklichen, bis heute.

Schon Kinder verstehen, dass Altern schlecht ist, dass der Tod der schrecklichste Verlust ist, der jemandem und seiner Familie passieren kann. Der weißrussisch-amerikanische Schriftsteller Gennady Stolyarov II, Chef der transhumanistischen Partei in den Vereinigten Staaten, schrieb 2013 ein Kinderbuch mit dem Titel *Der Tod ist falsch,* in dem er erklärt:[28]

> »Dies ist das Buch, das ich als Kind gerne gehabt hätte, aber nicht hatte. Jetzt, da du es hast, kannst du in weniger als einer Stunde entdecken, wofür ich Jahre gebraucht habe, um es Stück für Stück zu lernen. Du kannst stattdessen diese Jahre damit verbringen, den größten Feind von uns allen zu bekämpfen: den Tod.«

Stolyarov knüpft an ein Gespräch an, das er als Kind mit seiner Mutter führte. Sie erklärte ihm darin, dass Menschen irgendwann »sterben«. Der Junge fragt seine Mutter erstaunt:

> »Sterben? Was bedeutet das?«, fragte ich.
>
> »Es bedeutet, dass Menschen aufhören zu existieren. Sie sind nicht mehr da«, antwortete sie.
>
> »Aber warum sterben sie? Haben sie etwas Schlimmes getan, dass sie es verdienen?«, fragte ich.
>
> »Nein, das passiert jedem. Menschen werden alt und sterben dann«, sagte sie.
>
> »Das ist falsch!«, rief ich. »Niemand darf sterben!«

Glücklicherweise können die Kinder der heutigen Generation zur ersten Generation unsterblicher (oder am Leben erhaltener) Menschen gehören. Wenn wir weiterhin exponentiell vorankommen, haben wir vielleicht bald die ersten Behandlungen und Therapien zur Verjüngung des Menschen. Und je früher, desto besser. Wie die amerikanische Schauspielerin, Sängerin, Komödiantin, Drehbuchautorin und Theaterautorin Mae West sagte: »Man ist nie zu alt, um jünger zu werden!«

Wir müssen uns bewusst sein, dass wir zwischen der letzten sterblichen Generation und der ersten unsterblichen leben: Wozu wollen Sie gehören? Ganz gleich, wie alt Sie jetzt sind, wir empfehlen Ihnen, sich dieser Revolution gegen das Altern und den Tod anzuschließen. So steht es in 1. Korinther 15,26 der *Bibel* geschrieben:

> »Als letzter Feind wird der Tod vernichtet werden.«

KAPITEL 1

DAS LEBEN SCHIEN ZU LEBEN

Alle Menschen streben von Natur aus nach Wissen
ARISTOTELES, CA. 350 V. CHR.

Dein Leben ist ein Wunder
WILLIAM SHAKESPEARE, 1608

Alle Wahrheiten sind leicht zu verstehen, wenn man sie erst einmal entdeckt hat; es geht darum, sie zu entdecken
GALILEO GALILEI, 1632

Seit den ersten Geschichten über die Erschaffung des Universums, die von frühen primitiven Kulturen erzählt wurden, hat die Welt einen langen Weg zurückgelegt. Wir sind von vorwissenschaftlichen mythologischen Legenden zu wissenschaftlichen Theorien übergegangen, die auf der Grundlage von Experimenten bewertet werden können. Dennoch ist uns der Ursprung des Lebens noch immer ein Rätsel, das wir hoffentlich irgendwann einmal besser verstehen werden.[29]

Im Jahr 1924 legte der russische Wissenschaftler Aleksandr Oparin in seinem Werk *The Origin of Life on Earth* erste Ideen vor. Oparin war überzeugter Evolutionist und skizzierte deshalb eine Abfolge von Ereignissen, durch die die ersten organischen Substanzen im Urmeer der Erde durch natürliche Auslese allmählich zu einem lebenden Organismus umgewandelt wurden.

Jahre später, 1952, versuchte der junge Stanley Miller, ein Chemiestudent an der Universität von Chicago, zusammen mit seinem Professor Harold Urey, diese Theorie mit einem einfachen Gerät zu testen, das Wasserdampf, Methan, Ammoniak und Wasserstoff mischte. Diese Gase wurden für die Gase gehalten, die damals in der Erdatmosphäre vorhanden waren. Mithilfe von Elektroden wurden die elektrischen Ströme von Urzeitstürmen (Energiezufuhr) simuliert. Das Experiment simulierte präbiotische Bedingungen, den Zustand vor der Entwicklung des Lebens auf der Erde. Dank des Energiebeitrags der Elektroden konnten Aminosäuren, einige Zucker und Nukleinsäuren entstehen, aber nie lebende Materie, sondern nur einige ihrer Bestandteile.

Im Jahr 1953 entdeckten die englischen Wissenschaftler Francis Crick und Rosalind Franklin sowie der Amerikaner James Watson die Struktur der DNA. Diese Entdeckung sollte spätere Arbeiten und Theorien über den Ursprung des Lebens für immer prägen. Der spanische Wissenschaftler Joan Oró versuchte daraufhin, die Fortschritte in der Chemie mit der wachsenden Bedeutung der DNA-Studien zu verbinden, und folgte damit den Erkenntnissen seines Landsmanns Severo Ochoa aus dem Jahr 1955. Im Jahr 1959 gelang es ihm, Adenin (eine der Basen von DNA und RNA) unter Bedingungen zu synthetisieren, von denen man annahm, dass sie auf der primitiven Erde existierten. In seinem Buch *The Origin of Life* schrieb Oró: [30]

> »Einige der präbiotischen Prozesse sind im Labor weitgehend reproduzierbar, und das wässrige oder flüssige Medium hat sich als für ihre Entwicklung am besten geeignet erwiesen. Es ist daher fast sicher, dass das Leben aus dem entstanden ist, was man als den primitiven Ozean bezeichnet hat.«

BAKTERIEN BESIEDELN DIE WELT

Auch wenn wir vielleicht nie erfahren werden, wie das Leben auf dem Planeten entstanden ist, steht fest, dass die ersten lebenden Organismen sehr kleine, einfache Zellen mit der Fähigkeit zur Vermehrung gewesen sein müssen. Diese primitiven Mikroorganismen waren wahrscheinlich Bakterien, ähnlich den einfachsten Bakterien, die wir heute kennen.[31]

Bakterien sind die am häufigsten vorkommenden Organismen auf unserem Planeten. Sie sind allgegenwärtig und in allen terrestrischen und aquatischen Umgebungen vertreten. Sie gedeihen selbst in extremen Lebensräumen wie heißen und sauren Wasserquellen, inmitten von radioaktivem Abfall, tief im Meer und in der Erdkruste. Einige Bakterien können sogar unter den extremen Bedingungen des Weltraums überleben, wie bereits von Wissenschaftlern der ESA und der NASA nachgewiesen wurde.

Bakterien sind so reichlich vorhanden, dass man schätzt, dass in einem Gramm Erde etwa 40 Millionen Bakterienzellen und in einem Milliliter Süßwasser eine Million Bakterienzellen vorhanden sind. Insgesamt gibt es weltweit etwa 5×10^{30} Bakterien. Diese beeindruckende Zahl zeigt, dass Bakterien seit Milliarden von Jahren erfolgreich unseren Planeten besiedeln.[32] Allerdings sind weniger als die Hälfte der bekannten Bakterienarten im Labor kultiviert worden. Darüber hinaus ist Schätzungen zufolge ein großer Teil der existierenden Bakterienarten, vielleicht bis zu 90 Prozent, noch nicht einmal wissenschaftlich beschrieben worden.

Im menschlichen Körper gibt es etwa zehnmal mehr Bakterienzellen als menschliche Zellen, besonders in der Haut und im Verdauungstrakt. Menschliche Zellen sind viel größer, aber bakterielle Zellen sind viel zahlreicher. Glücklicherweise sind die meisten im menschlichen Körper vorhandenen Bakterien harmlos oder nützlich (obwohl einige pathogene Bakterien Infektionskrankheiten wie Cholera, Diphtherie, Lepra, Syphilis oder Tuberkulose verursachen können).

Bakterien sind sehr einfache Mikroorganismen und haben keinen Zellkern, daher werden sie Prokaryoten genannt (griechisch *pro* für »vor« und *karyon* für »Mutter« oder »Kern«). Bakterien haben in der Regel nur ein zirkuläres Chromosom und keinen separaten Zellkern als solchen. Ein zirkuläres Chromosom hat weder einen Anfang noch ein Ende, weshalb es auch keine Telomere hat (griechisch *telos* für »Ende« und *mere* für »Teil«). Eukaryotische Zellen (griechisch *eu* für »richtig, wahr« und *karyon* für »Mutter« oder »Kern«) haben dagegen »Endteile« oder Telomere, weil ihre Chromosomen nicht kreisförmig sind. Das Wort »Bakterien« (griechisch *bakteria für* »Stab, Stock«) wurde 1828 von dem deutschen Wissenschaftler

Christian Ehrenberg geprägt. Der französische Biologe Edouard Chatton schuf 1925 die Begriffe »Prokaryote« und »Eukaryote«, um Organismen ohne echten Zellkern, wie zum Beispiel Bakterien, und Organismen mit Zellkern, wie zum Beispiel Pflanzen und Tiere, zu unterscheiden.

Der evolutionäre Erfolg der Bakterien ermöglichte es ihnen, alle Teile des Planeten zu kolonisieren und unzählige Bakterienarten hervorzubringen, von denen viele noch unbekannt sind. Tatsächlich ist die Evolution dieser Organismen, wie die Evolution aller anderen Lebensformen, immer noch im Gange. Zuerst dachte man, dass Bakterien nur ein zirkuläres Chromosom haben, aber dann fand man Bakterien mit mehr Chromosomen, einschließlich linearer Chromosomen und Kombinationen zirkulärer und linearer Chromosomen. Es ist faszinierend zu sehen, wie das Leben permanent mit mehreren Möglichkeiten experimentiert.[33]

Evolutionär sind prokaryotische Zellen (ohne Zellkern) vor eukaryotischen Zellen (mit Zellkern) entstanden. Es gibt andere Mikroorganismen ohne Zellkern, die »Archaeen« genannt werden. Diese kommen weniger häufig vor, sind möglicherweise später als die Bakterien entstanden und bilden zusammen mit ihnen die Gruppe der Prokaryoten. Auf evolutionärer Ebene wird geschätzt, dass es einen letzten universellen gemeinsamen Vorfahren gab, der als LUCA (*Last Universal Common Ancestor*) bekannt ist, der vor etwa 4000 Millionen Jahren existiert haben muss und von dem sich alle heutigen Lebensformen ableiten, zunächst Prokaryoten (Bakterien und Archaeen) und dann Eukaryoten (einschließlich der heutigen Tiere und Pflanzen). Alle Lebewesen haben das grundlegende genetische Material mit der DNA vom ursprünglichen LUCA-Vorfahren, mit einem Minimum von 355 ursprünglichen Genen, die aus vier Nukleotidbasen bestehen: Adenin (A), Cytosin (C), Guanin (G) und Thymin (T).[34]

Abbildung 1.1 zeigt den sogenannten phylogenetischen Baum des Lebens, in dem die beiden großen Gruppen (manchmal auch »Domänen«, »Königreiche« oder »Reiche« genannt) der Prokaryoten (hauptsächlich einzellige Organismen: Bakterien und Archaeen) und der Eukaryoten (hauptsächlich mehrzellige Organismen: Pilze, Tiere und Pflanzen) deutlich zu erkennen sind. Da die Biologie sehr komplex ist und die Evolution Millionen von Jahren in Anspruch genommen hat, ist zu beachten, dass es einerseits auch mehrzellige Prokaryoten und andererseits einzellige Eukaryoten gibt. Die meisten großen eukaryotischen Organismen sind jedoch mehrzellig und weisen lineare Chromosomen mit Telomeren an den Enden der Chromosomen auf, innerhalb des großen phylogenetischen Baumes des Lebens, mit dem gemeinsamen Ursprung von LUCA.

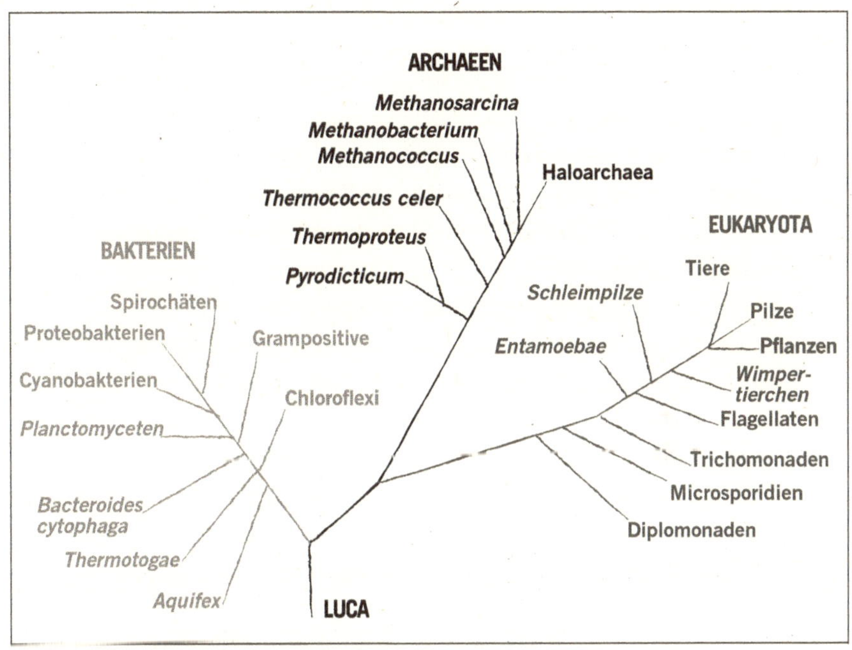

Abbildung 1.1: Phylogenetischer Stammbaum des Lebens

Auf der Ebene der Fortpflanzung können Bakterien unter idealen Wachstumsbedingungen als biologisch »unsterblich« angesehen werden. Wenn sich eine Zelle unter den besten Bedingungen symmetrisch teilt, produziert sie zwei Tochterzellen, und dieser Prozess der Zellteilung versetzt jede Zelle in einen jungen Zustand zurück. Das heißt, bei dieser Art der symmetrischen ungeschlechtlichen Fortpflanzung ist jede Nachkommenzelle gleich der Elternzelle (abgesehen von einer möglichen Mutation bei der Zellteilung), aber in einem jungen Zustand. Mit anderen Worten: Bakterien, die sich auf diese Weise vermehren, können als biologisch unsterblich angesehen werden. In ähnlicher Weise können auch die Stammzellen und

Gameten von mehrzelligen Organismen als »unsterblich« betrachtet werden, wie wir später sehen werden.

Die spanischen Mikrobiologen der Universität Barcelona, Ricardo Guerrero und Mercedes Berlanga, erklärten die prokaryotische »Unsterblichkeit«:[35]

> »Seltsamerweise waren Altern und Tod, die dem menschlichen Schicksal ein Ende setzen, zu Beginn des Lebens nicht notwendig und waren es auch für Hunderte von Millionen Jahren nicht. Die klassische Definition eines Lebewesens als eines, das »geboren wird, wächst, sich fortpflanzt und stirbt«, lässt sich auf Prokaryoten nicht in gleicher Weise anwenden wie auf Eukaryoten.
>
> In einer sich teilenden prokaryotischen Zelle wird die DNA von der Membran, an der sie befestigt ist, während des Wachstums mitgerissen, bis sich die Zelle teilt und zwei mit dem Vorläufer identische Zellen bildet. Wann immer es die Umgebung erlaubt, können Prokaryoten wachsen und sich teilen, ohne zu altern. Obwohl es Abweichungen von dem allgemeinen Muster gibt, erfolgt die typische Zellteilung von Bakterien durch ›binäre Spaltung‹ und führt zu zwei gleichwertigen Zellen.«

Allerdings teilen sich nicht alle Bakterien symmetrisch mit einem Wachstum, das »interkalar« genannt wird und gleiche Nachkommenzellen produziert, die sich ohne Alterung fortpflanzen. Guerrero und Berlanga fügen hinzu:

> »Bei interkalarem Wachstum sterben die Zellen theoretisch nicht ab. Natürlich können Bakterien, wie alle Lebensformen, durch Hunger (Fehlen von Nährstoffen), Hitze (hohe Temperatur), hohe Salzkonzentration, Austrocknung oder Dehydrierung etc. ›sterben‹.«

Bakterien, die sich durch »polares« Wachstum asymmetrisch teilen, erzeugen jedoch Bakterien mit differenzierten Nachkommen, die schließlich altern und sterben.

Obwohl wir nicht viele Details über den Ursprung und die Evolution des Lebens kennen, können wir sagen: Das Leben ist entstanden, um zu leben, das Leben ist nicht entstanden, um zu sterben. Zumindest gilt das unter idealen Bedingungen für Bakterien, die sich symmetrisch vermehren und die nicht altern, aber nicht für Bakterien, die sich asymmetrisch vermehren und altern.

Es ist offensichtlich, dass es den Tod schon immer gegeben hat, aber die ersten Lebensformen entwickelten sich, um unter idealen Bedingungen zu leben, vielleicht sogar unbegrenzt jung. Die harten Realitäten des Lebens, wie Nahrungsmangel oder Krankheiten, führten jedoch zum Tod, sowohl für alternde als auch für nicht alternde Organismen.

VON EINZELLIGEN PROKARYONTEN ZU MEHRZELLIGEN EUKARYONTEN

Wissenschaftler schätzen, dass die ersten Organismen mit echtem Zellkern, also Eukaryoten, vor etwa zwei Milliarden Jahren auftraten, ebenfalls Nachfahren des gemeinsamen Vorfahren LUCA, mit dem gleichen Typ von DNA wie alle späteren Lebensformen auf der Erde. Die ersten eukaryotischen Organismen waren ebenfalls einzellig, darunter Pilze, und zwar die ersten Hefen, die auch als biologisch »unsterblich« gelten.

In einer 2013 in der Fachzeitschrift *Cell* veröffentlichten Studie berichtet eine Gruppe von Forschern aus den USA und Großbritannien über folgende Ergebnisse nach ihren Experimenten mit der Vermehrung der sogenannten Spalthefe:[36]

> »Viele einzellige Organismen altern: Sie teilen sich mit der Zeit langsamer und sterben schließlich ab. In knospenden Hefen führt die asymmetrische Segregation von Zellschäden zu alternden Mutterzellen und verjüngten Töchtern. Wir stellen die Hypothese auf, dass Organismen, in denen diese Asymmetrie fehlt oder moduliert werden kann, nicht altern.«
>
> Eine Verlängerung der Lebensspanne tritt auch bei Mutanten auf, die eine erhöhte Kapazität haben, mit stressbedingten

Schäden umzugehen, und bei Arten, die effizientere Stressresistenzmechanismen erworben haben. In Organismen, in denen keine Alterung auftritt, kann Stress die Alterung entweder durch eine Erhöhung der Schadensproduktionsrate auslösen oder durch eine Veränderung der Art und Weise, wie Schäden segregiert werden.

Das aktuelle Paradigma in der Alternsforschung argumentiert, dass alle Organismen altern. Wir haben diese Ansicht infrage gestellt, indem wir in *Schizosaccharomyces pombe*-Zellen, die unter günstigen Bedingungen gewachsen sind, keine Alterung feststellen konnten. Wir haben gezeigt, dass *S. pombe* einen Übergang zwischen Nicht-Alterung und Alterung durchläuft, der auf asymmetrische Segregation einer großen Menge an Schäden zurückzuführen ist. Weitere Studien klären die Mechanismen auf, die dem Übergang zum Altern und seiner Abhängigkeit von Umweltkomponenten zugrunde liegen.

Menschliche somatische Zellen zeigen eine Alterung und teilen sich in vitro nur eine begrenzte Anzahl von Malen, während man annimmt, dass Krebszellen, Keimzellen und selbsterneuernde Stammzellen eine replikative Unsterblichkeit aufweisen ... Vergleichende Studien von alternden und nicht alternden Lebensstrategien über Einzelzell-Spezies hinweg helfen künftig zu klären, was das replikative Potenzial und die Alterung von Zellen in höheren eukaryotischen Organismen bestimmt.«

Die Autoren der Studie betonen diesen Befund:

- Unter günstigen Wachstumsbedingungen altern Spalthefezellen nicht.
- Die Abwesenheit der Alterung ist unabhängig von der Symmetrie der Teilung.
- Die Alterung erfolgt nach stressinduzierter asymmetrischer Schadenssegregation.

- Nach Stress korreliert die Vererbung von Aggregaten mit Alterung und Tod.

Die einzelligen Hefen gehörten zu den ersten Eukaryoten, und es wird vermutet, dass sie unter idealen Bedingungen die Möglichkeit der Teilung ohne Alterung bewahrt haben. Die Evolution ging weiter und vor etwa 1,5 Milliarden Jahren erschienen die ersten mehrzelligen eukaryotischen Organismen. Später, vor etwa 1,2 Milliarden Jahren, entwickelte sich die sexuelle Fortpflanzung zusammen mit Keimzellen und somatischen Zellen innerhalb mehrzelliger eukaryotischer Organismen. (Wie bei fast allem in der Biologie gibt es immer Ausnahmen: Nicht alle mehrzelligen eukaryotischen Organismen pflanzen sich sexuell fort.)

Ende des 19. Jahrhunderts begannen Wissenschaftler, die Keimzellen zu untersuchen, als seien sie völlig anders als der Rest der somatischen Zellen (griechisch *soma* für »Körper«). Grundsätzlich sind mehrzellige Organismen aus vielen somatischen Zellen zusammengesetzt, aber die wenigen Keimzellen sind für den Fortbestand und das Überleben der Art von grundlegender Bedeutung. Keimzellen produzieren Gameten (Eier und Spermien) für die sexuelle Fortpflanzung. Außerdem gelten Keimzellen als biologisch unsterblich, was bedeutet, dass sie nicht wie die Körperzellen altern. Keimzellen sterben jedoch, wenn der Rest des Körpers stirbt, da der Körper hauptsächlich aus somatischen Zellen besteht, die auch altern.

Im Allgemeinen werden somatische Zellen durch Mitose geteilt (mit einer ähnlichen Verteilung des genetischen Materials) und erzeugen die meisten Körperzellen. Keimzellen werden durch Meiose geteilt (die bei sich sexuell fortpflanzenden Organismen Eier oder Spermien mit der Hälfte des genetischen Materials hervorbringt und sich dann bei der Befruchtung zwischen den Geschlechtszellen vereint).

Die sexuelle Fortpflanzung hat viele Vorteile und ermöglicht zum Beispiel eine schnellere Evolution, aber sie hat auch viele Nachteile, unter anderem, dass nur Keimzellen biologisch unsterblich sind. Aus biologischer Sicht sind somatische Zellen mit sexueller Fortpflanzung entbehrlich. Keimzellen indessen sind unsterblich (das heißt sie altern nicht in ihrer eigenen Generation) und geben zudem ihr genetisches Material durch sexuelle Fortpflanzung von Generation zu Generation weiter.

Die sexuelle Selektion eukaryotischer Organismen ist eine Art der natürlichen Selektion (nach den Ideen des englischen Naturforschers Charles Darwin), bei der sich einige Individuen in einer Population aufgrund der intersexuellen Selektion erfolgreicher fortpflanzen als andere. Die sexuelle Fortpflanzung kann als eine evolutionäre Kraft angesehen werden, die in ungeschlechtlichen Populationen nicht existiert. Auf der anderen Seite vermehren sich prokaryotische Organismen, deren Zellen im Verlauf der Zeit zusätzliches Material haben oder durch Mutationen verändert wurden, durch symmetrische oder asymmetrische ungeschlechtliche Fortpflanzung. (In besonderen Fällen, wie bei horizontalem Gentransfer, können Prozesse auftreten, die Konjugation, Transformation oder Transduktion genannt werden und die der sexuellen Fortpflanzung etwas ähneln.)

UNSTERBLICHE ODER IRRELEVANTE SENESZENZ-ORGANISMEN

Die Biologie und die Evolution des Lebens sind so faszinierend und so voller Überraschungen, dass wir heute sagen können, dass das Leben entstanden ist, um zu leben, so wie es die Bakterien zeigen, die sich unter idealen Bedingungen symmetrisch vermehren. Neben prokaryotischen Organismen wie den Bakterien gibt es auch eukaryotische Organismen wie Hefen, die biologisch unsterblich sein können. Auch alternde Organismen zeigen diese Eigenschaft in Zellen, die für ihre Entwicklung wichtig sind, wie Keimzellen und Stammzellen eukaryotischer Organismen, die ebenfalls nicht altern, also biologisch unsterblich sind. Unglücklicherweise altern somatische Zellen und ziehen, wenn sie sterben, die Keimzellen und pluripotenten Stammzellen im Körper mit in den Tod.

Dank des kontinuierlichen Fortschritts der Wissenschaft wissen wir heute auch, dass es mehrzellige eukaryotische Organismen gibt, die biologisch unsterblich sind, nicht nur ihre Keimzellen, sondern auch ihre Körperzellen. Hydren sind ein hervorragendes Beispiel für diese Fähigkeit, nicht zu altern und sich zu regenerieren. Vielleicht wussten das schon die alten Griechen, als sie in ihrer Mythologie von den berühmten großen Hydren sprachen. Ihr Name stammt von dem gleichnamigen Fabelwesen, aus dem zwei Köpfe sprießen, wenn einer abgeschnitten wird.

Hydra ist der Name einer Art von *Nesseltieren*, die in Süßgewässern leben. Sie messen einige Millimeter und sind Raubtiere, die mit ihren mit Stachelzellen versehenen Tentakeln kleine Beute fangen. Sie haben eine erstaunliche Regenerationsfähigkeit, vermehren sich sowohl ungeschlechtlich als auch geschlechtlich und sind Hermaphroditen. Alle *Nesseltiere* können sich regenerieren, was ihnen erlaubt, sich von Wunden zu erholen, da sich ihre Zellen ständig teilen. So heißt es in einem bahnbrechenden Artikel des amerikanischen Biologen Daniel Martinez, der 1998 in der Fachzeitschrift *Experimental Gerontology* veröffentlicht wurde:[37]

> »Seneszenz, ein sich verschlechternder Prozess, der die Wahrscheinlichkeit des Todes eines Organismus mit zunehmendem chronologischem Alter erhöht, wurde bei allen Metazoen gefunden, bei denen sorgfältige Studien durchgeführt wurden. Es gab jedoch viele Kontroversen über die mögliche Unsterblichkeit von Hydra, einem solitären Süßwassertier aus dem Stamm der *Nesseltiere*, einer der am frühesten divergierenden Metazoengruppen. Forscher vertreten die These, Hydra sei in der Lage, dem Altern zu entgehen, indem sie das Gewebe ihres Körpers ständig erneuert. Es wurden jedoch keine Daten veröffentlicht, die diese Behauptung unterstützen. Um das Vorhandensein oder Nichtvorhandensein von Alterung bei Hydra zu testen, wurden die Sterblichkeits- und Reproduktionsraten für drei Hydra-Kohorten über einen Zeitraum von vier Jahren analysiert. Die Ergebnisse liefern keine Beweise für eine Alterung bei Hydra: Die Sterberaten sind niedrig geblieben und es gibt keine offensichtlichen Anzeichen für einen Rückgang der Reproduktionsraten. Möglicherweise ist Hydra tatsächlich der Seneszenz entkommen und ist möglicherweise unsterblich.«

Verschiedene Quallenarten können auch als biologisch unsterblich angesehen werden. Zum Beispiel nutzt die kleine Quallenart *Turritopsis dohrnii* oder *Turritopsis nutricula* eine Form der biologischen Transdifferenzierung, um die Zellen nach der sexuellen Fortpflanzung wieder aufzufüllen. Dieser Zyklus kann unendlich oft wiederholt werden, was sie biologisch unsterblich macht. Andere ähnliche Tiere sind die Qualle *Laodicea undulata* und die *Sciphozoa Aurelia*. Eine wissenschaftliche Studie aus dem Jahr 2015 zeigt Folgendes:[38]

> »Die Gattung *Aurelia* ist einer der Hauptverursacher von Quallenblüten in Küstengewässern, möglicherweise zum Teil aufgrund hydroklimatischer und anthropogener Ursachen sowie ihrer hoch adaptiven Fortpflanzungsmerkmale. Trotz der großen Plastizität der Lebenszyklen von *Nesseltieren*, insbesondere bei bestimmten Hydroza-Arten, waren die bekannten Modifikationen der Lebensgeschichte von *Aurelia* meist auf das Polypenstadium beschränkt. In dieser Studie dokumentieren wir die Bildung von Polypen direkt aus dem Ektoderm degenerierender juveniler Medusen ... Dies ist der erste Nachweis für die Rücktransformation geschlechtsreifer Medusen in Polypen bei *Aurelia sp.1*. Die daraus resultierende Rekonstruktion des schematischen Lebenszyklus von *Aurelia* zeigt das unterschätzte Potenzial der Lebenszyklusumkehr bei scyphozoischen Medusen, mit möglichen Implikationen für biologische und ökologische Studien.«

Die molekularen Prozesse, die sich im Inneren dieser Quallen während ihrer bemerkenswerten Verwandlung abspielen, könnten zu Schlüsselkomponenten für neue Therapien mit Anwendbarkeit bei Menschen werden. Der japanische Forscher Shin Kubota, ein weltweiter Experte für die sogenannte »unsterbliche Qualle«, hat dieses Tier gründlich erforscht und setzt große Hoffnungen in das, was dank der neuen Forschung entdeckt werden könnte. Kubota drückt seine Vision in der *New York Times* so aus:[39]

> »Die Übertragung des *Turritopsis*-Phänomens auf den Menschen ist der schönste Traum der Menschheit. Wenn wir erst einmal herausfinden, wie sich die Qualle selbst verjüngt, soll-

ten wir sehr große Dinge erreichen. Meine Meinung ist, dass wir uns weiterentwickeln und selbst unsterblich werden.«

Die als *Planarias* bekannten Würmer können in Stücke geschnitten werden und jedes Stück hat die Fähigkeit, einen kompletten Wurm zu regenerieren. Planarien vermehren sich sowohl sexuell als auch asexuell. Studien deuten darauf hin, dass Planarien sich scheinbar unbegrenzt regenerieren (das heißt heilen) können. Planarien haben eine scheinbar unbegrenzte Regenerationsfähigkeit (dank des kontinuierlichen Wachstums ihrer Telomere), die durch eine Population hochgradig proliferativer, adulter Stammzellen gespeist wird. Wie in einem wissenschaftlichen Artikel von 2012 beschrieben:[40]

> »Einige Tiere sind potenziell unsterblich oder zumindest sehr langlebig. Das Verständnis der Mechanismen, die sich entwickelt haben, um einigen Tieren die Unsterblichkeit zu ermöglichen, könnte ein weiteres Licht auf die Möglichkeiten zur Linderung des Alterns und altersbedingter Phänotypen in menschlichen Zellen werfen. Diese Tiere müssen die Fähigkeit haben, gealterte, beschädigte oder kranke Gewebe und Zellen zu ersetzen, und daher (eine) Population(en) von proliferativen Stammzellen verwenden, die dazu in der Lage sind.«

Planarien wurden als »unsterblich unter dem Messer« beschrieben und haben möglicherweise eine unbegrenzte Fähigkeit, ihre differenzierten Gewebe aus einem Pool potenziell unsterblicher adulter Stammzellen von Planarien zu erneuern.

Andere Forschungen legen nahe, dass Hummer mit dem Alter nicht schwächer werden oder ihre Fruchtbarkeit verlieren, und dass ältere Hummer möglicherweise fruchtbarer sind als jüngere. Ihre Langlebigkeit könnte auf die Telomerase zurückzuführen sein, ein Enzym, das lange, sich wiederholende Abschnitte von DNA-Sequenzen an den Enden der Chromosomen, den sogenannten Telomeren, repariert. Die meisten Wirbeltiere bilden Telomerase während der Embryonalstadien, aber sie ist im Allgemeinen während der erwachsenen Lebensstadien nicht vorhanden. Hummer bilden im Gegensatz zu Wirbeltieren Telomerase in den meisten erwachsenen Geweben, was mit ihrer Langlebigkeit in Verbindung gebracht wird.[41] Allerdings sind Hummer nicht unsterblich, da sie durch Häutung wachsen, was immer mehr Energie erfordert, und je größer die Schale ist, desto mehr Energie wird benötigt. Mit der Zeit wird der Hummer wahrscheinlich an Erschöpfung während der Häutung sterben. Es ist auch bekannt, dass alte Hummer aufhören, sich zu mausern, was bedeutet, dass die verbleibende Schale beschädigt wird, infiziert wird oder zerbröckelt, was zum Tod führt.

Der US-amerikanische Biogerontologe Caleb Finch, emeritierter Professor an der University of Southern California, ist einer der weltweiten Experten für Fragen des Alterns und des Vergleichs zwischen verschiedenen Arten. Finch prägte den Begriff *»vernachlässigbare Seneszenz«*, mit dem er Arten wie folgt beschreibt:[42]

> »Es gibt keine Hinweise auf physiologische Funktionsstörungen im höheren Alter, keine Beschleunigung der Sterblichkeit im Erwachsenenalter und keine anerkannte charakteristische Grenze der Lebensspanne.«

Vernachlässigbare Seneszenz bedeutet nicht völlige Unsterblichkeit, denn es gibt immer Todesursachen, wie Plünderungen und Unfälle, oder energetische und physische Einschränkungen, wie etwa bei der Häutung oder der Zerstörung der Schale bei Hummern. Wie wir bereits gesehen haben, sind Bakterien sehr zerbrechliche Organismen, aber sie können unter idealen Bedingungen unendlich lange leben, entweder einzeln oder in einer Kolonie.

Es gibt klonale Kolonien oder Gruppen genetisch identischer Individuen, wie Pflanzen, Pilze oder Bakterien, die an einem bestimmten Ort gewachsen sind und alle von einem einzigen Vorfahren durch vegetative, nicht-sexuelle Fortpflanzung abstammen. Einige dieser klonalen Kolonien leben schon seit Tausenden von Jahren. Die größte bisher bekannte ist eine riesige Wasserpflanze, die im Jahr 2006 zwischen den Inseln Formentera und Ibiza entdeckt wurde:[43]

> »Mit einem Alter von 100.000 Jahren schlug die Seegraswiese *Posidonia* zur gleichen Zeit Wurzeln, als einige unserer frühesten Vorfahren das erste bekannte ›Kunstatelier‹ in Südafrika anlegten. Sie lebt in der UNESCO-geschützten Wasserstraße zwischen den Inseln Ibiza und Formentera.«

Ein weiterer Kandidat für den am längsten lebenden klonalen Organismus der Welt ist der sogenannte *Pando* oder *Trembling Giant*, der aus einer einzelnen männlichen Zitterpappel (*Populus tremuloides)* in Utah, USA, entstanden ist. Anhand von genetischen Markern wurde festgestellt, dass die gesamte Kolonie Teil eines einzigen lebenden Organismus mit einem massiven unterirdischen Wurzelsystem ist. Das Wurzelsystem von Pando gilt als eines der ältesten lebenden Organismen der Welt. Es ist etwa 80.000 Jahre alt, und es wird geschätzt, dass die Pflanze insgesamt mehr als 6600 Tonnen wiegt, was sie zum schwersten lebenden Organismus macht.[44]

Andere klonale Organismen, die mehr als 10.000 Jahre alt sind und aus verschiedenen Kolonien von Pflanzen und Pilzen bestehen, die ungeschlechtlich wachsen und sich vermehren, wurden ebenfalls identifiziert. Als einzelne Organismen sind die vielleicht am längsten lebenden die Endolithen (Archaeen, Bakterien, Pilze, Flechten, Algen oder Amöben), die im Inneren eines Felsens, einer Koralle, eines Exoskeletts oder in den Poren zwischen den Mineralkörnern des Felsens leben. Viele von ihnen sind extremophil, weil sie an Orten leben, die früher als unwirtlich für jede Art von Leben galten. Endolithen (aus dem Griechischen für »im Inneren des Steins«) werden besonders von Astrobiologen untersucht, die Theorien über endolithische Umgebungen auf dem Mars und anderen Planeten als potenzielle Zufluchtsorte für extraterrestrische mikrobielle Gemeinschaften entwickeln. Im Jahr 2013 berichtete eine internationale Gruppe von Wissenschaftlern über eine wichtige wissenschaftliche Entdeckung mit marinen Endolithen:[45]

> Sie berichten, dass sie Bakterien, Pilze und Viren gefunden haben, die anderthalb Kilometer unter dem Meeresboden leben – solche Exemplare scheinen Millionen von Jahren alt zu sein und sich nur alle 10.000 Jahre zu vermehren.

Es gibt mehrere Arten langlebiger Land- und Wassertiere, einschließlich bestimmter Korallen und Schwämme. Bei langlebigen Bäumen gehören zu den genauesten Schätzungen der berühmte *Prometheus*, der 1964 gefällt wurde, um sein Alter von etwa 5000 Jahren zu verifizieren, und derzeit sein Verwandter *Methusalem*, dessen Alter auf 4845 Jahre geschätzt wird. Darüber hinaus gibt es einen weiteren unbenannten Baum, dessen Standort nicht bekannt gegeben wurde, um Schaden zu vermeiden. Er wird auf ein Alter von circa 5062 Jahren geschätzt, nach öffentlichen Informationen aus dem Jahr 2012.[46] Alle diese Bäume sind Kiefern der Art *Pinus longaeva*. Sie sind die langlebigsten Einzelorganismen, die wir heute kennen. Um es ins rechte Licht zu rücken, lassen Sie uns bedenken, dass diese Bäume zum Beispiel lange vor dem Bau der Pyramiden in Ägypten existierten.[47]

In Wales gibt es einen Baum namens *Llangernyw Eibe* mit einem geschätzten Alter zwischen 4000 und 5000 Jahren. Es handelt sich um eine Pflanze der Art *Taxus baccata*, die im Garten einer Kirche in der Stadt Llangernyw, Conway, steht.[48] In anderen Teilen der Welt, von Chile bis Japan, gibt es andere Baumarten wie Koniferen und Olivenbäume, deren geschätztes Alter 2000, 3000 und bis zu 4000 Jahre beträgt.

Ein heiliger Feigenbaum (*Ficus religiosa*), genannt *Jaya Sri Maha Bodhi*, in Anuradhapura, Sri Lanka, ist über 2300 Jahre alt und wurde 288 v. Chr. gepflanzt. Damit ist er der älteste bisher bekannte, von Menschen gepflanzte Baum der Welt und ein direkter Nachfahre des ursprünglichen Bodhi-Baums in Indien, unter dem Siddhartha Gautama, bekannt als Buddha, saß, um zu meditieren, und »spirituelle Erleuchtung« erlangte.[49]

Der portugiesische Mikrobiologe João Pedro de Magalhães, Professor an der Universität von Liverpool, unterhält eine Animal Aging and Longevity Database. Dabei handelt es sich um eine interessante Liste von Organismen mit einer vernachlässigbaren Seneszenzrate (zusammen mit der geschätzten Langlebigkeit in freier Wildbahn), die das bisher für diese Arten bekannte Höchstalter enthält:[50]

- Islandmuschel (*Arctica islandica*) – 507 Jahre
- Rauaugen-Felsenbarsch (*Sebastes aleutianus*) – 205 Jahre
- Pazifischer Roter Seeigel (*Strongylocentrotus franciscanus*) – 200 Jahre
- Carolina-Dosenschildkröte (*Terrapene carolina*) – 138 Jahre

- Grottenolm (*Proteus anguinus*) – 102 Jahre
- Amerikanische Sumpfschildkröte (*Emydoidea blandingii*) – 77 Jahre
- Zierschildkröte (*Chrysemys picta*) – 61 Jahre

In diese Liste könnten wir auch Hydren, Quallen, Planarien, Bakterien und Hefen aufnehmen, unter idealen Bedingungen, wie oben beschrieben. Darüber hinaus wurde in jüngerer Zeit herausgefunden, dass der Grönlandhai der Art *Somniosus microcephalus* nach dem, was wir über seine Langlebigkeit wissen, 400 Jahre alt werden könnte. Dies sind alles Arten mit vernachlässigbarer Seneszenz, von denen wir in den nächsten Jahren noch viel lernen werden.[51]

Beim Menschen ist das nicht anders, denn wir haben Keimzellen und pluripotente Stammzellen, die nicht altern, obwohl der Rest des Körpers aus somatischen Zellen besteht, die altern. Den Rekord für menschliche Langlebigkeit hält Jeanne Louise Calment, die am 21. Februar 1875 geboren wurde und am 4. August 1997 starb. Calment war eine französische Super-Hundertjährige (Hundertjährige sind Menschen, die mehr als 100 Jahre alt werden, und Super-Hundertjährige werden über 110 Jahre alt). Sie wurde als langlebigster registrierter Mensch der Geschichte bestätigt, nachdem sie ein Alter von 122 Jahren und 164 Tagen erreicht hatte. Sie lebte ihr ganzes Leben in der Stadt Arles in Südfrankreich, traf Vincent van Gogh und ist auch die einzige Person in der Geschichte, die offenbar 120, 121 und 122 Jahre alt wurde. Calment lebte für ihr Alter ein sehr aktives Leben, übte sich bis zum Alter von 85 Jahren im Fechten und fuhr bis zum Alter von 100 Jahren mit dem Fahrrad.[52]

Es gibt Gruppen von Wissenschaftlern, die Hundertjährige und Super-Hundertjährige untersuchen, um mehr über das menschliche Altern zu verstehen, von genetischen Faktoren bis hin zu Umweltfaktoren, einschließlich der Ernährung. Allerdings altern Menschen immer noch und leiden unter Seneszenz, daher ist es wichtig, von Organismen mit vernachlässigbarer Seneszenz zu lernen.

HENRIETTA LACKS »UNSTERBLICHE« ZELLEN

Henrietta Lacks war eine Tabakbäuerin, die am 1. August 1920 in Virginia geboren wurde und am 4. Oktober 1951 in Maryland starb. Henrietta, geboren unter dem Namen Loretta Pleasant, stammte aus einer armen afroamerikanischen Familie und heiratete ihren Cousin David Lacks in Halifax, Virginia, bevor sie in die Nähe von Baltimore, Maryland, zog, wo sie an Krebs starb.

Die Geschichte von Henrietta Lacks erzählt die Wissenschaftsjournalistin Rebecca Skloot in ihrem Buch *Das unsterbliche Leben der Henrietta Lacks*, das ursprünglich 2010 erschien und zwei Jahre lang auf der Bestsellerliste blieb:[53]

> »Henrietta Lacks war eine afroamerikanische Mutter von fünf Kindern und 31 Jahre alt, als sie 1951 an Gebärmutterhalskrebs starb. Ohne ihr Wissen entnahmen Ärzte, die sie im Johns Hopkins Hospital behandelten, zu Forschungszwecken Gewebeproben aus ihrem Gebärmutterhals. Sie erzeugten die erste lebensfähige, auf wundersame Weise produktive, unsterblich gemachte Zelllinie, bekannt als HeLa. Diese Zellen haben zu medizinischen Entdeckungen wie dem Polio-Impfstoff und der Behandlung von AIDS beigetragen.«

Am 1. Februar 1951 wurde Lacks im Johns Hopkins Hospital wegen eines schmerzhaften Knotens im Gebärmutterhals und einer Blutung aus der Vagina behandelt. An diesem Tag wurde bei ihr Gebärmutterhalskrebs diagnostiziert, mit einem Tumor, der anders aussah als die, die der untersuchende Gynäkologe zuvor gesehen hatte. Bevor mit der Behandlung gegen den Tumor begonnen wurde, wurden Zellen aus dem Karzinom entnommen, ohne Henriettas Wissen oder Zustimmung (was zu der Zeit normal war). Bei seinem zweiten Besuch, acht Tage später, entnahm Dr. George Otto Gey eine weitere Probe des Tumors und behielt einen Teil davon zu Forschungszwecken. In dieser zweiten Probe haben die sogenannten HeLa-Zellen (nach dem Namen der Patientin Henrietta Lacks) ihren Ursprung.

Lacks wurde mehrere Tage lang mit Strahlentherapie behandelt, eine übliche Behandlung für diese Krebsarten im Jahr 1951. Lacks kehrte zur weiteren Röntgenbehandlung zurück, aber ihr Zustand verschlechterte sich und am 8. August musste sie ins John Hopkins Hospital, wo sie bis zu ihrem Tod blieb. Obwohl sie eine Behandlung und Bluttransfusionen erhielt, starb sie am 4. Oktober 1951 an Nierenversagen. Eine anschließende Teilautopsie zeigte, dass der Krebs in andere Körperteile metastasiert hatte.

Henriettas Tumorzellen wurden von Dr. Gey sorgfältig untersucht. Er entdeckte, dass die HeLa-Zellen etwas taten, das er noch nie zuvor gesehen hatte: Sie wurden am Leben erhalten und wuchsen in der Zellkultur. Dies waren die ersten menschlichen Zellen, die in einem Labor entwickelt werden konnten. Sie waren biologisch »unsterblich« (sie starben nicht nach einigen Zellteilungen) und konnten für viele Experimente verwendet werden. Dies war ein enormer Fortschritt für die medizinische und biologische Forschung.

HeLa-Zellen wurden von dem Arzt und Virologen Jonas Salk zur Entwicklung eines Polio-Impfstoffs eingesetzt. Um Salks neuen Impfstoff zu testen, wurden die Zellen in eine schnelle und massenhafte Vermehrung versetzt, was als die erste »industrielle« Produktion von menschlichen Zellen gilt. Seit der Massenproduktion wurden HeLa-Zellen an Wissenschaftler auf der ganzen Welt verschickt, um Krebs, AIDS, die Auswirkungen von Strahlung und toxischen Substanzen, genetische Kartierungen und zahlreiche andere wissenschaftliche Zwecke zu erforschen. HeLa-Zellen wurden auch verwendet, um die menschliche Empfindlichkeit gegenüber Klebeband, Klebstoffen, Kosmetika und vielen anderen Produkten zu untersuchen, die wir heute routinemäßig verwenden.

Seit den 1950er-Jahren haben Wissenschaftler mehr als 20 Tonnen HeLa-Zellen produziert, die 1955 auch die ersten geklonten menschlichen Zellen waren. Es gibt mehr als 11.000 Patente, die HeLa-Zellen betreffen, und mehr als 70.000 wissenschaftliche Experimente wurden weltweit mit ihnen durchgeführt. Dank der HeLa-Zellen wurden Gentherapien und Medikamente zur Behandlung von Krankheiten wie Parkinson, Leukämie, Brustkrebs und anderen Krebsarten entwickelt.[54]

HeLa-Zellen sind heute die älteste *in vitro* kultivierte menschliche Zelllinie und die am häufigsten verwendeten Zellen. Im Gegensatz zu nicht krebsartigen Zellen können HeLa-Zellen im Labor konstant kultiviert werden, weshalb sie auch als »unsterbliche Zellen« bezeichnet werden. Dank der HeLa-Zellen weiß man heute, dass auch andere Krebsarten biologisch unsterblich sind, das heißt, Krebszellen altern nicht.

Die HeLa-Zelllinie wurde sehr erfolgreich in der Krebsforschung eingesetzt. Diese Zellen vermehren sich abnorm schnell, auch im Vergleich zu anderen Krebszellen. Während der Zellteilung besitzen HeLa-Zellen eine aktive Version der Telomerase, des Enzyms, das die allmähliche Verkürzung der Telomere verhindert, die mit der Zellalterung und dem Zelltod einhergeht. So entgehen HeLa-Zellen, wie wir im nächsten Kapitel sehen werden, dem sogenannten Hayflick-Limit, also der begrenzten Anzahl von Zellteilungen, die die meisten normalen Zellen durchführen können, bevor sie in der Zellkultur absterben.

Die große Tragik von Krebs besteht darin, dass Krebszellen im Gegensatz zu anderen Zellen nicht altern und sich auch ständig vermehren. Deshalb muss der Krebs abgetötet werden, und je früher, desto besser, denn der Krebs stirbt nicht von selbst. Im Gegenteil, Krebs wächst weiter, vermehrt sich und breitet sich im Körper aus. Man könnte sagen, dass der »Körper« zur Nahrung des Krebses wird, bis eine »Metastase« entsteht und dann der gesamte Organismus stirbt.

IST BIOLOGISCHE UNSTERBLICHKEIT MÖGLICH?

Wir haben gesehen, dass es verschiedene Organismen gibt, die im Grunde genommen nicht altern, das heißt Organismen, die eine vernachlässigbare Seneszenz aufweisen. Man könnte auch sagen, die »besten« Zellen in unserem Körper (Keimzellen) altern nicht. Wir haben auch darauf hingewiesen, dass die »schlechtesten« Zellen in unserem Körper (Krebszellen) ebenfalls nicht altern. Daher sollte die Frage nicht lauten, ob biologische Unsterblichkeit möglich ist, denn das ist sie bereits. Die Frage sollte vielmehr sein, wann es möglich sein wird, das Altern beim Menschen zu stoppen.

Der amerikanische Biologe Michael Rose von der University of California, Irvine, ein Experte für Theorien des Alterns, erklärt in seinem Artikel

»The Scientific Conquest of Death«, wie »biologische Unsterblichkeit« möglich ist:[55]

> »Ist das Altern universell? Offensichtlich nicht. Wenn alles altern würde, wäre das fortgesetzte Überleben der Zellen, die für die Produktion unserer Spermien und Eizellen verantwortlich sind (die Keimbahn), über Millionen von Jahren unmöglich gewesen. Die meisten Bananen, die Sie in Ihrem Leben gegessen haben, stammen von unsterblichen Klonen, die auf Plantagen produziert wurden. Selbst bei Organismen wie Säugetieren, deren Keimbahn sich schon sehr früh vom Rest des Körpers trennt, haben das Überleben und die Replikation der Zellen, die für die Produktion der Geschlechtszellen (Keimzellen) verantwortlich sind, über Hunderte Millionen von Jahren stattgefunden. Das Leben kann auf unbestimmte Zeit weitergehen.
>
> Aber selbst wenn sich das Leben unbegrenzt fortpflanzen kann, gibt es dann überhaupt Organismen, die nicht altern und biologisch unsterblich sind? Der guten Ordnung halber muss ich sagen: Es ist nicht erwiesen, dass Organismen, die im Labor gehalten werden, sterben oder zerstört werden, weil sie gealtert sind. Der Beweis, dass eine Spezies im Labor stirbt, ist nicht dasselbe wie zu zeigen, dass es bei dieser Spezies keine Unsterblichkeit gibt. Mechanische Unfälle im Labor töten viele Pflanzen, Tiere und mikroskopische Lebewesen mit weichen Körpern. Tödliche Mutationen können in jedem Alter oder zu jeder Zeit töten. Es ist auch unmöglich, Lebewesen auf unbestimmte Zeit frei von allen Krankheiten zu halten. Frei von Alterung zu sein, bedeutet nicht die völlige Abwesenheit des Todes. Biologisch »Unsterbliche« sterben häufig, nur nicht aufgrund eines systematischen, endogenen, unausweichlichen Prozesses der Selbstzerstörung. Tod ist nicht Alterung. Biologische Unsterblichkeit befreit nicht vom Tod.
>
> Stattdessen setzt der Nachweis der Unsterblichkeit voraus, dass die Überlebens- und Reproduktionsraten keine Alte-

> rungserscheinungen aufweisen. Es gibt viele Fälle, in denen solche Muster bei Pflanzen und einfachen Tieren, wie Seeanemonen, anekdotisch hergeleitet werden. Aber die besten quantitativen Daten, die mir bekannt sind, hat Martinez gesammelt, der die Sterblichkeitsraten bei Hydra untersuchte, dem Wassertier, das früher Teil des Standardlehrplans in Biologie in der Schule war. Martinez fand heraus, dass seine Hydra über sehr lange Zeiträume keinen wesentlichen Rückgang der Überlebensraten zeigte. Sie starb zwar immer noch, aber nicht in einem Muster, das auf Alterung hindeutet. Andere Wissenschaftler haben vergleichbare Daten mit kleinen Tieren gesammelt. Einige Arten waren unsterblich und einige nicht. Die unsterblichen Arten pflanzten sich ohne Sex fort.
>
> Eindeutig falsch ist es auch, sich angesichts der evolutionären Unsterblichkeit von Lebensformen auf die Gesetze der Thermodynamik als Grenzen für das Leben zu berufen. Eine solche Herleitung war ohnehin schon immer reichlich laienhaft, da diese Gesetze nur für geschlossene Systeme gelten. Das Leben auf der Erde ist kein geschlossenes System. Die Erde erhält einen reichlichen Energieeintrag von der Sonne.
>
> So sind einige der größten Vorurteile professioneller Biologen in Sachen Unsterblichkeit mit Sicherheit falsch. Altern ist nicht universell. Es gibt Organismen, die biologisch unsterblich sind.«

Michael R. Rose, einem Pionier der Langlebigkeitsforschung, ist es gelungen, die Lebensspanne der Fruchtfliege *Drosophila melanogaster* zu vervierfachen. Rose veröffentlichte 1991 sein Buch *Evolutionary Biology of Aging*, in dem er die Hypothese aufstellt, das Altern werde durch Gene verursacht, die zwei Wirkungen haben, eine, die früh im Leben auftritt, und die andere viel später. Die Gene werden durch natürliche Selektion begünstigt, weil sie in der Jugend Vorteile bringen, und ihre Nachteile treten viel später als Nebenwirkungen auf, die wir als Altern identifizieren. Rose argumentiert auch, dass das Altern in einem späteren Stadium des Lebens gestoppt werden kann, was er durch seine Experimente zur Verlängerung der Lebensdauer des Modellorganismus *Drosophila melanogaster* demonstriert hat.

Wie Rose glauben wir, dass das Altern verlangsamt, aufgehalten und sicher auch rückgängig gemacht werden kann. Der Beweis des Konzepts existiert bereits bei anderen Organismen. Jetzt geht es darum, herauszufinden, wie man das auch beim Menschen erreichen kann. Es ist an der Zeit, von der Theorie zur Praxis überzugehen.

KAPITEL 2

WAS IST ALTERUNG?

Die Gründe für die Langlebigkeit mancher Tiere und die Kurzlebigkeit anderer, kurz gesagt, die Ursachen für die Länge und Kürze des Lebens, bedürfen der Untersuchung

ARISTOTELES, CA. 350 V. CHR.

Altern ist eine Krankheit, die wie jede andere behandelt werden sollte

ELIE METCHNIKOFF, 1903

Altern ist nicht natürlich

MARÍA BLASCO, 2016

Alterung ist etwas Plastisches, das wir manipulieren können

JUAN CARLOS IZPISÚA BELMONTE, 2016

Altern ist eine Krankheit, die häufigste Krankheit, und sie sollte aggressiv behandelt werden

DAVID SINCLAIR, 2019

Die wissenschaftliche Untersuchung des Alterns ist relativ jung. Noch jünger ist die wissenschaftliche Untersuchung der Verjüngung. Mit etwas Übertreibung lässt sich sagen: Die moderne Wissenschaft des Alterns ist erst ein paar Jahrzehnte alt, und die moderne Wissenschaft der

Verjüngung ist erst ein paar Jahre alt. Beide Forschungsrichtungen haben gerade erst auf der Ebene von Laborversuchen begonnen, zunächst mit Modellorganismen, um es dann zu gegebener Zeit mit Menschen zu erproben. Glücklicherweise erkennen immer mehr Menschen innerhalb und außerhalb der wissenschaftlichen Gemeinschaft, dass wir bald wissenschaftliche Therapien zur Verfügung haben werden, um das Altern zu verlangsamen, das Altern umzukehren und die Verjüngung beim Menschen zu starten.

Der griechische Philosoph Aristoteles thematisierte im 4. Jahrhundert v. Chr. als einer der Ersten die wissenschaftliche Untersuchung des Alterns sowohl bei Pflanzen als auch bei Tieren. Im 2. Jahrhundert n. Chr. ging der griechische Arzt Galen davon aus, dass das Altern mit der Veränderung und dem Verfall des Körpers bereits im frühesten Lebensalter beginnt. Im 13. Jahrhundert stellte der englische Philosoph und Mönch Roger Bacon die Verschleiß-Theorie auf. Im 19. Jahrhundert öffneten die Ideen des englischen Naturforschers Charles Darwin die Tür zu evolutionären Theorien des Alterns sowie zu großen Diskussionen über programmiertes Altern versus unprogrammiertes Altern.[56]

FORMEN DES ALTERNS, MEHR ALTERN UND NICHT-ALTERN

Wie wir im ersten Kapitel gesehen haben, gibt es Organismen, die nicht altern, ebenso wie Zellen, die ebenfalls nicht altern, sogar im menschlichen Körper. Andere Organismen haben auch die Fähigkeit, jeden Teil ihres Körpers vollständig zu regenerieren, einschließlich des Gehirns.[57] Mit anderen Worten: Altern kann nicht als ein einziger oder einheitlicher Prozess betrachtet werden, da es einige Lebensformen gibt, die nicht altern, und andere, die eine vernachlässigbare Seneszenz aufweisen.

Heute wissen wir auch, dass es Organismen der gleichen Art gibt, die je nach Art der Fortpflanzung altern oder nicht altern können. Im Allgemeinen neigt die ungeschlechtliche Fortpflanzung dazu, nicht zu altern, während die geschlechtliche Fortpflanzung dazu neigt, zu altern, sogar bei zwittrigen Individuen der gleichen Art.

Darüber hinaus gibt es Unterschiede in der Alterungsrate zwischen Individuen der gleichen Art, zwischen weiblichen, männlichen und Zwitter-Organismen. Die Weibchen einiger Arten haben eine andere Lebenserwartung als die Männchen, und dasselbe ist bei Arten mit Zwitter-Organismen zu beobachten. Es gibt auch erhebliche Unterschiede zwischen der Alterung von Mitgliedern sozialer Insektenkolonien, wie zum Beispiel ein großer Unterschied zwischen der Lebenserwartung von Drohnen, Bienenköniginnen und Arbeitsbienen besteht.

Auch die Umweltbedingungen haben einen großen Einfluss auf die Lebenserwartung, vor allem bei Arten wie Insekten und wirbellosen Tieren, die ihre Körpertemperatur nicht kontrollieren können. Zum Beispiel bewirken Temperaturniveaus und die Menge an Nahrung große Veränderungen in der Lebenserwartung von Würmern und Fliegen. Sinkende Temperaturen und kalorische Restriktion erhöhen die Lebenserwartung mehrerer Arten.

Es wurden mehrere Gene gefunden, die einen Teil des Alterungsprozesses kontrollieren. So wurden zum Beispiel Gene namens age-1 und daf-2 in den Würmern von *C. elegans* sowie FOXO-Gene in den Fliegen von *Drosophila melanogaster* entdeckt. Da diese Gene und andere, die später entdeckt wurden, einige Äquivalente bei Säugetieren haben, ist es wichtig zu verstehen, wie sie funktionieren, um das menschliche Altern zu kontrollieren, zumal wir heute auch wissen, dass das Altern genetisch modifiziert werden kann.

Jeder weiß, dass es Organismen gibt, die eine kurze oder eine lange Zeit leben, wobei Zeit ein relativer Begriff ist. Einerseits leben einige primitive Insekten, wie die sogenannten *Ephemeren*, nur einen Tag oder kürzer, und andererseits gibt es Menschen, die ein Jahrhundert oder länger leben können (sowie Arten mit vernachlässigbarer Seneszenz). Heute wissen wir auch, dass es Lebensformen mit Individuen gibt, die Jahrhunderte und Jahrtausende überlebt haben und deren mögliche Grenze der Langlebigkeit nicht bekannt ist.

Auch Pflanzen und Tiere altern unterschiedlich, wie schon Aristoteles vor Jahrhunderten feststellte. Tierische und pflanzliche Zellen weisen große Unterschiede auf, die sich auf das Alterungsmodell auswirken. Einige Arten, wie sogenannte »ausdauernde Pflanzen« (zum Beispiel Mammutbäume), zeichnen sich sogar durch eine nicht vorhandene oder vernachlässigbare Seneszenz aus. Bakterien, Hartkeime und Pilze beispielsweise altern entweder nicht oder sie altern, abhängig von ihrer Fortpflanzungsart, der symmetrischen Teilungsrate, dem Zelltyp und den Chromosomen.

Es gibt auch Zellen, die eine kurze Zeit leben, und andere, die eine lange Zeit leben, sogar innerhalb desselben Organismus. Beim Menschen zum Beispiel haben Spermien eine Lebenserwartung von drei Tagen (obwohl die Keimzellen, die sie produzieren, nicht altern), Dickdarmzellen leben normalerweise vier Tage, Hautzellen zwei oder drei Wochen, rote Blutkörperchen vier Monate, weiße Blutkörperchen mehr als ein Jahr, und Neuronen des Neokortex halten normalerweise ein Leben lang. Heute wissen wir auch, dass Neuronen in einigen Teilen des Gehirns regenerieren können, anders als man bis vor Kurzem dachte, da es auch Stammzellen in verschiedenen Regionen des Gehirns gibt.[58]

Zellen mit zirkulären Chromosomen, wie in den meisten Bakterien, sind unter idealen Bedingungen normalerweise biologisch unsterblich, während Zellen mit linearen Chromosomen, wie in den meisten somatischen Zellen mehrzelliger Organismen, normalerweise sterblich sind, es sei denn, sie entwickeln Krebs und hören auf zu altern.

Heute wissen wir, dass Krebszellen durch Mutationen in normalen somatischen Zellen, die altern, biologisch unsterblich werden können. Krebsstammzellen werden derzeit untersucht, um Hinweise auf biologische Unsterblichkeit auch in normalen somatischen Zellen zu finden. Mit anderen Worten: Trotz ihrer Bösartigkeit können auch Krebszellen helfen, das Geheimnis des Alterns zu entschlüsseln.

Krebszellen produzieren das Enzym Telomerase, um die Länge ihrer Telomere am Ende der Chromosomen zu erhöhen. Die Körperzellen vieler Spezies produzieren bei erwachsenen Individuen keine Telomerase, mit einigen Ausnahmen. In diesem Fall ist eine kontinuierliche Regeneration auf zellulärer Ebene möglich, wie bei Planarienwürmern und einigen Amphibien.

Solche Beispiele zeugen davon, dass die Biologie Millionen Jahre Zeit hatte, mit verschiedenen Lebensformen, verschiedenen Arten von Organismen, verschiedenen Arten der Fortpflanzung, verschiedenen Arten von Geschlecht, verschiedenen Formen von Zellen, verschiedenen Wachstumsmustern und verschiedenen Modellen des Alterns, einschließlich des Nicht-Alterns, zu experimentieren.

Die rumänische Geriaterin Anca Iovita veröffentlichte 2015 ihr Buch *The Aging Gap Between Species.* Iovita beginnt damit, »den Wald unter den Bäumen zu finden«, wie sie es formuliert:[59]

> »Das Altern ist ein Rätsel, das es zu lösen gilt.
>
> Dieser Prozess wird traditionell an einer Reihe biologischer Modelle wie Fruchtfliegen, Würmern und Mäusen untersucht. Alle diese Arten haben ihr schnelles Altern gemeinsam. Das ist hervorragend für das Labor-Budget. Es ist eine großartige kurzfristige Strategie. Wer hat schon Zeit, Arten zu studieren, die Jahrzehnte lang leben?
>
> Aber die Unterschiede in der Lebensspanne zwischen den Arten sind um Größenordnungen größer als jede im Labor erzielte Variation der Lebensspanne. Aus diesem Grund habe ich sehr viele Informationsquellen studiert und versucht, hochspezialisierte Forschungsergebnisse in einem leicht verständlichen Buch zusammenzufassen. Ich wollte den Wald in den Bäumen sehen. Ich wollte den Alterungsunterschied zwischen den Arten in einer leicht verständlichen und logischen Reihenfolge aufzeigen. Dieses Buch ist mein Versuch, genau das zu tun.
>
> Das Altern ist unvermeidlich, zumindest wurde mir das gesagt. Ich war nie jemand, der etwas für bare Münze nimmt, nur weil irgendeine Autorität es sagt. Also begann ich zu hinterfragen, ob das Altern bei allen Spezies gleich abläuft. Auf der Suche nach Antworten stellte ich zu meiner Überraschung fest, dass es in der Gerontologie an biologischer Modellvielfalt mangelt. Ich ließ mich nicht entmutigen und suchte nach der abstrusesten wissenschaftlichen Abhandlung darüber, wie andere Spezies altern und was sie auszeichnen könnte.
>
> Wenn Sie jemals ein Haustier hatten, haben Sie bereits festgestellt, dass Lebensspannen sehr unterschiedlich sind.

> Sie haben vielleicht ein Jahrzehnt lang gleich ausgesehen, während Ihr Hund oder Ihre Katze bereits an altersbedingten Krankheiten litt. Es gibt eine enorme Variabilität der Lebensspanne, sowohl in Bezug auf Individuen, die der gleichen Spezies angehören, als auch zwischen den Arten selbst. Welche Mechanismen liegen dem Altersunterschied zwischen den Arten zugrunde?«

In ihrem Buch gibt Iovita einen exzellenten Überblick über die aktuellen wissenschaftlichen Erkenntnisse zum Altern, einschließlich der enormen Unterschiede zwischen verschiedenen Spezies (von Bakterien bis hin zu Walen), verschiedene Theorien über Seneszenz, Neotenie (die Aufrechterhaltung jugendlicher Fähigkeiten wie Regeneration im Erwachsenenalter, aus dem Griechischen »verlängerte Jugend«) und Progerie (vorzeitiges Altern, aus dem Griechischen »zu alt«) sowie andere grundlegende Themen wie Stammzellen, Krebs, Telomerase und Telomere. Iovitas Fazit lautet:

> »Die Altersforschung ist zu wichtig, um sie hinter einem für viele unzugänglichen wissenschaftlichen Jargon zu verstecken. Die Gerontologie als Wissenschaft kann Fortschritte machen, indem sie nicht nur kurzlebige Arten wie Mäuse und Würmer studiert, sondern auch allmählich und vor allem vernachlässigbar alternde Arten untersucht, wie Schwämme, Nacktmullen, Seeigel, Grottenolme und viele tausendjährige Bäume. Wenn Altern eine Erhöhung der Sterblichkeitsrate und eine Verringerung der Fruchtbarkeitsrate ist, dann zeigt die Existenz vernachlässigbar seneszenter Arten indirekt, dass Altern ein Unfall der Natur ist.
>
> Langlebige Spezies bilden oft weiterhin Telomerase in ihren adulten somatischen Geweben, was ihnen erlaubt, zumindest einen Teil ihrer Organe zu regenerieren. Trotz ihrer adulten Ausbildung von Telomerase haben solche Arten keine höhere Krebsrate. Wahrscheinlich haben sie alternative Mechanismen entwickelt, um Krebs in Schach zu halten. Die Nacktmullratte gilt als krebsresistente Spezies, trotz der reich-

lichen Expression von Telomerase in ihren somatischen Stammzellen.

Die Größenordnung des Projekts macht dieses Buch zu einem unfertigen Werk. Es gibt noch unzählige Arten zu entdecken, viele weitere Alterungsexperimente durchzuführen und Theorien zu erstellen. Altern ist ein Unfall der Natur. Und die Gerontologie – die Wissenschaft des Alterns – wurde ins Leben gerufen, um das Rätsel des Alterns zu lösen.«

DIE URSPRÜNGE DER WISSENSCHAFTLICHEN ERFORSCHUNG DES ALTERNS

Ende des 19. Jahrhunderts, als Darwins revolutionäre Ideen zur Evolution in der wissenschaftlichen Welt noch um Anerkennung kämpften, entwickelte der deutsche Biologe August Weismann 1892 seine Theorie zur Vererbung, die auf der Unsterblichkeit des Keimplasmas basiert. Nach dieser Theorie ist das Keimplasma die Substanz, aus der sich neue Zellen entwickeln. Diese Substanz, die durch die Vereinigung von Spermium und Eizelle gebildet wird, stellt eine grundlegende Kontinuität her, die über die Generationen hinweg nicht unterbrochen wird.[60]

Diese Theorie war damals auch als »Weismannismus« bekannt und legte fest, dass die Erbinformation nur von den Keimzellen der Keimdrüsen (Eierstöcke und Hoden) und niemals von somatischen Zellen übertragen wird. Im Gegensatz zur Theorie des französischen Biologen Jean-Baptiste Lamarck wird die Vorstellung, dass Informationen nicht von somatischen Zellen auf Keimzellen übergehen können, als »Weismann'sche Schranke« bezeichnet. Weismanns neue Theorie nahm die Entwicklung der modernen Genetik vorweg.

Weismann suggerierte die Unsterblichkeit des Keimplasmas gegenüber dem sterblichen *Soma* (Körper). Er postulierte weiter, der Tod wohne dem Leben nicht inne, sondern sei eine nachträgliche biologische Errungenschaft, die für die evolutionäre Entwicklung notwendig sei (um untaugliche und minderwertige Organismen zu entsorgen):[61]

> »Der Tod ist als ein für die Spezies vorteilhaftes Ereignis zu betrachten, als Zugeständnis an die äußeren Bedingungen des Lebens, nicht als eine absolute Notwendigkeit, die dem Leben selbst wesentlich innewohnt. Der Tod, der das Ende des Lebens ist, ist keineswegs, wie gewöhnlich angenommen wird, ein Attribut aller Organismen.
>
> Der Tod selbst und die Länge des Lebens, länger oder kürzer, hängen ganz von der Anpassung ab. Der Tod ist kein wesentliches Attribut der lebenden Materie; er ist nicht notwendigerweise mit der Fortpflanzung verbunden, noch ist er eine notwendige Folge von ihr.«

Wenige Jahre später führte der französisch-amerikanische Biologe Alexis Carrel, der 1912 den Nobelpreis für Physiologie oder Medizin erhielt, Experimente durch, die nahelegten, dass auch Körperzellen unbegrenzt leben könnten. Carrel forschte bis zu seinem Tod 1944 unermüdlich zu Langlebigkeit, unsterblichen Zellen und Gewebekulturen sowie Organtransplantationen. Einige Zeit später, 1961, entdeckte der amerikanische Mikrobiologe Leonard Hayflick, dass sich die somatischen Zellen mehrzelliger Organismen nur eine bestimmte Anzahl von Malen teilen, bevor sie absterben. Hayflick bestätigte, dass Keimzellen (und Krebszellen, auch bei der Arbeit mit HeLa-Zellen) biologisch unsterblich sind, dass somatische Zellen aber sterblich sind und nach einer bestimmten Anzahl von Teilungen sterben, eine Zahl, die von der Art der Zelle und des Organismus abhängt, aber in keinem Fall 100 Teilungen pro Zelle erreicht. Diese Entdeckung ist heute als Hayflick-Limit bekannt.[62]

Die Geschichte der wissenschaftlichen Fortschritte in der Alternsforschung während des 20. Jahrhunderts ist wirklich spannend. Die Menschheit ging von hauptsächlich konzeptionellen Theorien zu realen Experimenten über, von denen einige fehlerhaft und nicht reproduzierbar waren. Wissenschaftler aus Deutschland, Russland, Frankreich und den Vereinigten Staaten gehörten im vergangenen Jahrhundert zu den führenden Köpfen in der Alternsforschung. Der russisch-israelische Forscher Ilia Stambler hat all diese Geschichten in seinem 2014 erschienenen Buch *A History of Life-Extensionism in the Twentieth Century* sorgfältig aufgearbeitet.

Stambler beschreibt zu Beginn der vier Hauptkapitel seines umfangreichen Buches:[63]

> »Diese Arbeit untersucht die Geschichte des Lebensextensionismus im 20. Jahrhundert. Unter dem Begriff ›Lebensextensionismus‹ wird ein ideologisches System beschrieben, das behauptet, eine radikale Lebensverlängerung (weit über die gegenwärtige Lebenserwartung hinaus) sei aus ethischen Gründen wünschenswert und durch bewusste wissenschaftliche Anstrengungen möglich. Diese Arbeit untersucht die Hauptlinien des lebensverlängernden Denkens in chronologischer Reihenfolge im Verlauf des 20. Jahrhunderts, wobei der Schwerpunkt auf zentralen, für jede Strömung und Periode repräsentativen Werken von Autoren wie Elie Metchnikoff, Bernard Shaw, Alexis Carrel, Alexander Bogomolets und anderen liegt. Ihre Werke werden in ihrem sozialen und intellektuellen Kontext betrachtet, als Teile eines größeren zeitgenössischen sozialen und ideologischen Diskurses, der mit großen politischen Umwälzungen und sozialen und wirtschaftlichen Mustern verbunden ist. Die folgenden nationalen Kontexte werden betrachtet: Frankreich (Kapitel eins), Deutschland, Österreich, Rumänien und die Schweiz (Kapitel zwei), Russland (Kapitel drei), die USA und Großbritannien (Kapitel vier).
>
> Diese Arbeit verfolgt drei Hauptziele. Das erste ist der Versuch, mehrere generische biomedizinische Methoden, deren Entwicklung oder Anwendung mit radikalen Hoffnungen auf Lebensverlängerung verbunden waren, zu identifizieren und durch das Jahrhundert hindurch zu verfolgen. Über die bloße Hoffnung hinaus, so wird in dieser Arbeit argumentiert, stellte der Wunsch, das menschliche Leben radikal zu verlängern, oft eine formidable, wenn auch kaum je anerkannte Motivation für biomedizinische Forschung und Entdeckung dar. Es wird gezeigt, dass neuartige Bereiche der biomedizinischen Wissenschaft oft ihren Ursprung in weitreichenden Bestrebungen zur radikalen Lebensverlängerung hatten. Die dyna-

mische Dichotomie zwischen reduktionistischen und holistischen Methoden wird hervorgehoben.

Das zweite Ziel ist es, die ideologischen und sozioökonomischen Hintergründe der Befürworter einer radikalen Lebensverlängerung zu untersuchen, um festzustellen, wie Ideologie und ökonomische Bedingungen die Lebensverlängerer motivierten und wie dies die von ihnen betriebene Wissenschaft beeinflusste. Zu diesem Zweck werden die Biografien und Schlüsselschriften mehrerer prominenter Befürworter der Langlebigkeit untersucht. Ihre spezifischen ideologischen Prämissen (Einstellungen zu Religion und Fortschritt, Pessimismus oder Optimismus in Bezug auf die Perfektionierbarkeit des Menschen und ethische Imperative) sowie ihre sozioökonomischen Bedingungen (die Möglichkeit, Forschung in einem bestimmten sozialen oder wirtschaftlichen Milieu durchzuführen und zu verbreiten) werden untersucht, um herauszufinden, welche Bedingungen das lebensverlängernde Denken gefördert oder entmutigt haben.

Das dritte, allgemeinere Ziel ist es, ein breites Register lebensextensionistischer Werke zu sammeln und auf der Grundlage dieses Registers gemeinsame, für den Lebensextensionismus maßgebliche Züge und Ziele zu ermitteln, wie zum Beispiel die Wertschätzung des Lebens und der Beständigkeit, trotz aller Vielfalt der Methoden und Ideologien, zu denen man sich bekennt. Diese Arbeit wird zum Verständnis der extremen Erwartungen beitragen, die mit dem biomedizinischen Fortschritt verbunden sind und die von der Geschichte der Biomedizin kaum untersucht wurden.«

THEORIEN DES ALTERNS IM 21. JAHRHUNDERT

Trotz der großen Fortschritte des 20. Jahrhunderts gibt es immer noch keine allgemein akzeptierte Theorie des Alterns. Vielmehr konkurrieren derzeit eine Vielzahl Theorien, die sich in viele Richtungen unterteilen lassen. In einem Kurs an der University of California, Berkeley, wurden zum Beispiel vier Hauptgruppen betrachtet: molekulare Theorien, zelluläre Theorien, systemische Theorien und evolutionäre Theorien, wobei jede Gruppe wiederum drei oder mehr Theorien innerhalb der Gruppe umfasst. Insgesamt lassen sich mehr als ein Dutzend Theorien in diese vier Hauptgruppen einordnen: Codon-Restriktion, Fehlerkatastrophe, somatische Mutation, Dedifferenzierung, Genregulation, Abnutzung, freie Radikale, Apoptose, Seneszenz, Lebensrate, neuroendokrine, immunologische, Einweg-Soma, antagonistische Pleiotropie und Mutationsakkumulation.[64]

Der bereits erwähnte portugiesische Mikrobiologe João Pedro de Magalhães befasst sich mit schadensbasierten Alterungstheorien und programmierten Alterungstheorien, ebenfalls eine Standardklassifizierung.[65] Einige Biologen unterscheiden zwischen hauptsächlich genetischen und nicht-genetischen Theorien. Andere sprechen von evolutionären Theorien und physiologischen Theorien (unterteilt in programmiert und stochastisch, oder unprogrammiert). Der gemeinsame Punkt ist: Immer mehr Wissenschaftler erkennen, dass wir das Altern systematisch erforschen müssen, wie der folgende *Offene Brief von Wissenschaftlern zur Alternsforschung* zeigt, der 2005 von mehreren angesehenen Wissenschaftlern aus der ganzen Welt unterzeichnet wurde: [66]

> »In vielen unterschiedlichen Tiermodellen (*C. elegans, Drosophila, Ames*-Zwergmäuse etc.) konnte das Altern verlangsamt und die gesunde Lebensspanne verlängert werden. Unter der Annahme, dass es gemeinsame grundlegende Mechanismen gibt, sollte es also auch möglich sein, das Altern beim Menschen zu verlangsamen.
>
> Ein größeres Wissen über das Altern sollte einen besseren Umgang mit den schwächenden Pathologien ermöglichen, die mit dem Altern einhergehen, wie Krebs, Herz-Kreislauf-Erkrankungen, Typ-II-Diabetes und Alzheimer. Therapien, die auf die grundlegenden Mechanismen des Alterns abzielen, werden entscheidend dazu beitragen, diesen altersbedingten Pathologien entgegenzuwirken.

> Daher ist dieser Brief ein Aufruf zum Handeln für eine größere Finanzierung und Erforschung sowohl der zugrunde liegenden Mechanismen des Alterns als auch der Methoden zu seiner Aufschiebung. Eine solche Forschung kann weitaus größere Dividenden abwerfen als die gleichen Bemühungen zur Bekämpfung der altersbedingten Krankheiten selbst. In dem Maße, wie die Mechanismen des Alterns immer besser verstanden werden, können immer effektivere Maßnahmen entwickelt werden, die dazu beitragen werden, die gesunde und produktive Lebensspanne vieler Menschen zu verlängern.«

Die Diskussion über das Altern hat zugenommen und wurde globalisiert, von Russland über China bis hin zu den Vereinigten Staaten. Zum Beispiel veröffentlichte eine Gruppe russischer Wissenschaftler 2015 einen Artikel mit dem Titel »Theories of Aging: An Ever-Evolving Field« in der wissenschaftlichen Zeitschrift *Acta Naturae*, wo sie erklären:[67]

> »Seneszenz ist seit vielen Jahrhunderten im Fokus der Forschung. Trotz erheblicher Fortschritte bei der Verlängerung der durchschnittlichen menschlichen Lebenserwartung bleibt der Prozess des Alterns weitgehend schwer fassbar und leider unvermeidlich. In dieser Übersichtsarbeit haben wir versucht, die aktuellen Theorien des Alterns und die Ansätze zu dessen Verständnis zusammenzufassen.«

In einem anderen Teil der Welt veröffentlichte ein amerikanischer Wissenschaftler chinesischer Herkunft, Dr. Kunlin Jin von der University of North Texas Medical Science Center, im Jahr 2010 einen Artikel mit dem Titel »Modern Biological Theories of Aging« in der wissenschaftlichen Zeitschrift *Aging and Disease*, in dem er angibt: [68]

> »Trotz der jüngsten Fortschritte in der Molekularbiologie und Genetik sind die Geheimnisse, die die menschliche Lebensspanne steuern, noch nicht enträtselt worden. Viele Theorien,

> die in zwei Hauptkategorien fallen: programmierte und Fehlertheorien, wurden vorgeschlagen, um den Prozess des Alterns zu erklären, aber keine von ihnen scheint völlig zufriedenstellend zu sein. Diese Theorien können auf komplexe Weise miteinander interagieren. Durch das Verstehen und Testen der bestehenden und neuen Alterungstheorien kann es möglich sein, erfolgreiches Altern zu fördern.«

Angesichts dieser Flut von Theorien, von denen einige alt und andere neu waren, begann Aubrey de Grey ab Ende des 20. Jahrhunderts systematisch daran zu arbeiten, alle Informationen in einem umfassenden System über das Altern zusammenzufassen. De Grey studierte zunächst Informatik und Computertechnik an der Universität Cambridge, sodass seine Vision eher die eines Ingenieurs oder Technologen als die eines Biologen oder Arztes ist. Sein Ansatz zur Lebensverlängerung nennt sich SENS (*Strategies for Engineered Negligible Senescence*). Im Jahr 2002 stellte er diese Ideen erstmals in einem Artikel vor, den er zusammen mit anderen bekannten Medizinern und Biologen wie Bruce Ames, Julie Andersen, Andrzej Bartke, Judith Campisi, Christopher Heward, Roger McCarter und Gregory Stock veröffentlichte.[69]

Die Hauptbedeutung dieses Begriffs besteht darin, dass es möglich wäre, medizinische Therapien zu entwickeln, um das biologische Altern beim Menschen umzukehren, sodass wir weiterhin jahrelang altern können, während wir biologisch jung bleiben. Zu diesem Zweck untersuchte de Grey die verfügbaren Forschungsergebnisse über das Altern gründlich und stellte fest, dass es sieben Hauptarten von Schäden gibt, die mit dem Alterungsprozess zusammenhängen. Er entdeckte auch, dass alle diese Arten von Schäden seit mindestens 1982, also seit mehreren Jahrzehnten, bekannt sind.

Die Biologie hat seither immense Fortschritte gemacht, aber die Wissenschaftler haben keine neuen Schadensarten entdeckt, so de Grey. Das deutet darauf hin, dass wir die Schlüsselprobleme bereits kennen, die in ihrer Kombination zu der Fragilität und Krankheitsanfälligkeit führen, die wir heute mit dem Alter assoziieren. Der neue Ansatz besteht darin, die Schäden durch Bioengineering zwischen Gerontologie für den Stoffwechsel und Geriatrie für die Pathologie anzugreifen. Abbildung 2.1 zeigt die SENS-Strategie.

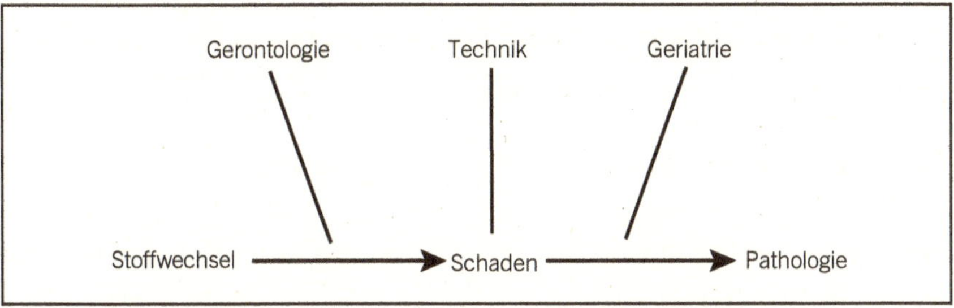

Abbildung 2.1: SENS-Strategien zur Verjüngung mit Biotechnologie
Quelle: Aubrey de Grey

Was sind die sieben Ursachen der Seneszenz? Die sieben tödlichen Ursachen? Sie treten alle auf der mikroskopischen Ebene auf, innerhalb und außerhalb der Zellen. Ein kleiner Schaden tut normalerweise nicht weh, aber dieser Schaden baut sich über die Jahre mit einer beschleunigten Rate auf, weshalb Menschen gebrechlich werden und sterben. In seinem Buch *Ending Aging: The Rejuvenation Breakthroughs That Could Reverse Human Aging in Our Lifetime* erklärt de Grey diese sieben Ursachen:[70]

1. Intrazellulärer Abfall
2. Interzellulärer Abfall
3. Nukleus-Mutationen
4. Mitochondriale Mutationen
5. Verlust von Stammzellen
6. Zunahme der seneszenten Zellen
7. Zunahme der interzellulären Proteinverbindungen

Als de Grey ursprünglich seine Ideen vorbrachte, beschimpften ihn viele Menschen als Quacksalber bis hin zu »verrückt«. Viele »Experten« griffen ihn an und behaupteten, seine Ideen hätten keine wissenschaftliche Grundlage. Die Diskussion erreichte 2005 die renommierte *Technology Review* des Massachusetts Institute of Technology (MIT), wo der Herausgeber versprach, 20.000 US-Dollar an die erste Person zu zahlen, die beweisen würde, dass die SENS-Strategien falsch seien.[71] Zu diesem Zweck wurde eine Jury mit fünf renommierten Wissenschaftlern und Ärzten (Rodney Brooks, Anita Goel, Vikram Kumar, Nathan Myhrvold und Craig Venter) eingesetzt, die die Kritik an Aubrey de Greys Ideen bewerten sollte. Trotz all der Publicity und des Geldes schienen die Kritiken mehr persönliche Angriffe als stimmige Argumente gegen die SENS-Strategien zu sein. Nach mehreren Monaten und mehreren Versuchen wurde der Preis für ungültig erklärt, da niemand beweisen konnte, dass Greys Ideen falsch waren, was einige »Experten« nicht davon abhielt, ihn weiterhin auf der Grundlage persönlicher Vorurteile anzugreifen.[72]

Die Welt hat sich seit 2005 sehr verändert. In den vergangenen Jahren gab es große wissenschaftliche Fortschritte, die Aubrey de Greys ursprüngliche Ideen eher bestärken als widerlegen. Ein Artikel in der wissenschaftlichen Zeitschrift *Smithsonian* aus dem Jahr 2017 erwähnt einen der gegen de Grey geschriebenen Artikel in der MIT *Technology Review* mit dem Titel »Life Extension Pseudoscience and the SENS Plan«:[73]

> »Die neun Co-Autoren, allesamt erfahrene Gerontologen, widersprachen de Greys Position vehement. ›Er ist brillant, aber er hatte keine Erfahrung in der Alternsforschung‹, sagt Heidi Tissenbaum, Professorin für Molekular-, Zell- und Krebsbiologie an der University of Massachusetts Medical School, die zu den Unterzeichnern des Papiers zählte. ›Wir waren alarmiert, da er behauptete, zu wissen, wie man das Altern verhindern kann, basierend auf Ideen, nicht auf streng wissenschaftlichen experimentellen Ergebnissen.‹
>
> Mehr als ein Jahrzehnt später sieht Tissenbaum die SENS nun in einem positiveren Licht. ›Hut ab vor Aubrey‹, sagte sie diplomatisch. ›Je mehr Leute über die Alternsforschung sprechen, desto besser. Ich rechne es ihm hoch an, dass er dem Feld Aufmerksamkeit und Geld verschafft hat. Als wir das Papier geschrieben haben, gab es nur ihn und seine Ideen, keine Forschung, nichts. Aber jetzt machen sie eine Menge grundlegender fundamentaler Forschung, wie jedes andere Labor auch.‹«

Obwohl einige de Grey immer noch als Quacksalber und Verrückten bezeichnen, gibt es mehr und mehr positive Ergebnisse, die seine frühen Behauptungen unterstützen. De Grey war 2003 Mitbegründer der Methuselah Foundation, die den Methusalem-Maus-Preis ins Leben rief, um die Forschung zur radikalen Verzögerung und sogar Umkehrung des Alterns zu fördern. Der Methusalem-Maus-Preis, oder einfach MPrize, verdankt seinen Namen Methusalem, dem Patriarchen der Bibel, der angeblich fast 1000 Jahre alt wurde. Dank dieses Preises und anderer Anreize konnte die Lebensdauer von Mäusen deutlich verlängert werden. So leben Mäuse, die in freier Wildbahn ein Jahr und im Labor zwischen zwei und drei Jahren alt werden, mit verschiedenen Behandlungen inzwischen fast fünf Jahre.

Mit verschiedenen Arten von Behandlungen waren Wissenschaftler in der Lage, die Lebenserwartung von Mäusen um 40, 50 Prozent und sogar mehr zu erhöhen. Hoffentlich geht der Preis weiter und hoffentlich können wir bald über Mäuse mit verdoppelter oder verdreifachter durchschnittlicher Lebenserwartung sprechen.

De Grey war 2009 auch Mitbegründer der SENS-Forschungsstiftung, deren Ziel es ist, »die Art und Weise, wie die Welt altersbedingte Krankheiten erforscht und behandelt, neu zu definieren«. Ihr neuer SENS-Ansatz fördert die »In-situ-Reparatur von lebenden Zellen und extrazellulärem Material«, ein Ansatz, der sich von der traditionelleren Geriatrie bei spezifischen Krankheiten und Pathologien und von der Biogerontologie bei der Intervention in Stoffwechselprozesse unterscheidet. Die SENS-Stiftung finanziert die Forschung und fördert die Verbreitung und Ausbildung, um die verschiedenen Forschungsprogramme in der Regenerativen Medizin zu beschleunigen. Nach dem SENS-Ansatz kann jeder der sieben grundlegenden Schäden mit einer spezifischen Strategie behandelt werden, die als RepleniSENS, OncoSENS, MitoSENS, ApoptoSENS, GlycoSENS, AmyloSENS und LysoSENS bezeichnet werden. Mehrere dieser Behandlungen werden bereits angewandt, und Start-ups, die nach Anti-Aging- und Verjüngungstherapien suchen, werden unterstützt und gefördert.[74]

In seinem Artikel »Undoing Aging with Molecular and Cellular Damage Repair«, 2017 von BBVA OpenMind im Buch *The Next Step: Exponential Life* veröffentlicht, erklärt de Grey:[75]

»SENS ist eine äußerst radikale Abkehr von früheren Themen der biomedizinischen Gerontologie, da es um die echte Umkehrung des Alterns geht und nicht um seine bloße Verlangsamung. Dank eines mühsamen Prozesses der gegenseitigen Ausbildung zwischen den Bereichen der Biogerontologie und der Regenerativen Medizin ist sie nun zu einer anerkannten, realisierbaren Option für die mögliche medizinische Kontrolle des Alterns aufgestiegen. Ich glaube, dass ihre Glaubwürdigkeit weiter zunehmen wird, wenn die zugrunde liegende Technologie der Regenerativen Medizin Fortschritte macht.«

In einem Interview, das während des ersten internationalen Gipfeltreffens zu Langlebigkeit und Kryokonservierung in Madrid gegeben wurde, das wir beim spanischen Nationalen Forschungsrat (CSIC) in Madrid organisiert haben, fasste de Grey die Fortschritte der SENS-Strategie zusammen. Die Interviewer kamen zu den folgenden Schlussfolgerungen, nachdem sie die enormen Veränderungen im vergangenen Jahrzehnt gesehen hatten:[76]

»Es gibt viel, worüber man optimistisch sein kann. Die von der SENS vor über einem Jahrzehnt vorgeschlagenen Ideen, die in der Vergangenheit stark kritisiert wurden, werden nun eifrig erforscht, da es immer offensichtlicher wird, dass die Alterungsprozesse beeinflussbar sind. Was vor etwas mehr als einem Jahrzehnt noch belächelt wurde, wird nun zu einem akzeptierten Ansatz für die Behandlung altersbedingter Krankheiten, da sich die Ergebnisse zur Unterstützung eines reparaturbasierten Ansatzes für das Altern weiter häufen.

Allerdings benötigen wir noch mehr Wissen über verschiedene altersbedingte Schäden, um zu klinischen Versuchen am Menschen zu gelangen. Deshalb sollte die Unterstützung grundlegender Studien zu den wichtigsten Mechanismen des Alterns die oberste Priorität für unsere Gemeinschaft bleiben.«

DIE URSACHEN UND SÄULEN DER ALTERUNG

Neben der visionären und revolutionären Arbeit von Aubrey de Grey versuchen auch andere Wissenschaftler, unser derzeitiges Verständnis des Alterns und seiner Behandlung zu systematisieren. Im Jahr 2000 schrieben zwei amerikanische Onkologen, Douglas Hanahan und Robert Weinberg, einen provokativen Artikel in der angesehenen wissenschaftlichen Zeitschrift *Cell*, der dazu beigetragen hat, unser Wissen über Krebs zu erweitern. Unter dem Titel »The Causes of Cancer« (»Die Ursachen von Krebs«) argumentieren die Autoren, dass alle Krebsarten sechs gemeinsame Merkmale (»Ursachen« oder »Kennzeichen«) aufweisen, die die Umwandlung normaler Zellen in Krebszellen (bösartige oder Tumorzellen) steuern. Im Jahr 2011 war der Artikel der meistzitierte in der Geschichte von *Cell*, und die Autoren veröffentlichten ein Update, in dem sie vier weitere Ursachen vorschlugen.

Aufbauend auf dem Erfolg des vorherigen Artikels veröffentlichte eine Gruppe von fünf europäischen Wissenschaftlern 2013 einen Artikel mit dem Titel »The Hallmarks of Aging«, ebenfalls in der Zeitschrift *Cell*. Die Autoren – der Spanier Carlos López-Otín (von der Universität Oviedo), María Blasco und Manuel Serrano (vom spanischen Nationalen Krebsforschungszentrum, CNIO, in Madrid), die Engländerin Linda Partridge (vom Max-Planck-Institut für Biologie des Alterns in Deutschland) und der Österreicher Guido Kroemer (von der Universität Paris V. René Descartes in Frankreich) – schreiben:[77]

> »Das Altern ist durch einen fortschreitenden Verlust der physiologischen Integrität gekennzeichnet, was zu Funktionseinschränkungen und einer erhöhten Anfälligkeit für den Tod führt. Diese Verschlechterung ist der primäre Risikofaktor für die wichtigsten menschlichen Pathologien, einschließlich Krebs, Diabetes, Herz-Kreislauf-Erkrankungen und neurodegenerative Erkrankungen. Die Alternsforschung hat in den vergangenen Jahren einen beispiellosen Fortschritt erlebt, insbesondere durch die Entdeckung, dass die Geschwindig-

keit des Alterns zumindest bis zu einem gewissen Grad durch genetische Pfade und biochemische Prozesse gesteuert wird, die in der Evolution konserviert wurden. In dieser Übersichtsarbeit werden neun vorläufige Merkmale aufgezählt, die gemeinsame Nenner des Alterns in verschiedenen Organismen darstellen, wobei der Schwerpunkt auf dem Altern von Säugetieren liegt. Diese Merkmale sind: genomische Instabilität, Telomerverschleiß, epigenetische Veränderungen, Verlust der Proteostase, deregulierte Nährstoffsensorik, mitochondriale Dysfunktion, zelluläre Seneszenz, Stammzellenerschöpfung und veränderte interzelluläre Kommunikation. Eine große Herausforderung besteht darin, die Zusammenhänge zwischen den Kandidatenmerkmalen und ihren relativen Beiträgen zum Altern zu entschlüsseln, mit dem Ziel, pharmazeutische Zielvorgaben zu identifizieren, die die menschliche Gesundheit während des Alterns mit minimalen Nebenwirkungen verbessern.

Das Altern, das wir im weitesten Sinne als den zeitabhängigen funktionellen Rückgang definieren, der die meisten lebenden Organismen betrifft, hat in der gesamten Geschichte der Menschheit Neugierde und Fantasie angeregt. Allerdings ist es erst 30 Jahre her, dass mit der Isolierung der ersten langlebigen Stämme von *Caenorhabditis elegans* (C. *elegans*) eine neue Ära der Alternsforschung eingeläutet wurde. Heutzutage wird das Altern auf der Grundlage des sich ständig erweiternden Wissens über die molekularen und zellulären Grundlagen von Leben und Krankheit einer wissenschaftlichen Untersuchung unterzogen. Die aktuelle Situation der Alternsforschung weist viele Parallelen zu der der Krebsforschung in den vergangenen Jahrzehnten auf.«

Wissenschaftler klassifizieren diese neun Ursachen des Alterns in drei Hauptkategorien, wie in Abbildung 2.2 dargestellt. Oben befinden sich die primären Ursachen (genomische Instabilität, Telomerverkürzung, epigenetische Veränderungen und Verlust der Proteostase), die als die zugrunde liegenden Ursachen der Zellschädigung angesehen werden. Im Zentrum stehen die antagonistischen Ursachen (deregulierte Nährstoffsensierung, mitochondriale Dysfunktion und Zellseneszenz), die als Teil der kompensatorischen oder antagonistischen Reaktionen auf Schäden betrachtet werden. Diese Reaktionen mildern zunächst den Schaden ab, aber wenn sie chronisch sind oder sich verschlimmern, können sie schädlich werden. Im Folgenden geht es um die integrativen Ursachen (Stammzelldepletion und veränderte interzelluläre Kommunikation), das Endergebnis der beiden vorangegangenen Gruppen und die letztendlichen Ursachen, die für den mit dem Altern verbundenen Funktionsverlust verantwortlich sind.

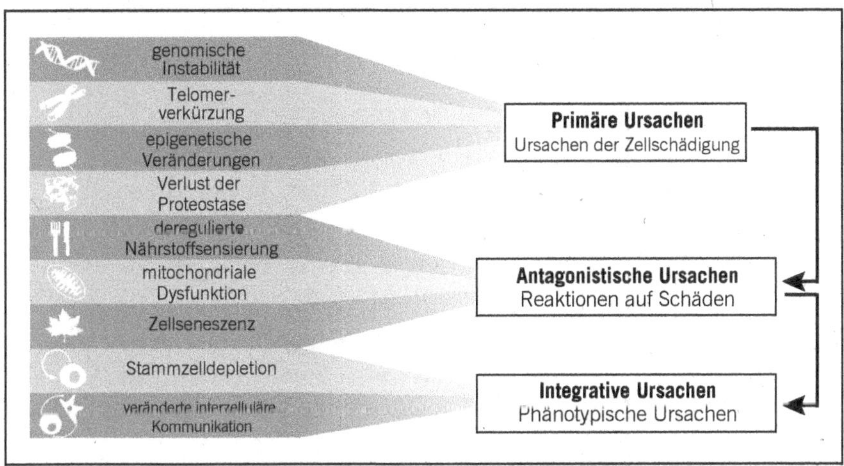

Abbildung 2.2: Funktionelle Zusammenhänge zwischen den Merkmalen des Alterns
Quelle: Carlos López-Otín et al. (2013)

Der Artikel endet mit den folgenden Schlussfolgerungen und Perspektiven:

> »Die Definition von Merkmalen des Alterns kann dazu beitragen, einen Rahmen für zukünftige Studien über die molekularen Mechanismen des Alterns zu schaffen und Interventionen zur Verbesserung der menschlichen Gesundheit zu entwerfen ... Wir vermuten, dass immer ausgefeiltere Ansätze schließlich viele der offenen Fragen lösen werden. Es bleibt zu hoffen, dass diese kombinierten Ansätze ein detailliertes

> Verständnis der Mechanismen ermöglichen, die den Merkmalen des Alterns zugrunde liegen, und zukünftige Interventionen zur Verbesserung der menschlichen Gesundheit und Langlebigkeit erleichtern.«

Ein Jahr nach dem vorangegangenen Artikel veröffentlichte eine Gruppe amerikanischer Wissenschaftler mit Unterstützung der U.S. National Institutes of Health in der Fachzeitschrift *Cell* den Artikel »Aging: a common driver of chronic diseases and a target for novel interventions«. Die Autoren erklären, es sei besser, statt Krankheit für Krankheit »anzugreifen« das Altern selbst direkt »anzugreifen«, das die Ursache für alle damit verbundenen Krankheiten sei:[78]

> »Die Alterung von Säugetieren kann mit genetischen, diätetischen und pharmakologischen Ansätzen verzögert werden. In Anbetracht der Tatsache, dass die ältere Bevölkerung dramatisch zunimmt und dass das Altern der größte Risikofaktor für die Mehrzahl der chronischen Krankheiten ist, die sowohl die Morbidität als auch die Mortalität bestimmen, ist es entscheidend, die Geroscience-Forschung zu erweitern, deren Ziel es ist, die menschliche Gesundheit zu verlängern.
>
> Das Ziel, das Altern zu verlangsamen, fasziniert die Menschheit schon seit Jahrtausenden, hat aber erst kürzlich an Glaubwürdigkeit gewonnen. Jüngste Erkenntnisse, dass das Altern bei Säugetieren verzögert werden kann, rücken das Vorhaben in den Bereich des Möglichen, Menschen länger gesund zu erhalten. Es besteht nahezu ein Konsens unter den Alternsforschern, dass dies realisierbar ist, unter der Voraussetzung, dass Ressourcen zur Verfügung stehen, um die Ziele in Bereichen von der Grundlagenbiologie bis zur Translationalen Medizin zu erreichen.
>
> Der derzeitige Ansatz zur Behandlung chronischer Krankheiten ist unzureichend und bruchstückhaft. Zu dem Zeitpunkt, an dem chronische Krankheiten diagnostiziert werden, ist bereits viel Schaden angerichtet, und es ist schwierig,

> diesen wieder rückgängig zu machen. Während das Verständnis der einzigartigen Merkmale jeder einzelnen Krankheit lobenswert und potenziell von therapeutischem Wert ist, werden Ansätze zum Verständnis einer gemeinsamen Ursache, des Alterns, von einzigartiger Bedeutung sein. Wenn wir verstehen können, wie das Altern Krankheiten befördert, könnte es möglich (und sogar einfacher) sein, diese gemeinsame Komponente der Krankheit gezielt zu bekämpfen. Die gezielte Beeinflussung des Alterns könnte ein frühzeitiges Eingreifen und die Vermeidung von Schäden ermöglichen, wodurch Vitalität und Aktivität erhalten bleiben und gleichzeitig die wirtschaftlichen Belastungen einer wachsenden, alternden Bevölkerung, die unter zahlreichen chronischen Krankheiten leidet, ausgeglichen werden können.«

Die Autoren beschreiben auch, was sie die sieben »Säulen« des Alterns nennen. Laut dem chilenisch-amerikanischen Wissenschaftler Felipe Sierra, Direktor der Abteilung für Biologie des Alterns am National Institute on Aging in den USA sind es die folgenden:[79]

1. Entzündung
2. Anpassung an Stress
3. Epigenetik und regulatorische RNA
4. Stoffwechsel
5. Makromolekulare Schäden
6. Proteostase
7. Stammzellen und Regeneration

Ein weiterer Autor des Artikels, der US-Biologe Brian Kennedy, damals Präsident des Buck Institute for Research on Aging in Kalifornien, kommt zu diesem Schluss:[80]

> »Das Ergebnis unserer Arbeit ist die Erkenntnis, dass die Faktoren, die das Altern vorantreiben, in hohem Maße miteinander verwoben sind und dass wir zur Verlängerung der Le-

> benserwartung einen integrierten Ansatz für Gesundheit und Krankheit benötigen, der berücksichtigt, dass sich biologische Systeme mit dem Alter verändern.«

Mit einer anderen Perspektive erklärt der spanische Biologe Ginés Morata, Experte für die Fliegenart *Drosophila melanogaster* am Zentrum für Molekularbiologie Severo Ochoa in Madrid:[81]

> »Der Tod ist nicht unausweichlich. Bakterien sterben nicht. Polypen auch nicht; sie wachsen und erzeugen einen neuen. Ein Teil unserer Keimzellen wird in unseren Kindern verewigt und so weiter. Deshalb ist ein Teil von jedem von uns unsterblich.
>
> Eine Wurmart, ein Fadenwurm, lebte durch die Manipulation der Gene, die an seiner Alterung beteiligt sind, sieben Mal länger. Wenn wir diese Technologie auf den Menschen anwenden würden, könnten wir 350 oder 400 Jahre alt werden. Natürlich kann man nicht an Menschen forschen, aber es ist nicht undenkbar, dass wir eines Tages diese Langlebigkeit erreichen werden. In 50, 100 oder 200 Jahren werden die Möglichkeiten so groß sein, dass es schwer vorstellbar ist, was dann passieren wird. Vielleicht haben wir Flügel und können fliegen, oder wir werden vier Meter groß. Die Menschheit entscheidet, wie ihre Zukunft aussehen wird.«

Dem stimmt auch der amerikanische Biogerontologe Michael West zu, ein Experte für Stammzellen und Telomere, Autor mehrerer Bücher über das Altern und mögliche Verjüngung:[82]

> »Im menschlichen Körper befinden sich bereits potenzielle Erben unseres unsterblichen Vermächtnisses, Zellen, die auch uns unsterblich werden lassen; Zellen aus einer Abstammungslinie, die Keimbahn genannt wird. Diese Zellen können sich immer und immer wieder erneuern, was man daran erkennt, dass Babys schon geboren werden mit dem

> Potenzial, eines Tages ihre eigenen Babys zu zeugen, und so weiter, für immer …«

Nachdem wir so viele verschiedene Theorien, Strategien, Ursachen und Säulen des Alterns betrachtet haben: Was ist Altern? Schauen wir mal, was die renommierte *Encyclopaedia Britannica* sagt. Ihre Definition beginnt so:[83]

> »Altern ist die sequenzielle oder fortschreitende Veränderung in einem Organismus, die zu einem erhöhten Risiko von Schwäche, Krankheit und Tod führt. Die Alterung findet in einer Zelle, einem Organ oder dem gesamten Organismus im Verlauf der Zeit statt. Es ist ein Prozess, der sich über die gesamte erwachsene Lebensspanne eines Lebewesens erstreckt …«

Unabhängig von der Definition, die wir verwenden, gibt es ein großes Maß an Übereinstimmung bei den Schlüsselbegriffen und Ideen. Über zwei beachtenswerte wichtige Punkte besteht ein wachsender Konsens:

- Die Alterung erfolgt allmählich, das heißt während eines wesentlichen Teils der Lebenszeit des Körpers. Es handelt sich also um einen im Wesentlichen dynamischen und sequenziellen Prozess, der beliebig viele Stufen unterteilt werden kann, sodass auch die Schäden sequenziell angegangen werden können.
- Altern wird heute nicht als etwas biologisch »Unvermeidliches« oder gar »Unumkehrbares« angesehen, sondern wir wissen heute, dass es ein »plastischer« und »flexibler« Prozess ist, den wir manipulieren können. In diesem Sinne spricht auch das *Handbook of the Biology of Aging* nicht davon, dass es sich um einen »unvermeidlichen« Prozess handelt, und räumt ausdrücklich die Möglichkeit ein, dass es Zellen und Organismen gibt, die nicht altern; auch wird der Prozess nicht als »irreversibel« bezeichnet, da das *Handbook* von der Möglichkeit spricht, die Schäden könnten repariert werden.[84]

Wir wissen immer noch nicht viel über den Alterungsprozess, aber das hält uns nicht davon ab, auf eine Heilung hinzuarbeiten. Auch wenn es manchmal schwer zu glauben scheint: Man muss nicht das ganze Problem verstehen, um es zu lösen. Zum Beispiel entwickelte der englische Arzt Edward Jenner 1796 den ersten wirksamen Pockenimpfstoff, mehr als ein Jahrhundert bevor der holländische Wissenschaftler Martinus Beijerinck das erste Virus entdeckte und 1898 die Virologie begründete.

Ein weiteres bekanntes Beispiel ist das der amerikanischen Brüder Orville und Wilbur Wright, die es mit nur drei Jahren Highschool im Jahr 1903 schafften, zum ersten Mal zu fliegen. Dies wurde von den meisten »Experten« ihrer Zeit für unmöglich gehalten, zumal damals die Gesetze der Aerodynamik noch nicht gut verstanden wurden - nicht von den gebildeteren Wissenschaftlern, und erst recht nicht von den Gebrüdern Wright, die sich kaum mit Grundwissen brüsten konnten. Aber, wie Galileo Galilei gesagt hätte: *Eppur si muove* – «und es bewegt sich doch«.

ALTERN ALS KRANKHEIT

In den vergangenen Jahren gab es einen großen Mentalitätswandel in unserem Wissen über das Altern, und einige Wissenschaftler behaupten heute sogar, das Altern sei eine Krankheit. Glücklicherweise ist das Altern in diesem Fall eine heilbare Krankheit, und wir hoffen, in den nächsten Jahren eine Heilung zu erreichen, obwohl alles von der öffentlichen und politischen Unterstützung abhängt, die Forschung zu beschleunigen.

Im Jahr 1893 stellte der französische Arzt Jacques Bertillon am Internationalen Statistischen Institut in Chicago die erste internationale Liste zur Klassifizierung von Krankheiten vor. Diese erste »Klassifizierung der Todesursachen« umfasste nur 44 Ursachen. Auf der Basis der in Paris verwendeten Klassifikation wurden sie später auf fast 200 erweitert, als im Jahr 1900 die erste internationale Konferenz für die Klassifikation von Todesursachen stattfand. Diese ersten Klassifizierungsversuche wurden nach dem Ersten Weltkrieg zunächst vom Völkerbund und dann am Ende des Zweiten Weltkriegs von der Weltgesundheitsorganisation (WHO) übernommen.[85]

Die WHO übernahm die Klassifikation 1948 in der sechsten Auflage, die erstmals auch die Ursachen der Morbidität mit einbezog. Die Liste heißt nun amtlich »Internationale statistische Klassifikation der Krankheiten und verwandter Gesundheitsprobleme«, auch einfach als internationale Klassifikation der Krankheiten (ICD) bekannt. Die ICD legt die Klassifizierung und Kodierung von Krankheiten und einer Vielzahl von Anzeichen, Symptomen, sozialen Umständen und äußeren Ursachen von Krankheiten fest. Das System soll den internationalen Vergleich der Erfassung, Verarbeitung, Klassifizierung und Darstellung dieser Statistiken fördern.

Die jüngste Ausgabe der ICD ist die elfte, ICD-11. Sie wurde im Juni 2018 veröffentlicht.[86] In den vorangegangenen zwei Jahrzehnten galt die ICD-10 als international anerkannte Liste, wenn auch mit einigen lokalen Modifikationen in bestimmten Ländern. In einer öffentlichen Vorschlagsfrist für die WHO im Jahr 2017 sprachen sich mehrere Aktivisten, darunter auch die Autoren dieses Buches, dafür aus, Altern als Krankheit aufzunehmen oder zumindest eine wissenschaftliche Untersuchung zu initiieren. Dank des Inputs der Menschen, die unseren Vorschlag begrüßten, hat die WHO zugestimmt, »gesundes Altern« in ihr Gesamtarbeitsprogramm für 2019 bis 2023 aufzunehmen, obwohl es das Altern noch nicht formell als Krankheit beinhaltet.[87]

Im Verlauf des vergangenen Jahrhunderts hörten einige Zustände, die als Krankheiten galten, auf, Krankheiten zu sein, so wie andere, die keine Krankheiten waren, zu Krankheiten wurden. Eine Gruppe internationaler Forscher (der Belgier Sven Bulterijs, der Schwede Victor C. E. Björk und die Engländer Raphaella S. Hull und Avi G. Roy) veröffentlichte 2015 in der Fachzeitschrift *Frontiers in Genetics* den Artikel »It is time to classify biological aging as a disease«, in dem sie erklären:[88]

> »Was als normal und was als krank gilt, ist stark vom historischen Kontext beeinflusst. Was einst als Krankheit galt, wird heute nicht mehr als solche eingestuft. Als zum Beispiel Sklaven von den Plantagen wegliefen, hieß es, sie litten an Drapetomanie (»Manie des Entfliehens«) und man versuchte, sie durch medizinische Behandlung zu ›heilen‹. Auch Masturbation galt als Krankheit und wurde mit Maßnahmen wie dem

Wegschneiden oder Kauterisieren der Klitoris behandelt. Homosexualität wurde noch bis 1974 als Krankheit eingestuft. Neben dem sozialen und kulturellen Einfluss auf die Krankheitsdefinition führen auch neue wissenschaftliche und medizinische Entdeckungen zu einer Revision dessen, was eine Krankheit ist und was nicht. Zum Beispiel wurde Fieber einst als eigenständige Krankheit betrachtet, aber die Erkenntnis, dass verschiedene Ursachen zum Auftreten von Fieber führen können, änderte seinen Status von der Krankheit zum Symptom. Umgekehrt wurden mehrere heute anerkannte Krankheiten, wie Osteoporose, isolierte systolische Hypertonie und senile Alzheimer-Krankheit, in der Vergangenheit dem normalen Altern zugeschrieben. Osteoporose erkannte die Weltgesundheitsorganisation erst 1994 offiziell als Krankheit an.

Das Altern wurde traditionell als natürlicher Prozess und somit nicht als Krankheit betrachtet. Diese Einteilung mag zum Teil darauf zurückzuführen sein, dass man das Altern als eigenständige Forschungsdisziplin etablieren wollte. Einige Autoren gehen sogar so weit, eine Trennung zwischen intrinsischen Alterungsprozessen (als primäres Altern bezeichnet) und Alterskrankheiten (als sekundäres Altern bezeichnet) vorzunehmen. So wird zum Beispiel die Lichtalterung, die beschleunigte Schädigung der Haut durch UV-Strahlung im Laufe des Lebens, von Dermatologen als ein Zustand betrachtet, der zur Pathologie führt. Im Gegensatz dazu wird die chronologische Hautalterung als Norm akzeptiert. Alterung wird nicht nur von der Krankheit getrennt betrachtet, sondern auch als Risikofaktor für die Entwicklung von Krankheiten. Interessanterweise werden die sogenannten »beschleunigten Alterungskrankheiten« wie das Hutchinson-Gilford-Progerie-Syndrom, das Werner-Syndrom und die Dyskeratosis Congenita als Krankheiten angesehen. Progerie gilt als Krankheit, aber wenn die gleichen Veränderungen bei einer Person auftreten, die 80 Jahre älter ist, hält man sie für normal und eine medizinische Behandlung für nicht erforderlich.«

Diese Forscher erwähnen den speziellen Fall der Progerie, einer extrem seltenen genetischen Erkrankung im Kindesalter, die durch vorzeitige und beschleunigte Alterung bei Kindern zwischen dem 1. und 2. Lebensjahr gekennzeichnet ist. An dieser seltenen Erkrankung leidet eines von sieben Millionen lebenden Neugeborenen. Da es sich bei Progerie um eine genetisch bedingte Krankheit handelt (verursacht durch Mutationen in einem als LMNA bezeichneten Gen), besteht die Hoffnung, dass es eines Tages dank Gentherapien eine Heilung geben wird. Allerdings gibt es derzeit noch keine Heilung oder Behandlung für diese beschleunigte Alterungskrankheit, und Progerie-Patienten leben im Durchschnitt nur 13 Jahre (einige Patienten können knapp über 20 Jahre alt werden, aber mit einer Physiognomie von fast 100).

Bulterijs, Björk, Hull und Roy verweisen in ihrem Artikel auf mehrere erfolgreiche Forschungen und Studien an Versuchstieren und thematisieren die hohen Kosten, die entstehen, wenn man die Studien noch nicht am Menschen durchführt (Kosten sowohl auf der Ebene des Individuums als auch der Gesellschaft als Ganzes): »Zusammenfassend bietet es sich nicht nur an, das Altern als Krankheit zu charakterisieren, sondern dies hat auch den Vorteil, dass durch die Zurückweisung des scheinbaren Fatalismus des Etiketts ›natürlich‹ die medizinischen Bemühungen besser legitimiert werden, Altern entweder zu beseitigen oder die mit ihm verbundenen unerwünschten Zustände zu entfernen.« Das Ziel der biomedizinischen Forschung sei es, den Menschen zu ermöglichen, »so lange wie möglich gesund zu sein«. Die Anerkennung des Alterns als Krankheit würde die Geldgeber dazu anregen, die Mittel für die Alternsforschung zu erhöhen und biomedizinische Verfahren zur Verlangsamung des Alterungsprozesses zu entwickeln. In der Tat stellt Engelhardt fest, dass etwas als Krankheit zu bezeichnen die Verpflichtung zu medizinischer Intervention beinhaltet. Darüber hinaus ist die Anerkennung eines Zustands als Krankheit wichtig, damit die Behandlung von den Krankenkassen erstattet wird.

In den vergangenen 25 Jahren ist es biomedizinischen Wissenschaftlern gelungen, die Gesundheit und Lebensdauer von Versuchsorganismen – von Würmern und Fliegen bis hin zu Nagetieren und Fischen – zu verbessern, indem sie die zugrunde liegenden Prozesse des Alterns gezielt angingen. Wir können heute die Lebenserwartung von *C. elegans* um mehr als das Zehnfache steigern, die Lebenserwartung von Fliegen und Mäusen mehr als verdoppeln und die Lebenserwartung von Ratten und Killifischen um 30 beziehungsweise 59 Prozent verbessern. Derzeit sind unsere Behandlungsmöglichkeiten für die zugrunde liegenden Prozesse des Alterns beim Menschen begrenzt. Mit den aktuellen Fortschritten in der Entwicklung von geroprotektiven Medikamenten, Regenerativer Medizin und Eingriffen der Präzisionsmedizin werden wir jedoch bald die Möglichkeit haben, das Altern zu verlangsamen. Schließlich sollten wir beachten: Die Anerkennung des Alterns als Krankheit würde dazu führen, dass Anti-Aging-Therapien nicht mehr von der Federal Drug Administration (FDA) für kosmetische Medizin reguliert werden, sondern dass die Behandlung und Prävention von Krankheiten strenger geregelt werden.

Wir glauben, dass Altern als eine Krankheit angesehen werden sollte, wenn auch als eine Krankheit, die ein universeller und multisystemischer Prozess ist. Unser derzeitiges Gesundheitssystem erkennt den Alterungsprozess nicht als die zugrunde liegende Ursache für die chronischen Krankheiten an, die ältere Menschen betreffen. Als solches ist das System reaktionär angelegt, und deshalb fließen etwa 32 Prozent der gesamten Medicare-Ausgaben in den USA in die letzten zwei Lebensjahre von Patienten mit chronischen Krankheiten, ohne dass sich deren Lebensqualität wesentlich verbessert. Unser derzeitiges Gesundheitssystem ist sowohl aus finanzieller Sicht als auch im Hinblick auf Gesundheit und Wohlbefinden unhaltbar. Selbst eine minimale Abschwächung des Alterungsprozesses durch die Beschleunigung der Forschung über das Altern und die Entwicklung von Medikamenten mit geroprotektiven Faktoren und regenerativen Arzneimitteln kann die Gesundheit und das Wohlbefinden älterer Menschen erheblich verbessern und unser versagendes Gesundheitssystem retten.

Einige Monate später schrieben andere Forscher in der gleichen wissenschaftlichen Zeitschrift einen Artikel mit dem Titel »Classification of Aging as a Disease in the Context of ICD-11«, in dem sie erklären:[89]

> »Altern ist ein komplexer, kontinuierlicher, multifaktorieller Prozess, der zu Funktionsverlusten führt und sich in den vielen altersbedingten Krankheiten manifestiert. Hier untersu-

chen wir die Argumente für die Klassifizierung des Alterns als Krankheit im Kontext der bevorstehenden 11. Internationalen Statistischen Klassifikation der Krankheiten und verwandter Gesundheitsprobleme (ICD-11) der Weltgesundheitsorganisation, die voraussichtlich im Jahr 2018 fertiggestellt wird. Wir gehen davon aus, dass die Klassifizierung des Alterns als ernst zu nehmende Krankheit zu neuen Ansätzen und Geschäftsmodellen für den Umgang mit dem Altern als behandelbarem Zustand führt, was sowohl wirtschaftliche als auch gesundheitliche Vorteile für alle Beteiligten mit sich bringt. Eine umsetzbare Klassifizierung des Alterns als Krankheit kann zu einer effizienteren Zuteilung von Ressourcen führen, indem sie es Finanzierungsstellen und anderen Interessenvertretern ermöglicht, qualitätsbereinigte Lebensjahre (QALYs) und die Anzahl der Lebensjahre in völliger Gesundheit (HYE) als Metriken bei der Bewertung von Forschungs- und klinischen Programmen zu verwenden. Wir schlagen vor, eine Task Force an der Schnittstelle zur WHO zu bilden, um einen multidisziplinären Rahmen für die Klassifizierung des Alterns als Krankheit mit mehreren Krankheitscodes zu entwickeln, der therapeutische Interventionen und Präventionsstrategien erleichtert.

Die Anerkennung eines Zustands oder eines chronischen Prozesses als Krankheit ist ein wichtiger Meilenstein für die pharmazeutische Industrie, die akademische Gemeinschaft, Gesundheits- und Versicherungsunternehmen, politische Entscheidungsträger und den Einzelnen, da das Vorhandensein eines Zustands in der Krankheitsnomenklatur und -klassifizierung einen großen Einfluss auf die Art und Weise der Behandlung, Forschung und Kostenerstattung hat. Eine zufriedenstellende Definition von Krankheit zu erreichen, ist jedoch eine Herausforderung, vor allem aufgrund der vagen Definitionen von Gesundheitszustand und Krankheit. Hier untersuchen wir die potenziellen Vorteile der Anerkennung des Alterns als Krankheit im Kontext der aktuellen sozioöko-

> nomischen Herausforderungen und der jüngsten biomedizinischen Fortschritte.«

Schließlich hat die WHO 2018 die ICD-11 mit der Klassifizierung altersbedingter Krankheiten verabschiedet, nicht aber das Altern selbst als Krankheit eingestuft, was nun für die ICD-12 in Erwägung gezogen wird. Die Klassifizierung des Alterns als Krankheit wird wesentlich dazu beitragen, die Krankheit selbst zu heilen. Darüber hinaus wird es die enormen Ressourcen auf die Ursachen und nicht auf die Symptome des Alterns lenken. Öffentliche und private Mittel müssen auf die vorherige Heilung und nicht auf die nachfolgende Krankheit konzentriert werden. Der Nutzen, gesund und jung zu sein, wird von jedem Einzelnen für die gesamte Gesellschaft vervielfacht. Der Nutzen wäre für die Gesamtheit enorm. Das Altern als Krankheit zu behandeln, wird mehr Forschung und Finanzierung ermöglichen und ein klares Ziel für die Medizin-, Pharma- und Versicherungsindustrie darstellen.

Es ist eine große Chance, denn die Anti-Aging- und Verjüngungsindustrie hat das Potenzial, sehr bald die größte Branche der Welt zu werden. Deshalb gehen immer mehr Wissenschaftler dazu über, das Altern als Krankheit zu betrachten, wie der australische Biologe David Sinclair in seinem 2019 erschienenen Bestseller *Das Ende des Alterns: Die revolutionäre Medizin von morgen*:

> »Ich glaube, dass Altern eine Krankheit ist. Ich glaube, dass es behandelbar ist. Ich glaube, dass wir es im Verlauf unseres Lebens behandeln können. Und ich glaube, dass sich dadurch alles, was wir über die menschliche Gesundheit wissen, grundlegend ändern wird.«

KAPITEL 3

DIE GRÖSSTE INDUSTRIE DER WELT?

Und deshalb wird der Haushalt, den ich dem Kongress am Montag vorlege, eine neue Initiative für Präzisionsmedizin enthalten, die Amerika der Heilung von Krankheiten wie Krebs und Diabetes näherbringt und uns allen potenziell Zugang zu den personalisierten Informationen verschafft, die wir brauchen, um uns und unsere Familien gesünder zu halten

BARACK OBAMA, 2015

Da die Wissenschaft nun die Bestrebungen der »Lebensverlängerer« einholt, ist dies wirklich die größte Möglichkeit zum Geldverdienen, die wir je gesehen haben.
Wir stehen an der Schwelle zu einer Revolution der Lebenserwartung. Die Lebenserwartung wird in den nächsten 30 Jahren auf 110 bis 130 Jahre steigen. Das ist keine Science-Fiction

JIM MELLON, 2017

Wenn Sie eine Pille herstellen könnten, die das Leben eines Menschen um zwei Jahre verlängert, wäre das ein 100-Milliarden-Dollar-Unternehmen

SAM ALTMAN, 2018

Im Verlauf der Menschheitsgeschichte sind immer wieder neue Industrien entstanden, dank Technologien, die als unmöglich galten, bis sie Realität wurden. Viele dieser Industrien wurden von den »Experten« ihrer Zeit völlig diskreditiert. Glücklicherweise wuchsen diese Unternehmen schnell und wurden zu grundlegenden Bestandteilen der Weltwirtschaft.

Viele der wichtigsten Industrien unserer heutigen Welt wurden einst belächelt. Mehrere wichtige Technologien und Industrien galten zunächst als unmöglich und dann als wesentlich. Die folgenden Erfindungen und Entdeckungen sind nur Beispiele:

- Züge
- Telefone
- Autos
- Flugzeuge
- Atomenergie
- Weltraumflüge
- PCs
- Mobiltelefone

VON »UNMÖGLICH« ZU »UNVERZICHTBAR«

Die Welt verändert sich, und wir verändern uns mit ihr. Lassen Sie uns kurz über die Anfänge jeder der oben genannten Branchen nachdenken und darüber, was einige der »Experten« ihrer Zeit sagten:

Züge waren für viele Menschen unvorstellbar, da sich die Menschen jahrhundertelang hauptsächlich zu Fuß fortbewegten, obwohl die Oberschicht einiger Gesellschaften Zugang zu Pferden auf dem Land und Booten auf dem Wasser haben konnte. In der ersten Hälfte des 19. Jahrhunderts begannen in England einige Pioniere mit der Entwicklung von Zügen. Bis dahin waren Pferde und Kutschen die schnellsten Verkehrsmittel über Land und wurden von den Reichsten und Mächtigsten genutzt. Die englische Publikation *The Quarterly Review* schrieb 1825 Folgendes:[90]

> »Was könnte gefühlt absurder sein als die in Aussicht gestellten Lokomotiven, die doppelt so schnell fahren wie Postkutschen?«

Telefone waren für die meisten Menschen unvorstellbar, bis der schottische Erfinder Alexander Graham Bell in der zweiten Hälfte des 19. Jahrhunderts seine Experimente in Boston begann. Viele Menschen hielten sie jedoch für nicht umsetzbar oder unnötig, wie die folgenden Äußerungen von Western Union, der damals größten Telegrafengesellschaft der Welt, beziehungsweise Sir William Preece, Chefingenieur der britischen Post, im Jahr 1876 zeigen:[91]

> »Dieses ›Telefon‹ hat zu viele Mängel, um ernsthaft als Kommunikationsmittel in Betracht gezogen zu werden. Das Gerät ist von Natur aus ohne Wert für uns.«

> »Die Amerikaner brauchen das Telefon, aber wir nicht. Wir haben genug Botenjungen.«

Nutzfahrzeuge tauchten in der ersten Hälfte des 20. Jahrhunderts in Europa und in den Vereinigten Staaten auf. Jedoch galten sie zum Zeitpunkt ihrer Erfindung ausschließlich als Produkte für Reiche. Bevor der amerikanische Geschäftsmann Henry Ford das industrielle System mit Fließbändern in die Massenproduktion brachte, bauten Techniker, die auf verschiedene Teile des Prozesses spezialisiert waren, Autos beinahe vollständig eins nach dem anderen zusammen.

Die Produktion des berühmten Ford Model T (das nach Fords legendärem Ausspruch jede Farbe haben konnte, Hauptsache, sie war schwarz) führte zu einer signifikanten Erhöhung der Autostückzahlen, was eine Preissenkung zur Folge hatte. Somit hatten nun weite Teile der Bevölkerung Zugang zu einem Automobil. Dennoch wird Ford auch der folgende Spruch zugeschrieben:[92]

> »Wenn ich die Leute gefragt hätte, was sie wollen, hätten sie gesagt: schnellere Pferde.«

Flugzeuge waren ebenfalls unmöglich, bis sie möglich waren. Es gibt jede Menge Erklärungen von »Experten« der damaligen Zeit, warum Fliegen unmöglich sei, von umfassenden Artikeln in der angesehenen *The New York Times* bis hin zu Aussagen der angesehensten Wissenschaftler. So soll der schottische Physiker und Mathematiker William Thomson, bekannt als Lord Kelvin, im Jahr 1902 Folgendes gesagt haben: [93]

> »Kein Flugzeug wird jemals praktisch erfolgreich sein. Flugmaschinen, die schwerer sind als Luft, sind unmöglich.«

Noch 1896 bekräftigte Lord Kelvin als ehemaliger Präsident der angesehenen *Royal Society of London* seine »wissenschaftliche« Überzeugung, Flugzeuge seien unvorstellbar. Unter anderem sagte er:

> »Ich glaube nicht im Geringsten an die Luftnavigation, mit Ausnahme der Ballonfahrt ... Ich möchte also auch nicht Mitglied der Aeronautical Society werden.«

Glücklicherweise ignorierten die amerikanischen Brüder Orville und Wilbur Wright, die nur drei Jahre Highschool absolviert hatten, diese »wissenschaftlichen« Kommentare und schafften es 1903, zum ersten Mal zu fliegen. Obwohl der erste Flug nur ein paar Sekunden dauerte und die Leute über sie lachten, ist der Rest Geschichte.

Energie aus Kernspaltung wurde bis in die erste Hälfte des 20. Jahrhunderts als wissenschaftlich unmöglich angesehen. Tatsächlich bedeutet schon das Wort »Atom« unteilbar (griechisch *atomos* für »unteilbar«). Der amerikanische Physiker Robert Andrews Millikan, der 1923 den Nobelpreis für Physik erhielt, äußerte 1930 in der Zeitschrift *Popular Science*:[94]

> »Kein ›wissenschaftlicher Bösewicht‹ wird jemals in der Lage sein, die Welt durch Freisetzung von Atomenergie zu sprengen.«

Auch der deutsche Physiker Albert Einstein (Nobelpreis für Physik 1921) irrte sich, als er 1932 sagte:[95]

> »Es gibt nicht den geringsten Hinweis darauf, dass die Kernenergie jemals erreichbar sein wird. Es würde bedeuten, dass das Atom nach Belieben zerbrochen werden müsste.«

Die ersten Kernspaltungsexperimente wurden 1938 in Deutschland durchgeführt und bewiesen, dass die beiden Nobelpreisträger und viele andere Wissenschaftler falsch lagen. Die ersten Atombomben wurden jedoch in den Vereinigten Staaten im Rahmen des damals geheimen Manhattan-Projekts im Jahr 1945 entwickelt. Waffen, die den Verlauf der Geschichte veränderten und dem Zweiten Weltkrieg im Pazifik ein Ende setzten.

Weltraumflüge waren vielleicht noch »unmöglicher« als Flugzeuge und Atomenergie zusammen. Zu Beginn des vergangenen Jahrhunderts war auf dem Planeten Erde selbst noch niemand geflogen, sodass das Verlassen der Atmosphäre noch unglaublicher erschien. In der ersten Hälfte des 20. Jahrhunderts widmeten sich mehrere Gruppen von Menschen, vor allem in Deutschland, den Vereinigten Staaten und Russland, vom Anfänger bis zum Wissenschaftler, der Aufgabe, das Undenkbare zu erreichen. Kritiker griffen jedoch immer wieder den »Wahnsinn« an, in den Weltraum zu fliegen, wie ein Leitartikel in der *New York Times* von 1920 zeigt:[96]

> »[Über die Ideen von Robert H. Goddard, dem Raketenpionier] Der Professor kennt nicht das Verhältnis von Aktion und Reaktion und die Notwendigkeit, dass man etwas Besseres als ein Vakuum haben muss, gegen das man reagieren kann – etwas anderes zu behaupten, ist absurd.«

Jahre nach dem Ende des Zweiten Weltkriegs und mitten im Kalten Krieg gelang es den Sowjets 1957, den ersten künstlichen Satelliten *Sputnik* zu starten, gefolgt vom ersten Orbitalflug im Jahr 1961, bemannt vom sowjetischen Kosmonauten Juri Gagarin. Sechs Wochen später verkündete der damalige amerikanische Präsident John Fitzgerald Kennedy, die Vereinigten Staaten würden noch vor dem Ende des Jahrzehnts den ersten Menschen auf den Mond bringen. Obwohl es eigentlich unmöglich schien, da weder die Wissenschaft noch die Technik über die nötigen Kenntnisse für Reisen in den Weltraum verfügten, betrat der amerikanische Astronaut Neil Armstrong nur acht Jahre später als erster Mensch den Mond. Dann sagte er den unvergesslichen Satz, den viele von uns live miterleben konnten:[97]

> »Es ist ein kleiner Schritt für einen Menschen, aber ein großer Sprung für die Menschheit.«

Personal Computer sind eine weitere Technologie, die sich von ihren bescheidenen Anfängen als Nachfahren der ersten Abakusse, die vor 5000 Jahren in Mesopotamien erfunden wurden, im 20. Jahrhundert exponentiell entwickelt hat. Der amerikanische Geschäftsmann Thomas Watson, Präsident von IBM (International Business Machines), soll im Jahr 1943 gesagt haben:[98]

> »Ich denke, es gibt einen Weltmarkt für vielleicht fünf Computer.«

Auch wenn Watson das vielleicht nicht wirklich gesagt hat, ist es eine Tatsache, dass Computer damals erstaunlich große, teure und schwere Maschinen waren. So schrieb die Zeitschrift *Popular Mechanics* 1949 über den ersten großen ENIAC-Computer in den Vereinigten Staaten:[99]

> »Während ein Rechner wie der ENIAC heute mit 18.000 Vakuumröhren ausgestattet ist und 30 Tonnen wiegt, werden Computer in Zukunft vielleicht nur 1000 Vakuumröhren haben und vielleicht nur noch 1½ Tonnen wiegen.«

Computer waren nicht für den individuellen Gebrauch gedacht, und ein »Personal Computer« zum Privatgebrauch war selbst für Unternehmer wie den amerikanischen Ingenieur Ken Olsen, Mitbegründer und Präsident von DEC (Digital Equipment Corporation) schwer vorstellbar. Im Jahr 1977 sagte er öffentlich:

> »Es gibt keinen Grund für jeden Einzelnen, einen Computer in seinem Haus zu haben.«

Und doch verdoppelt sich die Leistung von PCs heute dank des Moore'schen Gesetzes, das seinen Namen dem amerikanischen Wissenschaftler und Geschäftsmann Gordon Moore verdankt, alle zwei Jahre oder weniger, während ihr Preis weiter sinkt.

Mobiltelefone sind ein Mix aus mehreren früheren Technologien, wie Festnetztelefon, Funk und Personal Computer. Obwohl das noch vor nicht allzu langer Zeit fast unvorstellbar war, hat heute so gut wie jeder ein solches mobiles Telefon – von Kindern bis hin zu Senioren –, wobei die Modelle von »sehr billig«, hergestellt in China und Indien für umgerechnet nur etwa 10 US-Dollar, bis hin zu anspruchsvolleren Geräten für über 1.000 US-Dollar reichen.

Die heutigen Mobiltelefone sind keine einfachen »dummen« Telefone mehr. In nur einem Jahrzehnt sind die Telefone »smart« geworden. Noch im Jahr 2007, als das iPhone von Apple erschien und zur sprunghaften Verbreitung von Smartphones beitrug, sagte der US-Geschäftsmann Steve Ballmer, damals Präsident von Microsoft, laut der Zeitung *USA Today* auf einer Konferenz:[100]

> »Es gibt keine Chance, dass das iPhone einen signifikanten Marktanteil bekommt.«

Auch dank des Moore'schen Gesetzes werden neue Versionen von Mobiltelefonen immer intelligenter. Heutige Mobiltelefone sind extrem vielseitig einsetzbar, und Telefonate machen nur einen kleinen Teil ihrer Nutzung aus. Dank all der neuen Anwendungen, Vorrichtungen und Sensoren haben die neuen Mobiltelefone Funktionen, die von leistungsstarken Kameras bis hin zu fortschrittlichen medizinischen Assistenten reichen. In einigen Jahren schon werden Smartphones entweder kostenlos oder fast kostenlos permanent und mit Hochgeschwindigkeit mit dem Internet verbunden sein, und das gesamte Wissen der Menschheit wird allen gleichermaßen und uneingeschränkt zur Verfügung stehen. Diese beeindruckenden Fortschritte werden vielfältige Auswirkungen haben, von der Kommunikation bis zur Medizin. Dies deutete die *BBC* in einem futuristischen Artikel an, der zahlreiche Möglichkeiten nennt: [101]

»Es ist ein Sommermorgen im Jahr 2040. Das Internet verbindet Sie mit allem um Sie herum und organisiert dank der Datenströme alles, was Sie im Tagesverlauf tun. Öffentliche Verkehrsmittel in der Stadt passen Fahrpläne und Routen dynamisch an und wählen bei Verspätungen die besten Routen aus. Ihren Kindern die perfekten Geburtstagsgeschenke zu kaufen ist einfach, weil ihre Daten dem Shopping-Service detailliert mitteilen, was sie sich wünschen. Und das Beste ist, dass Sie trotz eines beinahe tödlichen Unfalls im vergangenen Monat noch leben, weil die Ärzte in der Notaufnahme des Krankenhauses sofort Zugriff auf Ihre Krankengeschichte hatten.«

Heute betrachten wir Menschen diese Technologien mehrheitlich als wesentliche Grundbestandteile unserer Zivilisation, auch wenn es Gruppen gibt, die sie nicht nutzen wollen oder sogar ablehnen, weil sie in anderen Zeiten mit anderen Vorstellungen leben. So verneinen viele der amischen Gemeinden in Nordamerika und die Yanomami-Ureinwohner in Südamerika diese Technologien; ebenso wie andere traditionelle Gemeinschaften in Papua-Neuguinea und weiteren Teilen der Welt ziehen sie es vor, in ihrer gestrigen Welt zu leben. Das ist selbstverständlich ihr gutes Recht, sie können ihre Vorstellungen anderen jedoch nicht aufzwingen. Ebenso wenig können sie die Fortschritte in Wissenschaft und Technik aufhalten, die der *Homo sapiens* dank seiner ihm eigenen Neugier seit Hunderttausenden von Jahren erzielt.

DIE GEBURT EINER »UNMÖGLICHEN« UND SEHR BALD »UNVERZICHTBAREN« INDUSTRIE

Wir haben bereits geschildert, dass sich im Laufe der Geschichte viele »Experten« immer wieder geirrt haben; sie lagen falsch hinsichtlich der Entwicklung von Eisenbahn, Telefon, Autos, Flugzeugen, Atomenergie, Raumfahrt, PCs und Mobiltelefonen. Wir könnten etliche weitere Beispiele anführen: Radio, Fernsehen, Roboter, künstliche Intelligenz, Quantencomputer, Nanomedizin, molekulare Assembler, Weltraumbasen, Kernfusion, der sogenannte »Hyperloop«, Gehirn-Computer-Schnittstellen, Fleisch aus nicht-tierischen Kulturen, Organtransplantationen, künstliche Herzen, therapeutisches Klonen, Kryokonservierung von Zellen und Gewebe, Organ-Bioprinting und eine lange Liste von Technologien, die seit Beginn des 21. Jahrhunderts entwickelt worden sind. Der faszinierendste Punkt auf dieser Liste und Thema dieses Kapitels ist die Entstehung der Verjüngungsindustrie.

Seit Beginn dieses Jahrhunderts entwickelt sich aufgrund neuer wissenschaftlicher Erkenntnisse über die Prozesse des Alterns und des Anti-Agings eine Industrie, die bis zum 20. Jahrhundert noch wissenschaftlich »unmöglich« gewesen ist, aber in der ersten Hälfte des 21. Jahrhunderts endlich Realität werden könnte: die Industrie zur Verjüngung des Menschen, die das Potenzial hat, der größte Wirtschaftszweig der Geschichte zu werden, denn der große Feind der gesamten Menschheit ist das Altern. Altersbedingte Krankheiten verursachen das größte Leid für die meisten Menschen, besonders in den fortgeschrittenen Ländern, wo etwa 90 Prozent der Bevölkerung daran sterben. Dies war bis heute traurige Realität, doch nun gibt es fundierte Beweise dafür, dass es möglich ist, sowohl unser Altern einzudämmen als auch, uns zu verjüngen. Diese Beweise hat die Forschung bereits an Zellen, Geweben, Organen und an Versuchsorganismen wie Hefen, Würmern, Fliegen und Mäusen erbracht.

Wir erleben einem historischen Moment, in dem wir zum ersten Mal die wissenschaftliche Chance und die ethische Verantwortung haben, die größte Tragödie der Menschheit zu beenden. Heute wissen wir, dass es möglich ist, das Altern zu heilen. Wir wissen auch, dass es nicht einfach sein wird, dass wir noch viel lernen und entdecken müssen und dass wir enorme Mengen an Ressourcen aller Art (menschlich, wissenschaftlich, finanziell et cetera) investieren müssen. Trotz aller zukünftigen Probleme, von denen viele noch unvorhersehbar und sogar unberechenbar sind, gibt es schon heute Licht am Ende des Tunnels.

Die britischen Unternehmer Jim Mellon und Al Chalabi veröffentlichten 2017 ein visionäres Buch mit dem Titel *Juvenescence: Investing in the Age of Longevity*. In diesem Buch weisen die Autoren darauf hin, dass die durchschnittliche Lebenserwartung in den nächsten zwei Jahrzehnten auf 110 bis 120 Jahre ansteigen wird und danach rapide zunimmt. Das alte Paradigma von Geburt, Studium, Arbeit, Ruhestand und Tod wird durch ein langes Leben ersetzt werden, in dessen Verlauf wir uns immer wieder neu erfinden werden. Auf der Website des Buches heißt es:[102]

> »Zusammengefasst erfüllt das Buch drei Aufgaben: Erstens beschreibt es die aktuellen oder bald auf den Markt kommenden Behandlungen, die es jedem ermöglichen, viel länger zu leben, als versicherungsmathematische Statistiken derzeit vermuten lassen. Zweitens stellt es Technologien wie Gentechnik und Stammzellentherapie vor, die lebensverlängerndes Potenzial haben. Und schließlich haben Jim und Al sorgfältig drei Portfolios zusammengestellt, die interessierte Anleger in Betracht ziehen können.«

Mellon und Chalabi beginnen ihr Buch mit einem Vorwort mit dem Titel »Longevity Takes Flight«, in dem sie die Luftfahrtindustrie von vor einem Jahrhundert und die Verjüngungsindustrie von heute vergleichen:

> »Wie bei der Luftfahrt vor einem Jahrhundert steht die Anti-Aging-Wissenschaft kurz vor dem Durchbruch …
>
> Es ist nur etwas mehr als 100 Jahre her, dass Herr Boeing sein erstes Flugzeug, ein Wasserflugzeug mit zwei Sitzen, gebaut hat, und nur etwa 120 Jahre, seit die Gebrüder Wright mit ihrem ersten Flug in Kitty Hawk Geschichte schrieben. Stellen Sie sich vor, Sie hätten 1915 gelebt: Hätte sich irgendjemand von uns jemals vorstellen können, wie ein Flugzeug nur ein knappes Jahrhundert später aussehen würde? Mit ziemlicher Sicherheit nicht. Aber das wirklich Wichtige war, dass 1915 der Mechanismus entdeckt wurde, durch den Flugzeuge fliegen konnten. Und von diesem Zeitpunkt an konnten das Design und die Kapazität der Maschinen, die fliegen konnten, nur noch besser werden.

Wissen, einmal erlernt, kann nicht wieder verlernt werden, und trotz der gelegentlichen Unterbrechungen des grundlegenden menschlichen Fortschritts (Krieg, Hungersnöte und Seuchen) ist es einfach wunderbar, dass wir heute über einen so riesigen Fundus an Informationen verfügen – Wissen, das sich, wenn auch nicht qualitativ, so doch quantitativ, jedes zweite Jahr verdoppelt. Zugegebenermaßen ist ein Großteil dieses »Wissens« nicht sehr nützlich, aber es besteht kein Zweifel daran, dass das Internet eine enorme Verbesserung bei der Übertragung und Nutzung wissenschaftlicher Daten ermöglicht hat – zum Nutzen der gesamten Menschheit.

Das gleiche Muster angesammelten Wissens, das auf die Luftfahrt angewandt wird, lässt sich auch auf das Altern und die Langlebigkeit übertragen. Bis zum Zweiten Weltkrieg war das Altern bestenfalls eine Randwissenschaft, was daran lag, dass sich nur sehr wenige Menschen jenseits der Science-Fiction vorstellen konnten, dass viele Menschen weit über 100 Jahre alt werden.

Dank der Enthüllung des menschlichen Genoms zu Beginn des 21. Jahrhunderts und der Entdeckung der Struktur der DNA etwa 50 Jahre zuvor haben Wissenschaftler heute ein gutes Verständnis der genetischen Grundausstattung des Menschen. Forscher, die sich mit dem Altern beschäftigen, ringen nun mit zwei Schlüsselfragen:

1. Wie kann man die Krankheiten heilen oder zähmen, die mit zunehmendem Alter immer häufiger und verheerender werden?
2. Wie kann man das Altern als eigenständige Krankheit – oder, anders ausgedrückt, als eine Art Krankheitszustand – erforschen?

Die grundlegenden Funktionsweisen unserer Zellen werden jetzt untersucht, um zu verstehen, wie wir den Alterungsprozess verlangsamen, aufhalten oder sogar umkehren können.

Es gibt mehrere Wege, die mit dem Altern verbunden sind. Zwar steckt die Wissenschaft, die diese Wege entdeckt und verändert, noch in den Kinderschuhen, aber sie ist ein Bereich, der explosionsartig wächst.«

EIN ÖKOSYSTEM FÜR DIE WISSENSCHAFTLICHE VERJÜNGUNGSINDUSTRIE

Die wissenschaftliche Industrie des Anti-Aging und der Verjüngung hat gerade erst begonnen. Leider gibt es eine andere pseudowissenschaftliche Industrie, die seit Jahrzehnten, Jahrhunderten, Jahrtausenden und sogar schon früher überlebt hat und überlebt. Wundertränke, fantastische Pillen, erstaunliche Lotionen, magische Cremes, spirituelle Beschwörungen und übernatürliche Gebete gibt es seit Menschengedenken und wird es wohl auch noch viele Jahre geben. Dank des exponentiellen technologischen Fortschritts hoffen wir jedoch, dass das Licht der Wissenschaft die Dunkelheit der Pseudowissenschaft zurückdrängen wird.

Deshalb ist es von grundlegender Bedeutung, die Arbeit von Wissenschaftlern zu unterstützen, die hart daran arbeiten, den größten Traum der Menschheit zu verwirklichen: Unsterblichkeit (oder genauer: Amortalität). Auch wenn sie es vielleicht nicht so oft sagen, besteht ihre Grundidee darin, sowohl wissenschaftlich als auch moralisch den großen Feind der gesamten Menschheit zu besiegen: das Altern, die bei Weitem größte Ursache für das Leiden der heutigen Menschheit.

Einer der renommiertesten Wissenschaftler zu diesen Themen ist der amerikanische Genetiker, Molekularingenieur und Chemiker George Church, Professor für Genetik an der Harvard Medical School und Professor für Gesundheitswissenschaften und Technologie in Harvard und am MIT. Church war an so wichtigen Arbeiten wie dem Humangenomprojekt und dem BRAIN-Projekt (Brain Research through Advancing Innovative Neurotechnologies) beteiligt, um Zusammenhänge und Funktionsweise des menschlichen Gehirns zu verstehen, sowie an vielen weiteren Projekten, wie dem Kopieren von Genen ausgestorbener Mammuts in das Genom des asiatischen Elefanten. Church arbeitet an der Verjüngung von Tieren und macht Hundetests bei Rejuvenate Bio, um zu lernen und seine Erkenntnisse dann auf den Menschen anzuwenden.[103] Neben vielem anderen zum Thema Anti-Aging hat Church auch in der *Washington Post* gesagt, dass es dank der erwarteten Fortschritte in der Gentherapie wie CRISPR und weiterer Technologien, [104]

> »ein Szenario sein kann, dass sich jeder einer Gentherapie unterziehen wird, nicht nur um seltene Krankheiten wie Mukoviszidose zu heilen, sondern auch um Krankheiten die Stirn zu bieten, die jeden ereilen, wie das Altern.
>
> Eine unserer größten wirtschaftlichen Katastrophen im Moment ist unsere alternde Bevölkerung. Wenn wir den Ruhestand abschaffen, dann verschafft uns das ein paar Jahrzehnte, um die Volkswirtschaften der Welt wieder in Ordnung zu bringen. Wenn all diese grauen Haare wieder arbeiten könnten und sich gesund und jung fühlten, hätten wir eine der größten wirtschaftlichen Katastrophen der Geschichte abgewendet.
>
> Jemand, der im Herzen jünger ist, sollte Sie ersetzen, und das sollten Sie sein. Ich bin bereit dazu. Ich bin bereit dazu, jünger zu werden. Ich versuche sowieso, mich alle paar Jahre neu zu erfinden.«

Church ist Mitbegründer, Anteilseigner und Berater vieler Unternehmen, darunter Veritas Genetics (Genomstudien), Nebula Genomics (Genomsequenzierung), Warp Drive Bio (Naturprodukte), Alacris (Krebssystemtherapeutika), Pathogenica (Virus- und Mikrobendiagnostik), AbVitro (Immunologie), Gen9 Bio (synthetische Biologie), Rejuvenate Bio (Tierverjüngung), EnEvolv (Gentechnik) und weitere. Zusammen mit dem Wissenschaftsautor Edward Regis ist er auch Autor des Buches *Regenesis*, das eine neue Genese des *Homo Sapiens 2.0* vorschlägt. Der Untertitel des Buches lautet übersetzt: *Wie die Synthetische Biologie die Natur und uns selbst neu erfinden wird.* Darüber hinaus ist das Buch auch in DNA geschrieben. Es handelt sich um das erste so geschriebene Buch der Welt, verschlüsselt in einer kleinen Flasche, die zusammen mit dem gedruckten Buch geliefert wird. Das Buch endet mit einer Debatte über die Möglichkeit künftiger biologischer Unsterblichkeit, der neuen technologischen Evolution jenseits der alten biologischen Evolution und dem, was Church das »Ende des Anfangs« nennt, mit dem Beginn des Transhumanismus (wenn der Mensch dank Wissenschaft und Technologie seine Grenzen überschreitet).[105]

Ein weiterer bekannter amerikanischer Wissenschaftler, der sich in diese Themen vertieft hat, ist der amerikanische Biochemiker, Genetiker und Geschäftsmann Craig Venter, Gründungspräsident von Celera Genomics. Er wurde weltberühmt, als er 1999 sein eigenes Humangenomprojekt ohne öffentliches Budget startete und dabei fortschrittlichere Technologien einsetzte, die es ihm ermöglichten, die Genomsequenz viel schneller und billiger fertigzustellen. Venter ist auch dafür berühmt, dass er 2010 das erste künstliche Bakterium schuf, nachdem er das Genom eines Bakteriums umgeschrieben und modifiziert hatte, um eine künstliche Lebensform zu erzeugen. »Die erste selbstreplizierende Spezies, die wir auf dem Planeten haben, deren Elternteil ein Computer ist«, erklärte er damals. Dieses synthetische Bakterium erhielt später den Namen *Synthia*, als Erinnerung daran, dass sein Genom im Labor künstlich rekonstruiert worden war.

Venter war 2014 auch Mitbegründer der Human Longevity Inc. (HLI), die sich zum Ziel gesetzt hat, das gesunde Leben durch die Analyse des individuellen Genoms und anderer medizinischer Daten zu verlängern, unterstützt durch künstliche Intelligenz und Deep-Learning-Techniken. HLI-Mitbegründer Peter Diamandis, ein US-amerikanischer Arzt und Ingenieur von Harvard und dem MIT sowie zusammen mit Ray Kurzweil Gründer der Singularity University, hat gesagt, dass wir dank des technologischen Fortschritts unser Leben radikal verlängern werden und bald »nicht mehr sterben müssen«.[106] Die Mission des HLI beschreibt er wie folgt:[107]

> »Das Altern ist der größte einzelne Risikofaktor für praktisch jede bedeutende menschliche Krankheit ... unser Ziel ist es, die gesunde, leistungsstarke Lebensspanne zu verlängern und zu verbessern und das Gesicht des Alterns zu verändern. Zum ersten Mal wird die Kraft der menschlichen Genomik, der Informatik, der DNA-Sequenzierungstechnologien der

> nächsten Generation und der Fortschritte im Bereich der Stammzellen in einem Unternehmen, Human Longevity Inc., mit den führenden Pionieren auf diesen Gebieten nutzbar gemacht. Unser Ziel ist es, die Krankheiten des Alterns zu lösen, indem wir die Art und Weise, wie Medizin praktiziert wird, verändern.«

Venters Team gelang es 2016 auch, ein bakterielles Genom mit der geringstmöglichen Genexpression, nämlich nur 473 Genen, zu synthetisieren. Dies ist die erste vollständig vom Menschen geschaffene Lebensform, die den Namen *Mycoplasma laboratorium* erhielt, um auf ihr Design in einem Labor hinzuweisen. Man hofft, dass diese Forschungsrichtung zur Entwicklung von Bakterien führen wird, die so manipuliert werden können, dass sie spezifische Reaktionen hervorrufen, die unter anderem die Herstellung von Medikamenten oder Treibstoffen ermöglichen. Auch die Schaffung personalisierter Medikamente wird dank dieser und anderer Fortschritte in der synthetischen Biologie erwartet.

Venter hat zwei Bücher geschrieben. Im ersten geht es um die Sequenz des menschlichen Genoms, speziell sein eigenes Genom. Das zweite mit dem Titel *Life at the Speed of Light: From the Double Helix to the Dawn of Digital Life* beschäftigt sich mit dem neuen Horizont der wissenschaftlichen Grenzen. Das Buch bietet die Gelegenheit, über die alte Frage »Was ist Leben?« neu nachzudenken und aus der Sicht des ersten Menschen, der künstliches Leben geschaffen hat, zu untersuchen, was es wirklich bedeutet, »Gott zu spielen«. Venter ist ein Visionär am Beginn einer neuen Ära der Gentechnik und der Möglichkeiten, die sich aus der Digitalisierung des Lebens selbst ergeben.[108]

Eine weitere Alterungsexpertin ist die amerikanische Molekularbiologin und Biogerontologin Cynthia Kenyon, ursprünglich bekannt für ihre genetischen Studien zum Verständnis des Alterns bei dem winzigen Fadenwurm *Caenorhabditis elegans* (besser bekannt als *C. elegans*), einem der am häufigsten verwendeten Versuchsorganismen in der Biologie. Derzeit ist sie Vizepräsidentin der Alternsforschung bei Calico (California Life Company, 2013 von Google gegründet), woher folgende Rezension stammt:[109]

> »Kenyons bahnbrechende Entdeckung, dass eine einzige Genmutation die Lebensspanne gesunder, fruchtbarer *C. elegans* Rundwürmer verdoppeln kann, löste 1993 eine intensive Beschäftigung mit der Molekularbiologie des Alterns aus. Ihre Ergebnisse zeigten, dass das Altern entgegen der landläufigen Meinung nicht einfach ›zufällig‹ geschieht. Stattdessen unterliegt die Geschwindigkeit des Alterns einer genetischen Kontrolle: Tiere (und wahrscheinlich auch Menschen) enthalten regulatorische Proteine, die das Altern beeinflussen, indem sie verschiedene Sammlungen nachgeschalteter Gene koordinieren, die gemeinsam die Zellen und Gewebe schützen und reparieren. Kenyons Ergebnisse haben zu der Erkenntnis geführt, dass ein universeller Hormon-Signalweg die Geschwindigkeit des Alterns bei vielen Spezies, einschließlich des Menschen, beeinflusst. Sie identifizierte viele Langlebigkeitsgene und -wege, und ihr Labor entdeckte als Erstes, dass Neuronen und auch Keimzellen die Lebensspanne des gesamten Tiers steuern können.«

Kenyon hat auf der Grundlage ihrer Forschungen schier unglaubliche Aussagen gemacht und sogar die Möglichkeit der biologischen Unsterblichkeit angesprochen, wie sie ihrem Interviewpartner vom *San Francisco Gate* erklärt:[110]

> »Im Prinzip könnte man die Dinge unbegrenzt am Laufen halten, wenn man die Mechanismen der Aufrechterhaltung der Dinge verstanden hat.
>
> Ich denke, dass [Unsterblichkeit] möglich sein könnte. Ich werde Ihnen sagen, warum. Man kann sich vorstellen, dass die Lebensdauer einer Zelle gewissermaßen das Integral zweier Vektoren ist, der Kraft der Zerstörung und der Kraft der Vorbeugung, Wartung und Reparatur. Bei den meisten Tieren hat die Kraft der Zerstörung noch die Oberhand. Aber warum sollte man nicht die Gene ein wenig aufmotzen, die Erhaltungsgene. Alles, was Sie tun müssen, ist, das Erhal-

> tungsniveau ein wenig höher zu halten. Es muss nicht viel höher sein. Es muss nur ein bisschen höher sein, damit es die Kraft der Zerstörung ausgleicht. Und vergessen Sie nicht: Die Keimbahn ist unsterblich. Es ist also möglich, zumindest im Prinzip.«

In einem von Kenyon verfassten Artikel mit dem Titel »Aging: The Final Frontier« erklärt sie es so:[111]

> »Man könnte meinen, viele Gene müssten verändert werden, um unsere Lebensspanne zu verlängern – Gene, die Muskelkraft, Falten, Demenz etc. beeinflussen. Doch Forschungen an Würmern und Mäusen haben etwas ganz Überraschendes ergeben: Es gibt bestimmte Gene, deren Veränderung das Altern des ganzen Tiers auf einmal verlangsamen kann.«

Die Wissenschaftler Church, Venter und Kenyon sind Beispiele für eine Generation, die in renommierten Institutionen offen an Anti-Aging- und Verjüngungsfragen arbeitet, ohne Angst zu haben, dies öffentlich zu sagen. In ihre Fußstapfen tritt eine neue Generation von Wissenschaftlern wie der portugiesische Mikrobiologe João Pedro de Magalhães.[112]

Unter seinen vielen wissenschaftlichen Forschungsprojekten zum Thema Langlebigkeit hat de Magalhães das Genom des Grönlandwals sequenziert und analysiert. Er hat auch zur Analyse des Genoms der Nacktmull-Ratte beigetragen. Beide Säugetiere sind außergewöhnlich langlebig und resistent gegen Krebs. Auf seiner Website schreibt er ein paar Worte, die hoffentlich andere motivieren werden:[113]

> »Ich hoffe, senescence.info kann die Menschen auch auf das Problem aufmerksam machen, das Altern darstellt. Das Altern wird Sie und die, die Sie lieben, wahrscheinlich umbringen. Es ist der Hauptgrund, warum große Künstler, Wissenschaftler, Sportler und Denker sterben. Unsere Gesellschaft und Religion machen es leichter, das Altern und die Unvermeidbarkeit des Todes zu akzeptieren. Ich glaube, wenn die Menschen

> mehr über den Tod nachdenken würden und darüber, wie schrecklich er ist, würde man sich mehr bemühen, den Tod zu vermeiden und mehr in die biomedizinische Forschung und insbesondere in das Verständnis des Alterns investieren.«

Eine noch jüngere Generation repräsentiert die in Neuseeland geborene amerikanische Wissenschaftlerin und Investorin Laura Deming. Geboren 1994 in Neuseeland, wurde sie von ihren Eltern zu Hause unterrichtet. Mit acht Jahren begann sie sich für das Thema Altern zu interessieren und mit zwölf Jahren absolvierte sie ein Praktikum im Labor von Cynthia Kenyon in San Francisco. Im Alter von 14 Jahren wurde sie zum Studium am MIT angenommen, brach es aber 2011 ab und kehrte nach Kalifornien zurück, als eine der ersten Begünstigten von Peter Thiel (den sogenannten *Thiel Fellows*), die 100.000 US-Dollar dafür erhielten, dass sie die Universität verließen und ein Unternehmen gründeten.[114]

Deming ist Partnerin und Gründerin von *The Longevity Fund*, einer Risikokapitalfirma, die sich auf Altern und Lebensverlängerung konzentriert. Sie glaubt, die Wissenschaft könne genutzt werden, um biologische Unsterblichkeit beim Menschen zu erreichen, und hat gesagt, das Ende des Alterns sei »viel näher, als Sie vielleicht denken«. So steht es auf der Website ihrer Firma:[115]

> **»Investitionen in die menschliche Langlebigkeit**
> Im 20. Jahrhundert haben wir gelernt, dass die gesunde Lebensspanne formbar ist. Die wissenschaftlichen Wege, die hinter diesem Effekt stehen, sind unglaublich komplex und nur schwer zu kontrollieren, aber ihre Manipulation kann zu neuen Behandlungen für altersbedingte Krankheiten führen. Wir wollen diese therapeutischen Fortschritte so schnell wie möglich sicher für Patienten nutzbar machen.
>
> Die Unternehmen des Longevity Fund haben mehr als 500 Millionen US-Dollar an Folgefinanzierungen erhalten. Dies führte 2018 zum Börsengang des ersten Unternehmens, das sich der Umkehr von Alterskrankheiten widmet, sowie zu mehreren Programmen in der Klinik, die altersbedingte Krankheiten umkehren oder verhindern.«

De Magalhães und Deming sind hervorragende Beispiele für zwei jüngere Forscher, die das Stigma hinter sich gelassen haben, über Anti-Aging und Verjüngung zu sprechen, und noch mehr Tabuthemen erforschen, die die Karrieren oder die wissenschaftliche Glaubwürdigkeit mancher Forscher zerstören können, wenn sie mit Anhängern der Pseudowissenschaft des magischen Anti-Aging oder der wundersamen Verjüngung verwechselt werden.

WISSENSCHAFT UND WISSENSCHAFTLER, DIE INVESTITIONEN UND INVESTOREN ANZIEHEN

Die wissenschaftlichen Fortschritte der vergangenen Jahrzehnte haben begonnen, Investoren anzuziehen, um mehr Forschung zu finanzieren. Nun, da die Wissenschaft und die Wissenschaftler allmählich echte Ergebnisse erzielen, auch wenn es noch auf der Ebene von Organismen wie Würmern oder Mäusen ist, sind die Weichen für unser Schicksal gestellt, oder wie der Römer Julius Caesar bei der Überquerung des Rubikon-Flusses sagte: *alea iacta est!*

Neben den öffentlichen Investitionen haben wir nun die Möglichkeit, private Investoren zu suchen, um weiter zu forschen, damit hoffentlich bald die ersten klinischen Versuche am Menschen durchgeführt werden können, basierend auf positiven Ergebnissen bei Tieren. So entsteht die Industrie des Anti-Aging und der wissenschaftlichen Verjüngung, die das Potenzial hat, zum größten Wirtschaftszweig zu werden und die Geschichte der Menschheit zu verändern: in eine Geschichte vor und nach der Unvermeidbarkeit des Todes.

Der moldawische Ingenieur und Unternehmer Dmitry Kaminskiy leitet die globale Initiative www.Longevity.International, mit dem Ziel, die Entwicklung von Verjüngungstechnologien für ihre Anwendung und Kommerzialisierung zu beschleunigen. Die Plattform beschreibt sich wie folgt:

> »Longevity International ist eine dezentrale Wissens- und Kollaborationsplattform ohne Gewinnerzielungsabsicht, die eine effizientere und intelligentere Zusammenarbeit, Kooperation und produktive Diskussion zwischen den Akteuren der

> Langlebigkeitsindustrie fördern soll, um die Zusammenarbeit und Harmonisierung der Langlebigkeitsindustrie zu beschleunigen und zu demokratisieren.«

Nachdem er sich mit anderen Organisationen zusammengetan hat (derzeit drei mit Sitz in Großbritannien: Aging Analytics Agency, Biogerontology Research Foundation und Deep Knowledge Life Sciences), wurde eine beeindruckende Reihe von Berichten veröffentlicht, die im Verlauf der Zeit zahlreicher und verbessert und erweitert wurden. Im Moment sind die Berichte nur in englischer Sprache verfügbar, aber sie sind unverzichtbar für jeden, der die Entwicklung der Branche seit Beginn ihrer Veröffentlichungen im Jahr 2013 verstehen will:[116]

- 2013: *Regenerative Medicine: Industry Framework* (150 Seiten)
- 2014: *Regenerative Medicine: Analysis & Market Outlook* (200 Seiten)
- 2015: *Big Data in Aging & Age-Related Diseases* (200 Seiten)
- 2015: *Stem Cell Market: Analytical Report* (200 Seiten)
- 2016: *Longevity Industry Landscape Overview* (200 Seiten)
- 2017: *Longevity Industry Analytical Report 1: The Business of Longevity* (400 Seiten)
- 2017 *Longevity Industry Analytical Report 2: The Science of Longevity* (500 Seiten)
- 2018 *Longevity Industry Landscape Overview. Volume I: The Science of Longevity* (701 Seiten)
- 2018 *Longevity Industry Landscape Overview. Volume 2: The Business of Longevity* (650 Seiten)

Der erste Bericht 2017 befasst sich mit dem Geschäft mit der Langlebigkeit. Seine Zusammenfassung beginnt und endet so:[117]

> »Die Biotechnologie und insbesondere die Gerowissenschaften stehen am Rand einer kambrischen Explosion bahnbrechender wissenschaftlicher Erkenntnisse, die das Gesundheitswesen in eine Informationswissenschaft verwandeln werden, die in der Lage ist, die Lebensbedingungen der Menschen tiefgreifender

> zu verbessern als selbst die Einführung von Antibiotika, die moderne molekulare Pharmakologie und die grüne landwirtschaftliche Revolution. Der zeitliche Verlauf dieses bedeutenden evolutionären Übergangs und ob wir und unsere Angehörigen lange genug leben, um von diesen Durchbrüchen zu profitieren, hängt von den Entscheidungen ab, die die wissenschaftliche und investierende Gemeinschaft heute trifft.«

Der Bericht bietet einen umfassenden Überblick über die Situation der Langlebigkeit auf Unternehmensebene, einschließlich einer ausführlichen Analyse großer öffentlicher und privater Unternehmen, neuer Start-ups, die an Anti-Aging- und Verjüngungstechnologien arbeiten, Forschungszentren, Stiftungen und Universitäten. Das interaktive System von www.Longevity.International ermöglicht mehrere Arten von Analysen, zum Beispiel die Überwachung internationaler Investitionsströme, die Untersuchung von Verbindungen zwischen Wissenschaftlern und Investoren, die Nutzung von Big Data in der wachsenden internationalen Datenbank, die Generierung von Netzwerken mit spezifischen Interessen, die Erstellung von Karten der Verbindungen zwischen verschiedenen Institutionen und die Erstellung von Visualisierungen von Gruppen und Clustern. Abbildung 3.1 zeigt eine Clusteranalyse unter einer Gruppe von mehr als 100 Unternehmen aus verschiedenen Ländern, die sich mit Anti-Aging und Verjüngung beschäftigen.

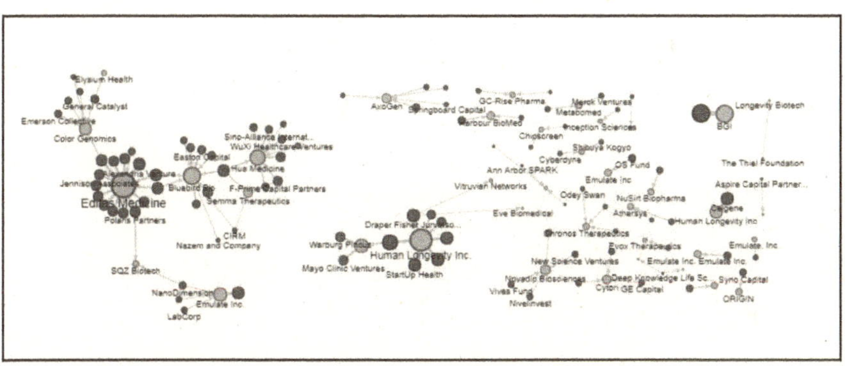

Abbildung 3.1: Clusteranalyse zwischen verschiedenen Unternehmen
Quelle: www.Longevity.International (2020)

Der Bericht gibt auch einen Überblick über die allgemeine Wissenschaftslandschaft und die damit verbundenen potenziellen Unternehmen. Er enthält Listen führender Wissenschaftler (darunter einige der oben genannten): Nir Barzilai, George Church, Aubrey de Grey, João Pedro de Magalhães, Cynthia Kenyon, David Sinclair et cetera), wichtiger Investoren (Jeff Bezos, Michael Greve, Jim Mellon, Peter Thiel, Yuri Milner, Sergey Young et cetera) und wichtiger »Influencer« (wie Sergey Brin, Larry Ellison, Ray Kurzweil, Larry Page, Craig Venter et cetera). Ebenfalls enthalten sind Listen von Konferenzen, Büchern, Publikationen und Veranstaltungen zum Thema »Geroscience« im Allgemeinen. Sowohl das Weltwirtschaftsforum in Davos als auch die britische Publikation *The Economist* haben begonnen, Veranstaltungen zum Thema »Altern« und zu den Möglichkeiten von Anti-Aging zu organisieren, um die ernste Wirtschaftskrise zu lösen, die sich aufgrund der beschleunigten Alterung der Bevölkerung anbahnt, eine Tatsache, die auch viele arme Länder betrifft.

Der erste Bericht von Longevity International zeigt auch die astronomischen Kosten auf, die entstehen, wenn man die Folgen und nicht die Ursachen des Alterns bekämpft. Zum Beispiel belaufen sich die Kosten für Krebsbehandlungen weltweit auf rund 900 Milliarden US-Dollar pro Jahr, gefolgt von mehr als 800 Milliarden US-Dollar für Demenz, fast 500 Milliarden US-Dollar für Herz-Kreislauf-Erkrankungen und Hunderte Milliarden mehr für weitere altersbedingte Krankheiten. Die Gesundheitssysteme haben sich von der Gesundheitsversorgung auf die Versorgung von Krankheiten verlagert, und im Grunde genommen auf Krankheiten des Alterns, wie der Bericht erklärt.

In Fortführung der Arbeit von Longevity International wurden 2018 drei weitere Berichte veröffentlicht:

- 2018: *Longevity Industry Analytical Report 3: 10 Special Cases.*
- 2018: *Longevity Industry Analytical Report 4: Regional Cases.*
- 2018: *Longevity Industry Analytical Report 5: Novel Financial Instruments.*

Bericht 3 konzentriert sich auf Regenerative Medizin, Gentherapien, Alterungs-Biomarker, Stammzellenbehandlungen, geroprotektive und nutrazeutische Produkte, künstliche Intelligenz und *Blockchain* für Langlebigkeit, neue Regulierungssysteme, sektorale Rahmenbedingungen und Ebenen der technologischen Akzeptanz. Bericht 4 stellt regionale Informationen zusammen, im Wesentlichen zu den wichtigsten Volkswirtschaften der Welt: den Vereinigten Staaten, der Europäischen Union, Japan, dem Vereinigten Königreich, Asien und Osteuropa.

Schließlich werden in Bericht 5 finanzielle Lösungen für die Alterungskrise vorgeschlagen, die sich aufgrund der wachsenden Lücke zwischen dem Arbeitsleben und dem Ruhestand abzeichnet, im Zusammenhang mit der Zunahme der Zahl der Rentner und der Abnahme der Zahl der Arbeitnehmer. Die heutigen Versicherungs- und Rentensysteme sind nicht darauf vorbereitet, die wachsende Lücke an nicht gearbeiteten Jahren und die enormen medizinischen Kosten zu bewältigen. Es werden neue Strategien und Finanzinstrumente benötigt, um aus der alternden Industrie Kapital zu schlagen, die Steuerlücke zu schließen und die Menschen zu verjüngen. Neue Systeme wie Risikokapitalfonds, Hedgefonds und Treuhandfonds werden für die kommenden Jahre vorgeschlagen, um die Verjüngung und den Übergang zu einer neuen Wirtschaft zu finanzieren.

Longevity International zeigt eine Route oder einen Weg auf, um von einer Welt, in der es eine Alterung gibt, in die Welt der Zukunft zu gelangen, in der Verjüngung vorherrschen wird. Bald werden wir viele weitere Ideen haben, denn diese Industrie steht erst am Anfang. Aber das Wichtigste ist, zu beginnen und den Weg für die radikale Verlängerung der Lebensdauer und der Gesundheitsspanne vorzubereiten. Auch die folgenden großen Berichte von Longevity International mit Hunderten von Seiten nützlicher Informationen über diese schnell wachsende Industrie verfassten Kaminskiy und sein Team bei der Deep Knowledge Group:

- 2020: *Longevity Industry 1.0: Defining the Biggest and Most Complex Industry in Human History.*
- 2021: *Biomarkers of Human Longevity*

All diese Berichte enthalten eine unglaubliche Fülle von Daten, von denen ein Großteil durch künstliche Intelligenz schneller, besser und billiger verarbeitet werden kann. Die Webplattform von Longevity International sammelt wertvolle Informationen, die ständig aktualisiert werden, um das globale Ökosystem der Langlebigkeit zu überwachen. Die Website ermöglicht es, die Daten zu analysieren und Mindmaps zu erstellen, auf denen bis Anfang 2022 über 20.000 Unternehmen, mehr als 9.500 Investoren und über 1.000 Forschungs- und Entwicklungszentren verzeichnet sind. Dies zeigt ein unglaubliches Wachstum eines Ökosystems, das vor einem Jahrzehnt kaum existierte. Jetzt ist es möglich, die Informationen nach Ländern, Regionen, Unternehmen, Umsätzen, Finanzierungen, Investoren, Regierungsstellen, FuE-Zentren, Technologiesektoren, Finanzsektoren, Persönlichkeiten et cetera zu durchsuchen. Abbildung 3.2 zeigt eine solche Länderklassifizierung mit den über 20.000 Unternehmen Anfang 2022:[118]

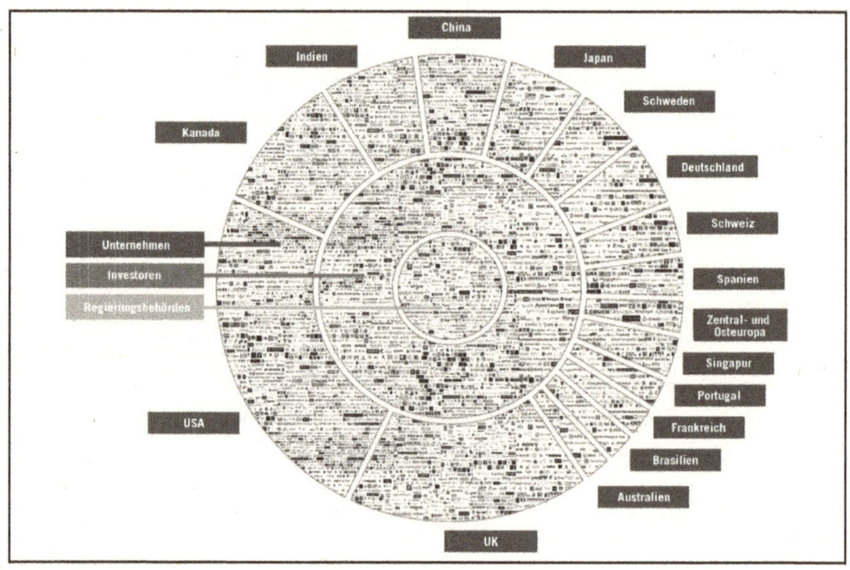

Abbildung 3.2: Exponentielles Wachstum des Ökosystems der Langlebigkeit rund um den Globus

Quelle: www.Longevity.International/longevity-ecosystem-by-country (2022)

Laut dem Longevity Marketcap Newsletter, einer Web-Publikation, die erst im Juli 2020 damit begonnen hat, das beeindruckende Wachstum der Langlebigkeitsindustrie zu beobachten, gab es im Jahr 2021 auf der Grundlage öffentlich angekündigter Finanzierungen eine Gesamtfinanzierung in Höhe von etwa 3 Milliarden US-Dollar mit 36 abgeschlossenen Kapitalerhöhungen (einschließlich 32 privater Venture-Deals, zwei Börsengängen, einem SPAC und einer Übernahme). Dies ist ein beeindruckendes Wachstum in einem Jahrzehnt mit fünf Ankündigungen neuer Risikokapitalfonds mit jeweils einem Fondsvolumen von über 100 Millionen US-Dollar im Jahr 2021.[119]

Im Jahr 2011 gründete Laura Deming den ersten Langlebigkeits-Venture-Capital-Fonds mit nur 4 Millionen US-Dollar. Zehn Jahre später kündigten fünf Venture-Fonds oder Venture-Builder allein für das Jahr 2021 neue Mittel und Verpflichtungen in Höhe von 100+ Millionen US-Dollar an. Darunter:

- Kizoo Technology Capital – Michael Greve kündigte eine Zusage von 340 Millionen US-Dollar für Biotech-Start-ups im Bereich Verjüngung an.
- Apollo Health Ventures kündigte den Abschluss von 180 Millionen US-Dollar für seinen zweiten Fonds an.
- Korify Capital, mit Sitz in der Schweiz, kündigte einen neuen 100+ Millionen Langlebigkeits-Biotech-Venture-Fonds an.
- Maximon kündigte einen 105 Millionen US-Dollar Venture Building Fund an.
- Cambrian Biopharma, technisch gesehen kein Risikofonds, sondern eine Holdinggesellschaft, die im Wesentlichen Risikogründungen vornimmt, hat für 2021 eine Serie C im Wert von 100 Millionen US-Dollar angekündigt.

Erwähnenswert ist auch, dass VitaDAO 5 Millionen US-Dollar in ETH aufbringt – ein wichtiger Meilenstein für eine neue dezentrale Struktur, die durch web3 ermöglicht wird, um IP aus der Langlebigkeitsforschung zu finanzieren und zu kommerzialisieren.

Milliarden von Dollar fließen in die Langlebigkeit, einschließlich der Finanzierung von Altos Labs im Jahr 2021, an der unter anderem Jeff Bezos und Yuri Milner beteiligt sind, sowie NewLimit, das der milliardenschwere Krypto-Investor Brian Armstrong, Gründer und CEO der Börsenplattform Coinbase, finanziert. Diese Investitionen deuten auch darauf hin, dass Kryptowährungen die Langlebigkeitsindustrie finanzieren werden. Weitere

Millioneninvestitionen stammen von dem jungen Vitalik Buterin, dem russisch-kanadischen Mitbegründer von Ethereum, der zweitgrößten Kryptowährung nach Bitcoin, und vielen anderen wohlhabenden Bitcoinern, die jetzt in Gesundheit und Langlebigkeit investieren.

Die Langlebigkeitsindustrie wächst von Millionen von Dollar zu Beginn dieses Jahrhunderts auf Milliarden von US-Dollar heute und sicherlich Billionen in den 2030er- und 2040er-Jahren. Bald wird sie die größte Industrie in der Geschichte der Welt sein, wie Michael Greve, deutscher Internetunternehmer und Gründer der Forever Healthy Foundation, in einem Interview mit Red Bull im Jahr 2021 erklärte:[120]

> »Ich habe den Wandel von keinem PC zum PC miterlebt, das Aufkommen des Internets, des Mobilfunks, der Cloud-Dienste und all dieser Dinge, die unsere Welt komplett verändert haben. Und dies wird genau wie die digitale Revolution sein, nur viel, viel größer. Die Verjüngung wird der grundlegendste Wandel sein, den wir je in unserer Geschichte erlebt haben. Um zu erkennen, dass es sich dabei auch um das größte Geschäft der Geschichte handeln wird, muss man nur ein bisschen rechnen: Vier Milliarden Menschen über vierzig, 10 US-Dollar im Monat, macht 480 US-Milliarden Dollar Jahr für Jahr. Das ist ein 5-Billionen-Dollar-Unternehmen. Das ist die Größenordnung, und wir reden hier nur über einen einzigen Verursacher.«

Auf globaler Ebene hat sich bereits ein neu entstehendes Ökosystem für Langlebigkeit entwickelt, das Wissenschaft, Finanzen, Wirtschaft, Regierungen und andere nationale und internationale Akteure vereint. Wir befinden uns im Übergang von der lokalen zur globalen Welt, in der sich auch die Veränderungen von linear zu exponentiell bewegen. Jetzt ist es an der Zeit, zu versuchen, dieses noch zerbrechliche Ökosystem exponentiell zur größten Industrie der Welt wachsen zu lassen, der Industrie, die uns zum Sieg über den Tod führen wird.

KAPITEL 4

VON DER LINEAREN ZUR EXPONENTIELLEN WELT

Wir neigen dazu, die Auswirkungen einer neuen Technologie kurzfristig zu überschätzen, aber langfristig zu unterschätzen
ROY AMARAS GESETZ, 1970

Im Jahr 2029 werden wir die Fluchtgeschwindigkeit der Langlebigkeit erreicht haben
RAY KURZWEIL, 2017

Seit den Anfängen der Menschheit waren Wissenschaft und Technologie immer die wichtigsten Katalysatoren für Veränderungen und Durchbrüche. Wissenschaft und Technik unterscheiden die menschliche Spezies von anderen Tierarten. Erfindungen, Schöpfungen und Entdeckungen wie das Feuer, das Rad, der Ackerbau und die Schrift haben den Fortschritt des *Homo sapiens* von unseren urzeitlichen Vorfahren in den afrikanischen Savannen bis zu den ersten Raumflügen ermöglicht. Dank exponentieller Veränderungen werden wir bald auch die Alterung und Verjüngung des Menschen kontrollieren können.

Die landwirtschaftliche Revolution war die erste große Revolution der menschlichen Spezies vor etwa 12.000 Jahren. Die industrielle Revolution folgte nach der Erfindung des Buchdrucks und der wissenschaftlichen Entwicklung, die die Industrialisierung der Gesellschaften erst ermöglichte. Heute erleben wir die dritte große menschliche Revolution, eine Revolution, die viele Namen erhalten hat: die Intelligenz-Revolution, die Wissens-Revolution, die postindustrielle Revolution, die vierte industrielle Revolution et cetera.

Futuristen wie der amerikanische Erfinder Ray Kurzweil, Mitbegründer der Singularity University und Director of Engineering bei Google, gehen davon aus, dass sich die Welt schnell auf eine Zeit zubewegt, in der die Menschen dank des beeindruckenden exponentiellen Fortschritts von Wissenschaft und Technologie viel weiterentwickelt sein werden. Dieser fundamentale Wandel wurde als »technologische Singularität« beschrieben, vielleicht vergleichbar mit dem folgenschweren Wandel in der Evolution vom Affen zum Menschen. Wir werden in der Verlängerung des Lebens, aber auch in der Ausdehnung des Lebens weiter voranschreiten.

VON DER VERGANGENHEIT IN DIE ZUKUNFT

Bis ins 18. Jahrhundert wurde die Menschheit durch die sogenannte »Malthusianische Falle« begrenzt, die der englische Kleriker und Ökonom Thomas Robert Malthus beschrieb. Malthus veröffentlichte 1798 sein Buch *Essay on the Principle of Population*, in dem er »den immerwährenden Kampf um Raum und Nahrung« erklärte und zu dem Schluss kam:[121]

> »Die Bevölkerung wächst unkontrolliert in einem geometrischen Verhältnis. Die materiellen Lebensgrundlagen steigen nur in einem arithmetischen Verhältnis.
>
> Es scheint eines der unvermeidlichen Naturgesetze zu sein, dass manche Menschen im Elend leben. Sie sind es, die in der großen Lotterie des Lebens verlieren werden.«

Seine Theorien sind heute als Malthusianismus und in seiner modernsten Version als Neo-Malthusianismus bekannt. Der Malthusianismus ist eine während der industriellen Revolution entwickelte demografische, ökonomische und gesellschaftspolitische Theorie, nach der das Bevölkerungswachstums einer geometrischen Progression folgt, während die Ressourcen zum

Überleben dies in arithmetischer Progression tun. Aus diesem Grund, so Malthus, würde die Geburt neuer Lebewesen in Abwesenheit repressiver Hindernisse wie Hunger, Kriege und Seuchen die allmähliche Verarmung der menschlichen Spezies verstärken und könnte sogar ihr Aussterben provozieren (was als Malthusianische Katastrophe bezeichnet wurde). Was Malthus »arithmetisches Wachstum« nannte, ist heute als »lineares Wachstum« bekannt, und das »geometrische Wachstum« ist das heutige »exponentielle Wachstum«.

Ende des 18. Jahrhunderts, als Malthus seinen berühmten Aufsatz schrieb, betrug die Bevölkerung des Vereinigten Königreichs noch keine zehn Millionen, aber er war überzeugt, dass es schon damals zu viele Menschen gab und das Land überbevölkert war. Seine Ideen hatten im damaligen Großbritannien, als die industrielle Revolution gerade begann, eine solche Wirkung, dass die britische Regierung beschloss, die erste moderne Volkszählung ihrer Geschichte durchzuführen. Die Volkszählung wurde 1801 abgeschlossen und ergab, dass in England und Wales 8,9 Millionen Menschen lebten, plus 1,6 Millionen in Schottland, also insgesamt 10,5 Millionen in Großbritannien. Global wird die Weltbevölkerung im Jahr 1804 auf eine Milliarde geschätzt.

Malthus erschienen diese Zahlen zu hoch. Angesichts des niedrigen Stands der Technologie der Welt zu dieser Zeit mag er recht gehabt haben. Glücklicherweise hat die Welt dank der industriellen Revolution einen weiten Weg zurückgelegt. Wir können heutzutage sogar sagen, dass die Armen von heute besser leben als die Reichen von damals, mit einem Lebensstil, der vor zwei Jahrhunderten noch undenkbar war. Darüber hinaus hat sich die durchschnittliche Lebenserwartung von Ende des 18. bis Anfang des 21. Jahrhunderts fast verdreifacht. Mit Ausnahme einiger Malthusianer sind sich wohl die meisten Menschen heute einig, dass wir länger und besser leben als damals. Dass wir der Malthusianischen Falle entkommen konnten, verdanken wir insbesondere den großen Fortschritten der Menschheit. Auch der englische Philosoph Thomas Hobbes beschrieb diese Falle 1651 in seinem *Leviathan*:[122]

> »Keine Künste; keine Schriften; keine Gesellschaft; und was das Schlimmste von allem ist: ständige Angst und die Gefahr

eines gewaltsamen Todes; und das Leben des Menschen ist einsam, arm, hässlich, brutal und kurz.«

Abbildung 4.1 zeigt die traurige Realität der Menschheit bis zum 18. Jahrhundert, als es fast kein Wirtschaftswachstum gab, gemessen als Pro-Kopf-Einkommen oder Bruttoinlandsprodukt (BIP) pro Kopf. Aktualisierten Zahlen des britischen Wirtschaftshistorikers Angus Maddison zufolge lag das Pro-Kopf-Einkommen bei etwa 1.000 US-Dollar im Jahr. Die Reichen hatten etwas mehr und die Armen etwas weniger, aber wir waren damals alle wirtschaftlich arm, und schlimmer noch, wir hatten ein kurzes Leben. Die meisten starben jung, oft schon als Kind und bei der Geburt. Diejenigen, die länger lebten und dem damals üblichen gewaltsamen Tod entgingen, führten eine Existenz, die wir heute als arm, schmutzig, brutal und kurz bezeichnen würden, wie Hobbes Jahrhunderte zuvor erklärt hatte.

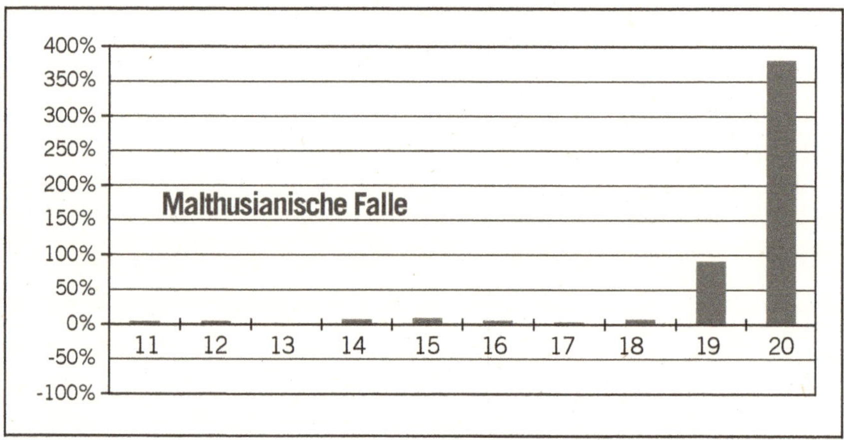

Abbildung 4.1: Von der Malthusianischen Falle zur industriellen Revolution (BIP pro Kopf über die vergangenen Jahrhunderte)
Quelle: Eigene Darstellung in Anlehnung an Angus Maddison (2007)

Das Wirtschaftswachstum, das mit der industriellen Revolution begann, ist wirklich erstaunlich. Der amerikanische Unternehmer Peter Diamandis, Mitbegründer der Singularity University und der Human Longevity Inc. neben vielen anderen Unternehmen, weist darauf hin, dass wir exponentielle Veränderungen erleben, die die Weltwirtschaft radikal umgestalten:[123]

»In den nächsten zehn Jahren werden wir mehr Wohlstand schaffen, als im vergangenen Jahrhundert geschaffen wurde.«

In *Abundance: The Future Is Better Than You Think (Exponential Technology Series)* erklären Diamandis und Co-Autor Steven Kotler, wie wir eine Welt der Knappheit hinter uns lassen und eine Welt des Überflusses betreten.[124] Tatsächlich glauben sie, dass wir dank der Beschleunigung des technologischen Wandels in den nächsten zwei Jahrzehnten mehr Transformationen erleben als in den vergangenen zwei Jahrtausenden. Es ist auf den ersten Blick schwer zu verstehen, deshalb wiederholen wir diesen Grundgedanken: Wir glauben, dass wir in den nächsten 20 Jahren mehr technologische Veränderungen erleben als in den vergangenen 2000 Jahren.

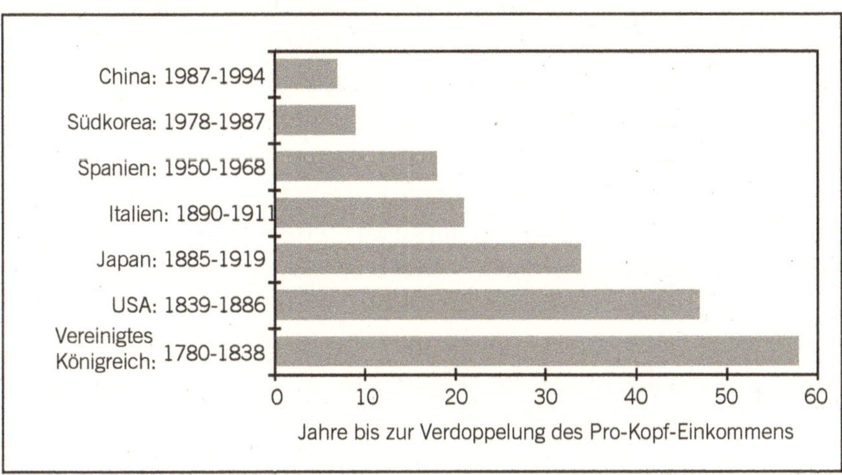

Abbildung 4.2: Rasche Beschleunigung des Wirtschaftswachstums
Quelle: Eigene Darstellung in Anlehnung an Angus Maddison (2007)

Abbildung 4.2 zeigt, wie sich wirtschaftliche Entwicklungsprozesse beschleunigt haben. Das erste Land in der Geschichte der Menschheit, das sein Pro-Kopf-Einkommen systematisch verdoppelte, war das Vereinigte Königreich während der industriellen Revolution. Es benötigte dafür 58 Jahre, zwischen 1780 und 1838. Das zweite Land waren die Vereinigten Staaten, die es schafften, ihr Einkommen in 47 Jahren, zwischen 1839 und 1887, zu verdoppeln. Dann kam Japan und schaffte es sogar noch schneller, in 34 Jahren, zwischen 1885 und 1919. Japan war auch das erste nicht-westliche Land, das zu einem Industrieland wurde, eine Tatsache, die einige damals vorherrschende koloniale Vorurteile umstieß, die behaupteten, dass nur europäische Länder und ihre fortgeschritteneren Kolonien sich entwickeln könnten. China stellte Ende des 20. Jahrhunderts den Weltrekord für Wirtschaftswachstum auf, als es zeigte, dass es möglich ist, das Pro-Kopf-Einkommen in weniger als einem Jahrzehnt zu verdoppeln. Dies waren sehr positive Nachrichten für den Rest der Welt, und andere Länder folgen diesen Beispielen. Sogar Indien erzielt allmählich hohe Wachstumsraten, gefolgt von Ländern in Afrika und Lateinamerika. Solche Erfahrungen zeigen, dass es für Länder keine Ausreden mehr gibt, sich nicht aus der Armut zu befreien. Deshalb hat sich die Weltbank das Ziel gesetzt, die extreme Armut in der Welt bis 2030 zu beenden.[125]Auch die Sustainable Development Goals (SDGs) der Vereinten Nationen (UN) zielen darauf ab, dieses Ziel bis 2030 zu erreichen. Das Beste ist, dass es zum ersten Mal in der Geschichte eine reale Möglichkeit gibt, die extreme Armut auf der Welt zu beenden.[126]

Abbildung 4.3 zeigt das Wirtschaftswachstum in verschiedenen Teilen der Welt von 1800 bis 2016. Bis zum 18. Jahrhundert lag das durchschnittliche Pro-Kopf-Einkommen im Allgemeinen weltweit bei nur etwa 1.000 US-Dollar pro Jahr. Die industrielle Revolution änderte diese tragische Situation und schuf eine enorme Menge an Wohlstand. Die ersten Länder, die sich industrialisierten, waren auch die ersten, die wuchsen, eine Tatsache, die für einen Großteil des Jahrhunderts beibehalten wurde. Glücklicherweise beginnen die ärmsten Länder nun, schneller zu wachsen und zu den früher gewachsenen Ländern aufzuschließen. Die vertikale Achse in Abbildung 4.3 zeigt ein exponentielles Wachstum des Einkommens, das von den historischen 1.000 US-Dollar bis zum 18. Jahrhundert auf etwa 10.000 US-Dollar in vielen Ländern und über 50.000 US-Dollar in den reichsten Ländern heute gestiegen ist. Im Laufe des 21. Jahrhundert werden alle Länder das Einkommen von 10.000 US-Dollar überschreiten und wahrscheinlich 100.000 US-Dollar und mehr erreichen. Wir bewegen uns von der Knappheit zum Überfluss, auch wenn das einige noch nicht glauben wollen. Außerdem sinken viele Preise dank unserer Fähigkeit, mit weniger mehr zu produzieren. Wir scheinen also auf eine Zukunft mit »höheren« Einkommen und »niedrigeren« Preisen zuzusteuern.

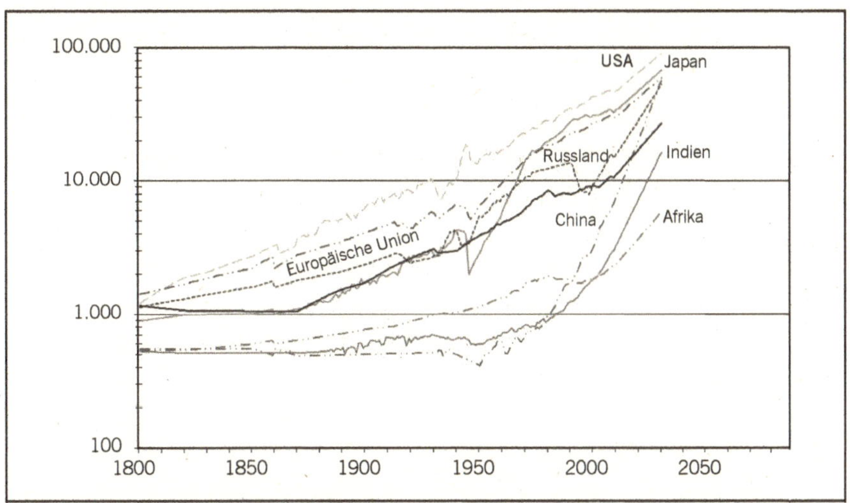

Abbildung 4.3: »Exponentielles« Wirtschaftswachstum – Pro-Kopf-BIP, bereinigt um Preisänderungen im Verlauf der Zeit (Inflation) und Preisunterschiede zwischen den Ländern (gemessen in internationalen Preisen von 2011)

Quelle: Eigene Darstellung in Anlehnung an Maddison Project Database (2018)

Der kanadisch-amerikanische Psychologe Steven Pinker erklärt auch, warum wir in der »besten Zeit, um am Leben zu sein« leben, denn obwohl es kaum zu glauben ist, befinden wir uns in den friedlichsten Zeiten der Menschheitsgeschichte. In seinem 2011 erschienenen Buch *Gewalt: Eine neue Geschichte der Menschheit* erklärt Pinker, dass die Gewalt weltweit zurückgegangen ist, seit die ersten Vorfahren des heutigen *Homo sapiens Thun* in Afrika auftauchten.[127] Pinker fährt fort, seine Thesen in seinem 2018 erschienenen Buch *Auferklärung jetzt* zu demonstrieren und zu verteidigen, in dem er die Bedeutung von Vernunft, Wissenschaft und Humanismus für den Fortschritt der Menschheit erklärt.[128]

IN RICHTUNG EINER DEMOGRAFISCHEN KRISE, ABER NICHT DER, DIE VIELE BEFÜRCHTEN

In Anbetracht der riesigen Menge an tragischen Nachrichten, die wir täglich erhalten, fällt es oft schwer zu glauben, dass die Menschheit Fortschritte macht und dass wir in einer zunehmend wohlhabenden Welt leben. Diamandis nennt die evolutionären Gründe dafür, warum es wichtig ist, schlechten Nachrichten mehr Aufmerksamkeit zu schenken als guten Nachrichten. Einerseits können wir, wenn wir schlechte Nachrichten ignorieren, sterben, eben weil die Nachrichten schlecht sind und das Ende unseres Lebens bedeuten können. Auf der anderen Seite sterben wir nicht, wenn wir gute Nachrichten übersehen, eben weil die Nachrichten gut sind. Im Gehirn gibt es eine Drüse namens Amygdala, deren Funktion es ist, aufmerksam zu sein und unsere Aufmerksamkeit auf schlechte Nachrichten zu vervielfachen:[129]

> »Die Amygdala ist unser Gefahrendetektor. Es ist unser Frühwarnsystem. Sie durchkämmt buchstäblich alle Sinneseindrücke auf der Suche nach irgendeiner Art von Gefahr und versetzt uns in höchste Alarmbereitschaft …
>
> Nun, das ist der Grund, warum 90 Prozent der Nachrichten in der Zeitung und im Fernsehen negativ sind, denn darauf richtet sich unsere Aufmerksamkeit …
>
> Die Medien nutzen dies aus, und Sie kennen die alte Weisheit: If it bleeds, it leads (›Blutig ist immer für eine Story gut‹).«

Viele denken, die Weltbevölkerung wachse sprunghaft, und dies führe die Menschheit in die Katastrophe. Das sind keine neuen Ideen: Malthus stellte diese These vor mehr als zwei Jahrhunderten auf. Heute wissen wir: Er hat sich geirrt, unter anderem, weil er den technologischen Wandel, der mit der industriellen Revolution eingeleitet wurde, nicht berücksichtigte. Großbritannien mag im 18. Jahrhundert mit weniger als zehn Millionen Menschen überbevölkert gewesen sein, aber das lag an der fehlenden Technologie zur Herstellung von Nahrungsmitteln und anderen Waren und Dienstleistungen.

Wenn wir viel weiter in der Zeit zurückgehen, wird geschätzt, dass vor mehr als 50.000 Jahren nicht mehr als eine Million Menschen in Afrika überleben konnten, da ihnen damals die Technologie fehlte. Allein mit Jagen, Fischen und Sammeln von Nahrung konnte der afrikanische Kontinent nicht mehr als eine Million Menschen ernähren. Glücklicherweise wurde vor 10.000 Jahren die Landwirtschaft erfunden, die es ermöglichte, Lebensmittel zu produzieren und zu lagern, sodass die Menschen ihren Lebensunterhalt sichern konnten. Unsere Vorfahren hörten daraufhin auf, Nomaden auf der Suche nach Nahrung zu sein, und gründeten die ersten Städte mit gesicherten Nahrungsquellen. Bis zur Erfindung der Landwirtschaft lebten unsere Vorfahren in einer weiteren »Malthusianischen Falle«. Diese wurde glücklicherweise dank der Landwirtschaft und anderen grundlegenden Technologien überwunden und wir konnten das 18. Jahrhundert erreichen.[130]

Die Frage des Umfangs der Weltbevölkerung war schon immer ein wichtiges Thema, insbesondere für die mächtigsten Nationen. Am Ende des Zweiten Weltkriegs im Jahr 1945 begannen die Vereinten Nationen mit langfristigen demografischen Prognosen. Die ersten Prognosen für ein Jahrhundert, bis 2050, zeigten Zahlen von bis zu 20 Milliarden Menschen aufgrund der hohen Geburtenraten in der Welt zu dieser Zeit. Obwohl die Weltbevölkerung 1950 in der Größenordnung von 2,5 Milliarden lag, wäre es bei gleichbleibend hohen Wachstumsraten möglich, dass die Weltbevölkerung bis 2050 rund 20 Milliarden erreicht. Die Geburtenraten sind jedoch von Land zu Land gesunken, und so fielen auch die Prognosen im Verlauf der Jahre niedriger aus. Sie sanken von 20 auf 18, dann 15, dann zwölf und werden nun auf weniger als zehn Milliarden im Jahr 2050 geschätzt.

Der amerikanische Ökologe Paul Ehrlich schrieb 1968 einen Weltbestseller mit dem Titel *Die Bevölkerungsbombe,* den er mit den Worten einleitete:[131]

> »Der Kampf um die Ernährung der gesamten Menschheit ist vorbei. In den 1970er- und 1980er-Jahren werden Hunderte von Millionen Menschen verhungern, trotz aller jetzt eingeleiteten Notprogramme. Zu diesem späten Zeitpunkt kann nichts mehr einen erheblichen Anstieg der weltweiten Todesrate verhindern ...«

Glücklicherweise lag Ehrlich absolut falsch. Es starben in den 1970er-Jahren nicht Hunderte Millionen Menschen starben, was wir dem anhaltenden technologischen Fortschritt wie der sogenannten grünen Revolution in der Landwirtschaft verdanken, die die agrarindustrielle Produktivität steigerte, sowie dem anhaltenden Rückgang der Geburtenrate. Dennoch hat Ehrlich weiterhin gesagt und geschrieben, die Welt sei überbevölkert und warte auf eine neo-malthusianische Katastrophe. Seine Vorhersagen stellten sich am Ende alle als falsch heraus, die Technologien schritten voran und die Bevölkerungswachstumsraten sanken weiter.

Die demografischen Übergänge, die durch die Erfindung der Landwirtschaft vor Tausenden von Jahren sowie die industrielle Revolution vor zwei Jahrhunderten, entgegen der Befürchtungen von Malthus, und durch die grüne Revolution vor Jahrzehnten, entgegen der Befürchtungen von Ehrlich, erreicht wurden, haben uns erahnen lassen, was uns dank zukünftiger Technologien erwartet. In den nächsten Jahren werden wir die Entwicklung der Biotechnologie, der Nanotechnologie, der Robotik und der künstlichen Intelligenz erleben, neben anderen faszinierenden Technologien, die nicht nur Malthus und Ehrlich, sondern auch viele unserer Zeitgenossen in Erstaunen versetzen würden. Ebenso wenig sollten wir vergessen, dass diese technologischen Veränderungen nicht linear, sondern exponentiell und immer schneller verlaufen.

Die Realität sieht heute so aus, dass sich die Bevölkerungszahlen vieler Länder stabilisieren und zu sinken beginnen. Abbildung 4.4 zeigt die historische demografische Entwicklung seit 1950 sowie Projektionen für verschiedene Teile der Welt bis 2050. Nach der durchschnittlichen Schätzung der Vereinten Nationen im Jahr 2017 wird die Weltbevölkerung 9,8 Milliarden im Jahr 2050 und 11,2 Milliarden im Jahr 2100 betragen. Die Hochrechnungen zeigen auch, dass die Weltbevölkerung im Jahr 2023 acht Milliarden und im Jahr 2037 neun Milliarden erreichen wird.[132]

Andererseits hat das U.S. Census Bureau 2017 auch seine Projektionen für 2050 revidiert, um etwas konservativer zu sein als die der Vereinten Nationen: Acht Milliarden im Jahr 2026, neun Milliarden im Jahr 2042 und 9,4 Milliarden im Jahr 2050.[133] Das U.S. Census Bureau hat derzeit keine globalen Projektionen über 2050 hinaus, aber seine moderateren Prognosen sind tendenziell näher an der Realität.

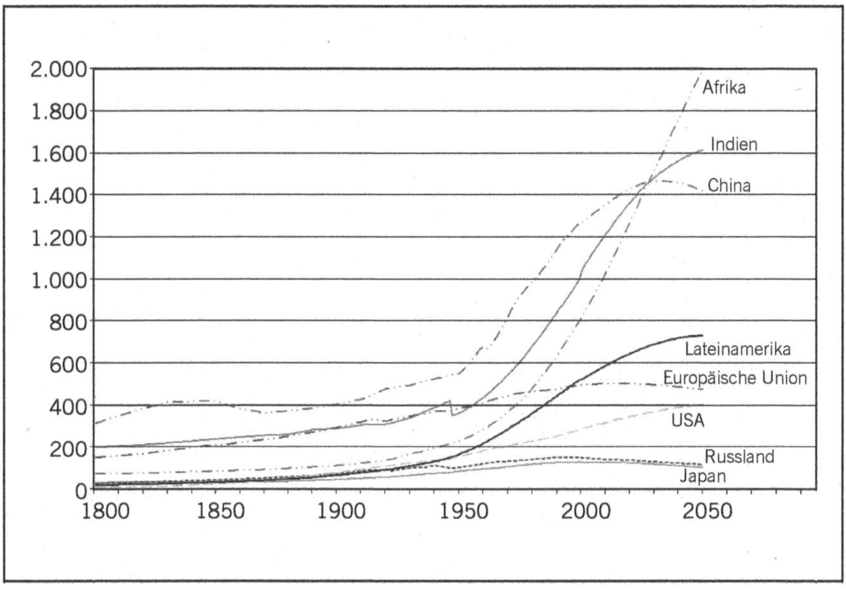

Abbildung 4.4: Lineares Bevölkerungswachstum in Millionen – Prognosen der Weltbevölkerung nach Regionen bis 2050

Quelle: Die Autoren stützen sich auf Daten von Angus Maddison und den Vereinten Nationen.

Auf jeden Fall können wir bereits sehen, wie sich die Bevölkerung in verschiedenen Teilen der Welt stabilisiert und zu schrumpfen beginnt. Dies gilt für die Bevölkerung von Ländern wie Deutschland, Japan und Russland. Glaubt man den Zahlen der Vereinten Nationen, so wird die derzeitige Bevölkerung Japans von 127,2 Millionen im Jahr 2018 auf 84,5 Millionen im Jahr 2100 sinken, so der Durchschnitt ihrer Schätzungen. Im extremsten Szenario würde die japanische Bevölkerung auf nur 54,3 Millionen fallen, und ein Jahrhundert später würden die Inseln vielleicht die gesamte Bevölkerung verlieren, wenn sich die aktuellen Trends fortsetzen. Die Bevölkerung schrumpft dramatisch; weil es in der japanischen Gesellschaft für Frauen sehr schwierig ist, Karriere und Kinder zu verbinden, liegt das Durchschnittsalter der Gebärenden in Japan inzwischen bei über 40. Daher ist der Geburtenrückgang ein fast unumkehrbares Phänomen unter den gegenwärtigen Bedingungen. Glücklicherweise wird sich die Welt dank neuer Technologien radikal verändern, und es sind Länder wie Japan, die aus offensichtlichen Gründen am meisten an Anti-Aging- und Verjüngungsfragen interessiert sein werden.

In Deutschland soll die Bevölkerung von 82,3 Millionen im Jahr 2018 auf 71 Millionen nach mittleren Schätzungen und 47,3 Millionen im extremen Szenario im Jahr 2100 sinken. In Russland würde die Bevölkerung von 144 Millionen im Jahr 2018 auf 124 Millionen im mittleren Szenario und 77,2 Millionen im extremen Szenario im Jahr 2100 sinken. Ähnliche Trends können in katholischen Ländern wie Spanien und Italien beobachtet werden. In Spanien würde die Bevölkerung von 46,4 Millionen im Jahr 2018 auf 36,4 Millionen im mittleren Szenario und auf 24 Millionen im extremen Szenario im Jahr 2100 sinken. In Italien würde die Bevölkerung von 59,3 Millionen im Jahr 2018 auf 47,8 Millionen im Durchschnitt und auf 31,9 Millionen im Extremszenario im Jahr 2100 sinken. In Italien, dem Land der *Bambini,* werden also immer weniger Kinder geboren. Wenn andererseits die Bevölkerung von Ländern wie Deutschland, Spanien und Italien nicht stärker oder schneller schrumpft, liegt das an der Zuwanderung, die den Rückgang der Geburtenrate der einheimischen Bevölkerung in gewisser Weise kompensiert.

Der vielleicht dramatischste Fall in der Welt ist der starke Bevölkerungsrückgang in China, der zum Teil auf die Ein-Kind-Politik zurückzuführen ist, die mehrere Jahrzehnte lang obligatorisch war. In China sind die meisten der heutigen Bürger die einzigen Kinder von Eltern, die selbst Einzelkinder waren, was zu vielen sozialen Verwerfungen geführt hat. Hinzu kommt, dass es mehr Männer als Frauen gibt, bedingt durch den Kindermord an Frauen in einer sexistischen Kultur, in der Väter lieber männliche Nachkommen haben wollen. Das Ergebnis ist ein extremer Rückgang der Bevölkerung, wie es ihn in der Geschichte der Menschheit in Friedenszeiten noch nie gegeben hat. Laut den Vereinten Nationen würde die Bevölkerung Chinas von 1.415,1 Millionen im Jahr 2018 auf 1.020,7 Millionen nach durchschnittlichen Prognosen und auf nur 616,7 Millionen im Extremszenario im Jahr 2100 fallen. Aufgrund dieser tragischen demografischen Prognosen ist China ein weiteres Land, das sich zunehmend für Anti-Aging und Verjüngung interessiert.

Die kommende demografische Krise ist nicht mehr ein Überschuss an Menschen, sondern eine mögliche Stagnation und Reduzierung der Bevölkerung des Planeten. Wenn wir die Gründe analysieren, warum sich die Welt in diesen zwei Jahrhunderten so sehr weiterentwickelt hat, ist einer der Hauptgründe gerade die Zunahme der Bevölkerung. Mehr Menschen denken, mehr Menschen arbeiten, mehr Menschen schaffen, mehr Menschen innovieren, mehr Menschen entdecken, mehr Menschen erfinden. Menschen kommen nicht nur mit einem Organ zum Essen und einem zum Ausscheiden auf die Welt, sondern sie kommen mit einem Organ zum Denken, dem Gehirn, auf die Welt, und das Gehirn gilt als die komplexeste Struktur im bekannten Universum. Das Gehirn ist ein wunderbares Organ mit der Fähigkeit, sich fast alles vorstellen und erschaffen zu können.

Es stimmt zwar, dass die Bevölkerung in einigen armen Ländern vor allem in Afrika und Asien noch zunimmt, aber die Geburtenrate ist auch dort rückläufig und die aktuellen Zahlen dürften die Entwicklung überbewerten, wie die historischen Erfahrungen mit diesen Prognosen in den vergangenen Jahrzehnten zeigen. Andererseits wird die Eingliederung der ärmeren Menschen in die Weltwirtschaft positive Auswirkungen haben, da gerade die Ärmsten wissen, wie man mit weniger mehr erreichen kann. Die Produktivität der Welt steigt dank der neuen Köpfe, die in die Wirtschaft unseres Planeten integriert werden. Aber auch in den ärmsten Ländern wird sich die Bevölkerung in den nächsten Jahrzehnten stabilisieren.[134]

Abbildung 4.5 zeigt den drastischen Rückgang der Bevölkerung unter fünf Jahren und den rasanten Anstieg der Bevölkerung über 65 Jahren weltweit. Das sind globale Trends: Die Welt altert sprunghaft, es gibt weniger junge Menschen und mehr ältere Menschen. Es ist ein globales Phänomen, ein Problem sowohl der sogenannten reichen Länder als auch der als arm eingestuften Länder. Früher starben die Menschen an Ursachen, die mit Gewalt und Infektionskrankheiten zu tun hatten, wenn sie noch jung waren. Heute hingegen sterben die Menschen an altersbedingten Krankheiten nach einem langen, kontinuierlichen und schrecklichen persönlichen Leidensweg.

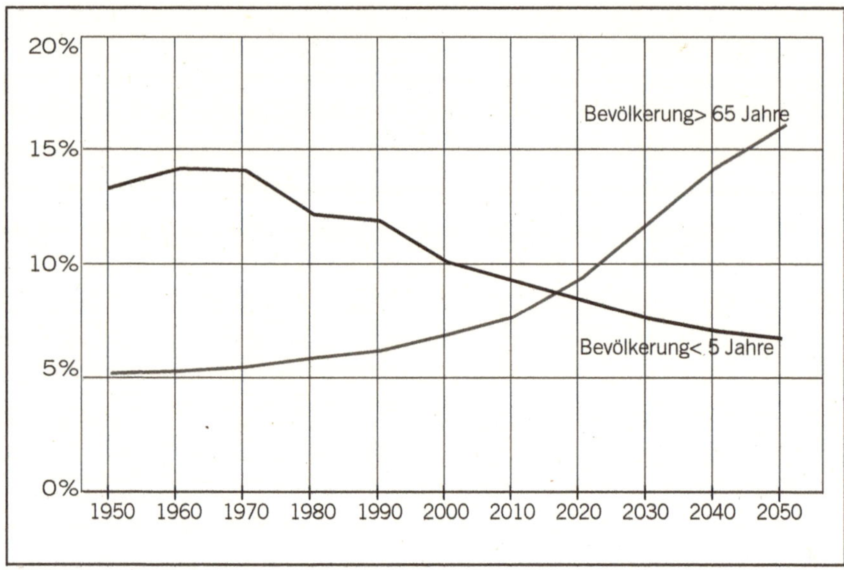

Abbildung 4.5: Die wahre demografische Krise (Prozentsatz der Bevölkerung)
Quelle: Eigene Darstellung auf Basis von Daten der Vereinten Nationen (2020)

Abbildung 4.6 zeigt, was früher als »demografische Pyramiden« bezeichnet wurde, obwohl es sich nicht mehr um Pyramiden, sondern eher um Rechtecke handelt. In den dramatischsten Fällen, wie im heutigen Japan und dem zukünftigen China, wird die Pyramide von einem Dreieck mit der Basis nach unten zu einem Dreieck mit der Basis nach oben. Abbildung 4.6 zeigt auch, in welchem Maße sich die Weltbevölkerung stabilisiert und schnell altert. Es ist zu erwarten, dass es in jeder Generation immer weniger Menschen gibt.

Die Alterung der Weltbevölkerung wird in sozialer und wirtschaftlicher Hinsicht dramatische Auswirkungen auf die Menschheit haben. Mit zunehmender Alterung wird es weniger Menschen geben, die arbeiten, und mehr Rentner oder Pensionäre. Da der Großteil der Krankheitskosten in den letzten Lebensjahren anfällt, werden dadurch auch die medizinischen Kosten rapide ansteigen – die Mehrheit der Patienten stirbt also, nachdem sie enorme individuelle und gesellschaftliche Kosten verursacht hat. Interessanterweise neigen die sogenannten Super-Ager (Menschen, die 95 Jahre erreichen, ohne Krebs, Demenz, Herzerkrankungen oder Diabetes zu haben) jedoch zu einer »komprimierten Morbidität« und sterben schnell, ohne große medizinische Kosten zu verursachen.

Glücklicherweise gibt es eine Alternative. Wir müssen nicht auf die gleiche tragische Art und Weise enden wie alle unsere Vorfahren. Wir wissen heute, dass der Alterungsprozess wissenschaftlich verlangsamt, gestoppt und rückgängig gemacht werden kann. Unsere historische Herausforderung ist viel wichtiger: Wir müssen den großen gemeinsamen Feind der Menschheit eliminieren.

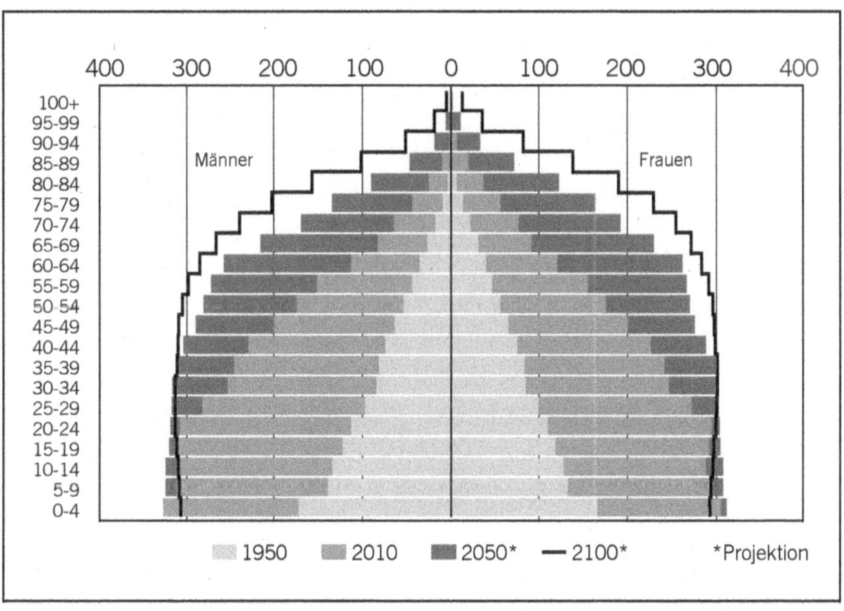

Abbildung 4.6: Veränderte Form der Bevölkerungspyramiden

Quelle: Eigene Darstellung der Autoren auf Basis von Daten der Vereinten Nationen (2020)

Es ist an der Zeit, einen neuen Weg in die Zukunft der Menschheit zu eröffnen. Es ist an der Zeit, eine fantastische Reise in die unendliche Jugend zu beginnen. Eine Reise mit Risiken, ohne Zweifel, aber auch voller Chancen. Eine Reise, bei der es notwendig sein wird, mehrere Brücken zu überqueren, um den sehnlichsten Traum der Menschheit zu erreichen. Eine Reise von der heutigen linearen Welt in die exponentielle Welt von morgen.

EINE FANTASTISCHE REISE

Im Jahr 2004 schrieben Ray Kurzweil und sein Arzt Terry Grossman, ein Experte für Langlebigkeit, ihre *Fantastic Voyage: Live long enough to live forever* (»Fantastische Reise: Lebe lang genug, um für immer zu leben«). Der Name des Buches basiert auf einem berühmten amerikanischen Science-Fiction-Film, der 1966 von 20th Century Fox mit der Schauspielerin und Sängerin Raquel Welch in der Hauptrolle produziert wurde. Der Film ist eine fantastische Geschichte über eine Reise in den menschlichen Körper mit einem bemannten U-Boot, das in einem Miniaturisierungszentrum verkleinert wurde.

Der Film gewann zwei Oscars und inspirierte einen gleichnamigen Roman des russisch-amerikanischen Schriftstellers Isaac Asimov, eine Reihe von Cartoons und sogar ein gleichnamiges Gemälde des spanischen Malers Salvador Dalí. Der amerikanische Produzent James Cameron und der Mexikaner Guillermo del Toro haben ihr Interesse bekundet, eine neue Version des Films für Hollywood zu machen.

Fantastic Voyage ist Kurzweils zweites Buch zum Thema Gesundheit. In seinem ersten Buch zu diesem Thema, *The 10 % Solution for a Healthy Life*, geschrieben 1993, erklärt Kurzweil, wie er sich im Alter von 45 Jahren von Diabetes heilte und unter anderem den Kalorien-, Fett- und Zuckergehalt seiner Ernährung reduzierte, um das Risiko von Herzinfarkt und Krebs zu minimieren.

In Kurzweils zweitem Gesundheitsbuch, und dem ersten mit Grossman, erklären die Autoren Gesundheitsthemen wie Herzkrankheiten, Krebs und Typ-2-Diabetes. Sie propagieren Änderungen des Lebensstils wie eine Ernährung mit niedrigem glykämischen Index, Kalorienbeschränkung, Bewegung, das Trinken von grünem Tee und alkalischem Wasser, die Verwendung bestimmter Nahrungsergänzungsmittel und weitere Änderungen der täglichen Routinen.

Fantastic Voyage stellt dar, dass der Zweck dieser Veränderungen darin besteht, eine optimale Gesundheit zu erlangen und zu erhalten, mit dem Ziel, das eigene Leben so weit wie möglich zu verlängern. Die Autoren glauben, dass in den kommenden Jahrzehnten die Technologie so weit fortschreiten wird, dass ein Großteil des Alterungsprozesses besiegt und degenerative Krankheiten eliminiert werden. Das Buch enthält zahlreiche Nebenbemerkungen zu verschiedenen futuristischen Themen, die zeigen, wie die aktuelle Forschung zur Lebensverlängerung führt, und erklären, dass zukünftige Technologien wie Bioengineering, Nanotechnologie und künstliche Intelligenz die Art, wie wir leben, verändern werden.

Zusammenfassend lässt sich sagen, dass das Buch mit der Beschreibung von drei »Brücken« zum unendlichen Leben beginnt. Wir können die Informationen vereinfachen und aktualisieren, indem wir die drei Brücken nach unserer eigenen Interpretation wie folgt beschreiben:

1. Die Erste Brücke reicht bis in das erste Jahrzehnt des 21. Jahrhunderts und besteht im Wesentlichen darin, das zu tun, was Ihre Mutter oder Großmutter Ihnen sagen würde (gut essen, gut schlafen, Sport treiben, nicht rauchen et cetera), ergänzt durch medizinisches Wissen. Diese Brücke entspricht dem Langlebigkeitsprogramm von Ray und Terry (benannt nach den Vornamen von Kurzweil und Grossman), einschließlich aktueller Therapien und Richtlinien, die es Ihnen ermöglichen werden, lange genug gesund zu bleiben, um vom Bau der Zweiten Brücke zu profitieren.[135]
2. Die Zweite Brücke wird in den 2020er-Jahren mit der biotechnologischen Revolution stark wachsen. Wenn wir den genetischen Code unserer Biologie weiter erforschen, finden wir Wege, um Krankheiten und Alterung zu entgehen, damit wir unser menschliches Potenzial voll entfalten können. Diese zweite Brücke wird uns zur Dritten Brücke führen.
3. Die Dritte Brücke wird hauptsächlich den 2030er-Jahren entstehen und dank der Revolution in der Nanotechnologie und der künstlichen Intelligenz (KI) Realität werden. Die Konvergenz dieser technologischen Revolutionen wird es uns ermöglichen, Körper und Geist auf molekularer Ebene zu rekonstruieren. Spätestens im Jahr 2045 werden wir unsere biologischen Grenzen überwinden (die

> sogenannte »technologische Singularität« erreichen) und Unsterblichkeit erlangen, sowohl biologisch als auch computerbasiert (das heißt die Fähigkeit, Gedanken zu lesen, zu kopieren und zu reproduzieren).

Da die Sequenzierung des menschlichen Genoms die Digitalisierung von Biologie und Medizin ermöglicht, beschreibt *Fantastic Voyage* die zweite Brücke folgendermaßen:[136]

> »In dem Maße, in dem wir lernen, wie Informationen in biologischen Prozessen umgewandelt werden, entstehen viele Strategien zur Überwindung von Krankheiten und Alterungsprozessen. Wir werden hier noch einmal einige der vielversprechendsten Ansätze vorstellen und dann in den folgenden Kapiteln weitere Beispiele diskutieren. Ein leistungsfähiger Ansatz ist, mit dem Informationsrückgrat der Biologie zu beginnen: dem Genom. Mit Gentechnologien stehen wir kurz davor, die Expression von Genen kontrollieren zu können. Letztendlich werden wir sogar in der Lage sein, die Gene selbst zu verändern.
>
> Wir setzen Gentechnologien bereits bei anderen Arten ein. Mit einer Methode, die als rekombinante DNA-Technologie bezeichnet und für viele neue pharmazeutische Medikamente kommerziell genutzt wird, werden die Gene von Organismen, die von Bakterien bis zu Nutztieren reichen, so verändert, dass sie die Proteine produzieren, die wir zur Bekämpfung menschlicher Krankheiten benötigen.
>
> Ein weiterer wichtiger Ansatzpunkt ist es, unsere Zellen, Gewebe und sogar ganze Organe nachwachsen zu lassen und sie ohne Operation in unseren Körper einzubringen. Ein großer Vorteil dieser therapeutischen Klontechnik ist, dass wir in der Lage sein werden, diese neuen Gewebe und Organe aus Versionen unserer Zellen zu erzeugen, die ebenfalls verjüngt wurden – das entstehende Feld der Verjüngungsmedizin.«

Exponentialtechnologien werden im nächsten Jahrzehnt zu einer beschleunigten Entwicklung von Nanotechnologie und KI beitragen, deren erste kommerzielle Anwendungen wir in den 2030er-Jahren sehen werden, was uns zur Dritten Brücke führt:

> »Während wir unsere ›Biologie zurückentwickeln‹ (die Funktionsprinzipien dahinter verstehen), werden wir unsere Technologie anwenden, um unsere Körper und Gehirne zu verbessern und neu zu gestalten, um unsere Lebenserwartung radikal zu verlängern, unsere Gesundheit zu verbessern und unsere Intelligenz und Erfahrungen zu erweitern. Ein Großteil dieser technologischen Entwicklung wird das Ergebnis der Forschung im Bereich der Nanotechnologie sein, ein Begriff, der ursprünglich von K. Eric Drexler in den 1970er-Jahren geprägt wurde, um die Untersuchung von Objekten zu beschreiben, deren kleinste Merkmale weniger als 100 Nanometer (Milliardstel Meter) betragen. Ein Nanometer entspricht in etwa dem Durchmesser von fünf Kohlenstoff-Atomen.
>
> Robert A. Freitas Jr., ein Theoretiker der Nanotechnologie, schreibt: ›Das umfassende Wissen über die menschliche Molekularstruktur, das im 20. und frühen 21. Jahrhundert so mühsam erworben wurde, wird im 21. Jahrhundert dazu verwendet, medizinisch aktive mikroskopische Maschinen zu entwickeln. Diese Maschinen werden nicht in erster Linie mit reinen Entdeckungsreisen beauftragt, sondern meist auf Missionen der zellulären Inspektion, Reparatur und Rekonstruktion geschickt.‹
>
> Freitas weist darauf hin, dass ›die Vorstellung, Millionen autonomer Nanoroboter (blutzellengroße Roboter, die Molekül für Molekül aufgebaut sind) im eigenen Körper zu platzieren, zwar seltsam, ja sogar beängstigend erscheinen mag. Aber Tatsache ist, dass es im Körper bereits von mobilen Nanogeräten nur so wimmelt.‹ Die Biologie selbst liefert den Beweis, dass die Nanotechnologie machbar ist. Wie Rita Colwell,

> Direktorin der National Science Foundation, sagte: ›Leben ist Nanotechnologie, die funktioniert.‹ Makrophagen (weiße Blutkörperchen) und Ribosomen (molekulare ›Maschinen‹, die Aminosäurestränge gemäß den Informationen in RNA-Strängen erstellen) sind im Wesentlichen Nanobots, die durch natürliche Selektion de-signiert wurden. Wenn wir unsere eigenen Nanoroboter entwickeln, um die Biologie zu reparieren und zu erweitern, werden wir nicht durch den Werkzeugkasten der Biologie eingeschränkt sein. Die Biologie verwendet eine begrenzte Anzahl von Proteinen für alle ihre Kreationen, während wir Strukturen schaffen können, die dramatisch stärker, schneller und komplizierter sind.‹»

Was die Gegenwart betrifft, so bietet *Fantastic Voyage* eine Reihe von Empfehlungen, um unsere Gesundheit zu verbessern und die Zweite Brücke lebend zu erreichen. In der Fortsetzung dieses Buches, *Transcend: Nine Steps to Living Well Forever*, schlagen Kurzweil und Grossman ein vollständigeres Programm in neun Schritten vor, entsprechend jedem Buchstaben des Wortes TRANSCEND:[137]

- T: Talk with your Doctor. (»Sprechen Sie mit Ihrem Arzt.«)
- R: Relaxation (»Entspannung«)
- A: Assessment (»Regelmäßige Untersuchung«)
- N: Nutrition (»Ernährung«)
- S: Supplements (»Nahrungsergänzungsmittel«)
- C: Calorie Restriction (»Kalorienbegrenzung«)
- E: Excercise (»Sport«)
- N: New Technologies (»Neue Technologien«)
- D: Detoxification (»Entgiftung«)

Das im vorigen Kapitel erwähnte Buch von Mellon und Chalabi (*Juvenescence: Investing in The Age of Longevity*) enthält ebenfalls eine Reihe von Empfehlungen, die die Erste Brücke mit der Zweiten Brücke verbinden und die wir im Auge behalten sollten, wenn wir die Technologien der Dritten Brücke in Richtung unbegrenzter Langlebigkeit weiterentwickeln, oder, wie die Autoren diese neue Wissenschaft nennen, »Juvenescence«. Die Empfehlungen von *Juvenescence* sollten es uns ermöglichen, die Fluchtgeschwindigkeit der Langlebigkeit in einem Jahrzehnt oder mehr zu erreichen, wenn die größte Industrie der Menschheit entstehen wird, die nicht nur für unsere Gesundheit, sondern auch für die Weltwirtschaft und unsere persönlichen Finanzen von Vorteil sein wird.[138]

LANGLEBIGKEITS-FLUCHTGESCHWINDIGKEIT

Der Untertitel von Kurzweils und Grossmans *Fantastic Voyage* lautet *Lebe lang genug, um ewig zu leben (»Live long enough to live forever«)*. Implizit steckt in diesem Satz die Idee, dass wir, wenn wir es schaffen, in den nächsten Jahren lange genug zu leben, auch wenn es bedeutet, zu überleben, bis wir die drei Brücken überqueren und die Verjüngung erreichen, unbegrenzt leben werden (solange wir das wollen und nicht durch einen Unfall, eine Katastrophe, einen Zug am Ende des Tunnels oder ein Klavier, das uns auf den Kopf fällt, neben weiteren möglichen Todesursachen, zugrunde gehen).

Die ursprüngliche Idee ist heute bekannt als die Langlebigkeits-Fluchtgeschwindigkeit, die ursprünglich von dem amerikanischen Geschäftsmann und Philanthropen David Gobel, Mitbegründer der Methuselah Foundation zusammen mit Aubrey de Grey, erhoben wurde. Das Konzept basiert auf der planetaren Fluchtgeschwindigkeit, bei der ein Objekt, wie ein Projektil oder eine Rakete, die Schwerkraft überwinden und die Erde verlassen kann. Es wurde berechnet, dass eine Geschwindigkeit von 11,2 km/s (Kilometer pro Sekunde) notwendig ist, was 40.320 km/h (Kilometer pro Stunde) entspricht. Eine solche Geschwindigkeit wird in der Physik als die planetare Fluchtgeschwindigkeit der Erde bezeichnet.[139]

Die Langlebigkeits-Fluchtgeschwindigkeit impliziert eine Situation, in der sich die Lebenserwartung schneller verlängert als die Zeit, die vergeht. Wenn wir zum Beispiel die Fluchtgeschwindigkeit der Langlebigkeit erreichen, wird der technische Fortschritt die Lebenserwartung jährlich um mehr als ein Jahr erhöhen.

Die Lebenserwartung steigt jedes Jahr leicht an, da sich die Behandlungsstrategien und Technologien verbessern. Derzeit ist jedoch mehr als ein Jahr Forschung für jedes zusätzliche Jahr der erwarteten Nutzungsdauer erforderlich. Die Fluchtgeschwindigkeit der Langlebigkeit ist erreicht, wenn sich dieses Verhältnis umkehrt, sodass die Lebenserwartung für jedes Jahr der Forschung um mehr als ein Jahr steigt, solange diese Fortschrittsrate nachhaltig ist.

Wann wird das geschehen? Wenn wir in die Geschichte zurückblicken, ist klar, dass die Lebenserwartung über Jahrtausende hinweg kaum gestiegen ist. Erst ab dem 19. Jahrhundert begannen die großen Fortschritte bei der Erhöhung der Lebenserwartung. Erst wurden Tage gewonnen, dann Wochen und jetzt Monate. Heute schätzt man, dass wir für jedes gelebte Jahr in den fortschrittlichsten Ländern unsere Lebenserwartung um drei Monate erhöhen können.[140] Das bedeutet, dass wir für jedes gelebte Jahr drei weitere Monate zu unserer Lebenserwartung hinzufügen. Laut Kurzweil werden wir bis 2029 die Langlebigkeits-Fluchtgeschwindigkeit erreichen, das heißt für jedes gelebte Jahr gewinnen wir ein weiteres Lebensjahr hinzu, was bedeutet, dass wir es ab diesem Zeitpunkt schaffen könnten, unbegrenzt zu leben.[141] Wie Kurzweil und Grossman sagen: Wir müssen nur »lange genug leben, um ewig zu leben«.

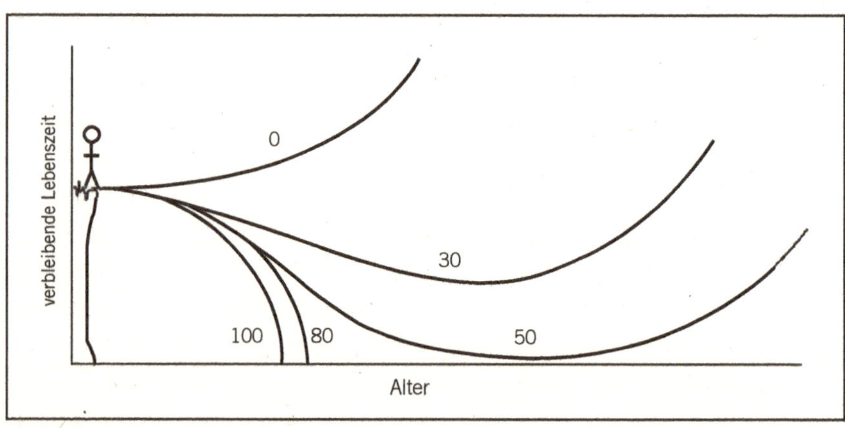

Abbildung 4.7: Langlebigkeits-Fluchtgeschwindigkeit (LEV oder Methusalemität)
Quelle: Aubrey de Grey (2008)

De Grey drückt es mit einer einfachen Zahl aus, mit der wir berechnen können, wie hoch unsere Lebenserwartung in Abhängigkeit von unserem aktuellen Alter ist. Für Menschen, die heute 100 Jahre alt sind, sind die Aussichten leider nicht sehr vielversprechend. Für Menschen, die 80 Jahre alt sind, sind die Aussichten leider auch nicht gut. Aber es ist wahrscheinlich, dass Menschen, die 50 Jahre oder jünger sind, die Fluchtgeschwindigkeit der Langlebigkeit erreichen werden, wie in Abbildung 4.7 zu sehen ist.

Es gibt unterschiedliche Meinungen darüber, wann wir die Fluchtgeschwindigkeit der Langlebigkeit erreichen werden, von sehr früh bis nie, aber 2029 scheint dank der exponentiellen Fortschritte, die wir sehen, vernünftig. In der Tat, um genug zu leben, um ewig zu leben, müssen wir lebendig von der Zweiten Brücke zur Dritten Brücke übergehen und unsere gesunde Lebenserwartung erhöhen.[142]

De Grey machte auch das Konzept der *Methuselarity* (eine Idee des amerikanischen Unternehmers Paul Hynek) populär, eine Art Methusalem-Singularität, die er mit der technologischen Singularität vergleicht:[143]

> »Das Altern, das Ergebnis unzähliger Arten von molekularem und zellulärem Verfall, wird schrittweise besiegt. Ich habe seit einiger Zeit vorhergesagt, dass diese Abfolge von Fortschritten eine Schwelle aufweisen wird, die ich hier die *Methusalemität* taufe. Ist diese Schwelle überschritten, wird es einen langsamen Rückgang der Verbesserungsrate unserer Anti-Aging-Technologie geben, die erforderlich ist, um einen Anstieg unseres Risikos zu verhindern, an altersbedingten Ursachen zu sterben, während wir chronologisch älter werden. Verschiedene Kommentatoren haben eine Ähnlichkeit dieser Vorhersage mit der von Good, Vinge, Kurzweil und anderen bezüglich der Technologie im Allgemeinen (und insbesondere der Computertechnologie) festgestellt, die sie als ›Singularität‹ bezeichnet haben.«

Methusalemität ist ein zukünftiger Moment, in dem alle medizinischen Zustände, die den menschlichen Tod verursachen, eliminiert werden und der Tod nur noch durch Unfall oder Mord eintreten wird. Mit anderen Worten, »Methusalemität« ist der Punkt, an dem wir in eine Periode unendlichen Lebens – oder ohne Altern – übergehen, nämlich dann, wenn wir die Fluchtgeschwindigkeit der Langlebigkeit erreichen.[144]

VON LINEAR ZU EXPONENTIELL

Der Wissenschaftler und Geschäftsmann Gordon Moore, Mitbegründer von Intel, schrieb 1965 einen Artikel, in dem er erläuterte, dass sich die Leistung von Computern etwa alle zwölf Monate verdoppele, was später auf zwei Jahre korrigiert wurde – mit weitreichenden Folgen für die Computertechnik und verwandte Technologien:[145]

> »Die Komplexität integrierter Schaltkreise wird sich mit einer Rate von etwa einem Faktor zwei pro Jahr erhöhen und dementsprechend die Kosten senken ... Kurzfristig ist zu erwarten, dass sich diese Entwicklung fortsetzt, wenn nicht sogar beschleunigt.«

Diese Beziehung ist als Moore'sches Gesetz bekannt und besagt in der von Moore 1975 überarbeiteten Fassung, dass sich die Anzahl der Transistoren in einem Mikroprozessor etwa alle zwei Jahre verdoppelt. Es ist kein Gesetz der Physik, sondern eine empirische Beobachtung, die derzeit für Personal Computer und Mobil- oder Mobiltelefone gilt. Als sie formuliert wurde, gab es allerdings noch keine Mikroprozessoren (erfunden 1971), keine Personal Computer (populär geworden in den 1980er-Jahren) und auch keine Zellular- oder Mobiltelefonie (die sich gerade in der Experimentierphase befand).

In seinem Buch *Menschheit 2.0: Die Singularität naht*, das ursprünglich 2005 veröffentlicht wurde, erklärt Kurzweil, das Moore'sche Gesetz sei nur ein Teil eines viel längeren historischen Trends, der noch viele weitere Erwartungen für die Zukunft bereithält.[146] Abbildung 4.8 zeigt, was Kurzweil das »Law of Accelerating Returns« (»Gesetz der sich beschleunigenden Rendite«) nennt, wobei zu erkennen ist, dass das Moore'sche Gesetz nur ein Teil ist, der dem fünften Paradigma entspricht, das zurzeit herrscht.

Kurzweil formulierte das »Law of Accelerating Returns« im Jahr 2001 und erklärte es damals so:[147]

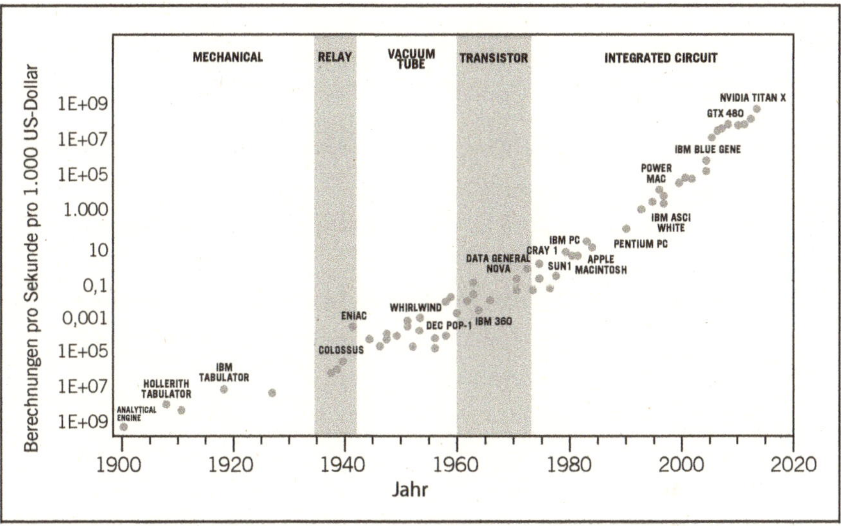

Abbildung 4.8: Das Gesetz der sich beschleunigenden Rendite (Berechnungen pro Sekunde pro 1.000 US-Dollar)

Quelle: Ray Kurzweil (2020)

Wir werden also nicht 100 Jahre Fortschritt im 21. Jahrhundert erleben – es werden eher 20.000 Jahre Fortschritt sein (beim heutigen Tempo).

Der griechische Philosoph Heraklit sagte bereits im 5. Jahrhundert v. Chr., Wandel sei das einzig Beständige. Doch heute können wir sehen, dass sich dieser Wandel beschleunigt, auch wenn viele ihn nicht sehen. Wie Kurzweil in seinem bereits erwähnten Buch erklärt:[148]

> »Die Zukunft wird weithin missverstanden. Unsere Vorfahren erwarteten, dass sie ziemlich genau so sein würde wie ihre Gegenwart, die ziemlich genau so war wie ihre Vergangenheit.
>
> Die Zukunft wird weitaus überraschender sein, als es den meisten Menschen bewusst ist, denn nur wenige Beobachter haben die Implikationen der Tatsache wirklich verinnerlicht, dass sich die Geschwindigkeit des Wandels selbst beschleunigt.«

Mit der Betonung des exponentiellen Wandels erklärt Kurzweil, dass es eine positive Rückkopplung in der Technologie gibt, die die Geschwindigkeit des Wandels beschleunigt:[149]

> »Technologie geht über die bloße Herstellung von Werkzeugen hinaus; sie ist ein Prozess der Schaffung immer leistungsfähigerer Technologie unter Verwendung der Werkzeuge der vorherigen Innovationsrunde.
>
> Die [technologische] Evolution wendet positive Rückkopplung an …
>
> Die leistungsfähigeren Methoden, die sich aus einer Stufe des evolutionären Fortschritts ergeben, werden zur Schaffung der nächsten Stufe verwendet.
>
> Die ersten Computer wurden auf Papier entworfen und von Hand zusammengebaut. Heute werden sie an Computer-Workstations entworfen, wobei die Computer selbst viele Details des Designs der nächsten Generation ausarbeiten, und werden dann in vollautomatischen Fabriken mit nur wenigen menschlichen Eingriffen produziert.«

Im Zuge des technologischen Fortschritts sagt Kurzweil voraus, dass im Jahr 2029 eine künstliche Intelligenz den Alan-Turing-Test bestehen wird (das heißt, es wird unmöglich sein zu unterscheiden, ob man mit einem Menschen oder mit einer künstlichen Intelligenz kommuniziert) und dass wir im Jahr 2045 die »technologische Singularität« erreichen werden (einfach definiert: der Moment, in dem künstliche Intelligenz mit der gesamten menschlichen Intelligenz gleichzieht). Alan Turings Test und die technologische Singularität sind nicht das Thema dieses Buches, aber für interessierte Leser erklärt Kurzweils Buch *Das Geheimnis des menschlichen Denkens* (mit einem Prolog von José Cordeiro in der spanischen Ausgabe von Lola Books) die exponentiellen Entwicklungen auch in der künstlichen Intelligenz.[150]

Exponentielle Veränderungen scheinen zunächst sehr langsam zu sein, beschleunigen sich aber rapide, wie der amerikanische Geschäftsmann und Philanthrop Bill Gates in einem Artikel über die Prognosen für 2018 auf dem Weltwirtschaftsforum in Davos, Schweiz, andeutete:[151]

> »Die meisten Menschen überschätzen, was sie in einem Jahr erreichen können, und unterschätzen, was sie in zehn Jahren erreichen können.«

Demgemäß überschätzen die meisten jährlichen Vorhersagen, was in einem Jahr passieren kann, und unterschätzen die Kraft des Trends über die Zeit. Diamandis und Kotler erklären in *Bold: Groß Denken, Wohlstand schaffen und die Welt verändern,* zuerst veröffentlicht 2016, dass Prozesse des technologischen Wandels sechs »Ds« durchlaufen:[152]

> »Die sechs Ds sind eine Kettenreaktion des technologischen Fortschritts, eine Roadmap der rasanten Entwicklung, die immer zu enormen Umwälzungen und Chancen führt.
>
> Die Technologie stört die traditionellen industriellen Prozesse und es gibt kein Zurück mehr.
>
> Die sechs Ds sind: Digitalisierung, Täuschung (decepción), Störung (disrupción), Demonetisierung, Dematerialisierung und Demokratisierung.«

Laut Diamandis und Kotler durchlaufen alle Technologien, die digitalisiert werden können, exponentielle Transformationen, die ihre jeweiligen Branchen radikal verändern werden, einschließlich der Medizin und der Biologie, die sich derzeit mitten in der Digitalisierung befinden. Die sechs Ds des exponentiellen Wandels beginnen langsam mit der Digitalisierung und Täuschung und gipfeln in der beschleunigten Dematerialisierung und Demokratisierung einer für alle verfügbaren Technologie. Ein klassisches Beispiel sind Computer, die zu Beginn sehr teuer und langsam waren und jetzt sehr schnell und billig sind. Das Gleiche ist mit Mobiltelefonen passiert, die global demokratisiert wurden, sodass heute jeder, überall auf der Welt, ein Mobiltelefon hat, wenn er möchte.

Ein auf die Biologie und Medizin angewandtes Beispiel ist die Sequenzierung des menschlichen Genoms, die 1990 mit Tausenden von Wissenschaftlern in 15 Ländern der Welt begann. Im Jahr 1997 war erst 1 Prozent des menschlichen Genoms sequenziert, wie Kurzweil erklärt:[153]

> »Als 1990 mit dem Scan des menschlichen Genoms begonnen wurde, wiesen Kritiker darauf hin, dass es angesichts der Geschwindigkeit, mit der das Genom damals gescannt werden konnte, Tausende von Jahren dauern würde, das Projekt abzuschließen. Doch das 15-jährige Projekt wurde etwas früher als geplant abgeschlossen, mit einem ersten Entwurf im Jahr 2003.«

Der Grund ist sehr einfach. 1997 war erst 1 Prozent des Ganzen sequenziert, aber die Ergebnisse verdoppelten sich jedes Jahr, was bedeutete, dass in sieben weiteren Jahren, das heißt mit sieben weiteren Verdopplungen, die Sequenzierung von 100 Prozent des Genoms erreicht werden würde, was auch tatsächlich geschah. Die menschliche Genomsequenz ist ein beeindruckendes Beispiel für exponentielle Technologie, sowohl in Bezug auf Zeit als auch auf Kosten. Abbildung 4.9 zeigt: Die erste Sequenzierung des menschlichen Genoms kostete etwa 3 Milliarden US-Dollar und dauerte 13 Jahre, während das zweite menschliche Genom vier Jahre später, im Jahr 2007, mit geschätzten Kosten von 100 Millionen US-Dollar vollständig sequenziert wurde.

Jahr	Kosten (US-Dollar)	Zeit
2003	3.000.000.000	13 Jahre
2007	100.000.000	4 Jahre
2008	1.000.000	2 Monate
2010	10.000	4 Wochen
2015	1.000	5 Tage
2020	100	1 Stunde
2025	10	1 Minute

Abbildung 4.9: Zeit und Kosten für die Sequenzierung des menschlichen Genoms
Quelle: eigene Tabelle der Autoren, basierend auf Pressedaten und anderen Autoren

Im Jahr 2015 wurden erstmals Kosten von etwa 1.000 US-Dollar und ein zeitlicher Aufwand von einer Woche pro Genom erreicht, und wir schätzen, dass in weniger als einem Jahrzehnt das gesamte Genom für nur 10 US-Dollar in einer Minute sequenziert werden kann. Nach der Terminologie von Diamandis und Kotler wird es damit möglich sein, vom ersten der sechs Ds, der Digitalisierung, zum letzten D, der Demokratisierung, überzugehen. Ende der 2020er-Jahre wird jeder, überall auf der Welt, sein gesamtes Genom sequenzieren lassen, seine Veranlagung für bestimmte genetische Krankheiten erfahren können und wissen, wie man sie verhindern kann. Darüber hinaus können Krebsgenome sequenziert werden, um die Ursachen von Mutationen zu identifizieren und diese direkt zu bekämpfen. Wir werden Verfahren wie Chemo- und Strahlentherapie hinter uns lassen, um Krebstumore mit hochpräziser Medizin direkt zu lokalisieren und zu beseitigen. Chemo- und Strahlentherapie, die heute vermeintlich moderne Medizin sind, werden bald zur primitiven Medizin.

KÜNSTLICHE INTELLIGENZ KOMMT ZU HILFE

Künstliche Intelligenz wird eine der wichtigsten Technologien sein, die dazu beitragen wird, die Biologie zu verstehen und die Medizin zu verbessern, auch in exponentieller Weise. Systeme mit künstlicher Intelligenz schlagen bereits Menschen beim Schach (seit 1997), in Fernsehwettbewerben wie *Jeopardy* (seit 2011), bei chinesischen, koreanischen und japanischen Go-Spielen (seit 2016), bei Pokerspielen (seit 2017) und beim Leseverstehen (seit 2018). [154]

IBM gehört zu den historischen Pionieren in der Entwicklung dieser Formen von künstlicher Intelligenz, zunächst durch das Programm Deep Blue, das 1997 den Schachweltmeister Garry Kasparov besiegte, und später mit Watson, das 2011 vor den Fernsehkameras die Jeopardy-Champions schlug.

Alphabet (ehemals Google) ist von der Macht der künstlichen Intelligenz überzeugt, um den Zustand des Menschen zu verbessern, einschließlich der Gesundheit als einem Schwerpunkt. Künstliche Intelligenz, die von der Tochtergesellschaft DeepMind entwickelt wurde, wie AlphaGo und AlphaZero zum Spielen von Go, wird bald auch klinische Anwendung finden. Die Macht der künstlichen Intelligenz ist wirklich erstaunlich, wie der aktuelle Google-CEO Sundar Pichai auf einer Konferenz 2018 erklärte:[155]

> »Künstliche Intelligenz ist eines der wichtigsten Dinge, an denen die Menschheit arbeitet. Sie ist viel wichtiger als Elektrizität oder Feuer.«

In seiner Präsentation bezog sich Pichai nicht direkt auf die beiden anderen Unternehmen unter dem Dach von Alphabet, die Google-Unternehmen Calico (California Life Company) und Verily (das ehemalige Google X Life Sciences). Beide Unternehmen arbeiten im Gesundheitsbereich und sollen Googles Deep-Learning-Technologie und weitere Quellen nutzen, um ihre Geschäftsziele zu beschleunigen. Der amerikanische Genetiker und Verily-Präsident Andrew Conrad beschrieb den Unterschied zwischen Calico und Verily in einem Interview mit dem Wissenschaftsjournalisten Steven Levy im Jahr 2014, als Verily noch Google X Life Sciences war:156

> »Conrad: Die Mission von Google X Life Sciences ist es, die Gesundheitsversorgung von reaktiv zu proaktiv zu verändern. Letztlich geht es darum, Krankheiten vorzubeugen und die durchschnittliche Lebenserwartung durch Krankheitsprävention zu verlängern, die Menschen länger und gesünder leben zu lassen.
>
> Levy: Es klingt, als würde sich diese Mission ein wenig mit der von einem anderen Google-Gesundheitsunternehmen, Calico, überschneiden. Arbeiten Sie mit denen zusammen?
>
> Conrad: Lassen Sie mich Ihnen den feinen Unterschied erklären. Calicos Mission ist es, die maximale Lebenserwartung zu verbessern, die Menschen länger leben zu lassen, indem neue Wege zur Verhinderung des Alterns entwickelt werden. Unsere Mission ist es, die meisten Menschen länger leben zu lassen, indem wir die Krankheiten loswerden, die einen früher getötet haben.

> Levy: Im Grunde helft ihr uns, lange genug zu leben, damit Calicos Produkte wirken können.
>
> Conrad: Genau. Wir helfen Ihnen, lange genug zu leben, damit Calico Sie länger leben lassen kann.«

Im Jahr 2020 war ein von DeepMind entwickeltes KI-Netzwerk namens AlphaFold in der Lage, eines der komplexesten Probleme der Biologie zu lösen: die Proteinfaltung. Dies war ein solcher Meilenstein, dass die renommierte Wissenschaftszeitschrift *Nature* schrieb: »Es wird alles verändern« und AlphaFold zu einem der wichtigsten wissenschaftlichen Fortschritte des Jahres kürte. Zu wissen, wie sich Proteine falten, ist von grundlegender Bedeutung, um zu verstehen, wie die Biologie funktioniert, und KI beschleunigt somit unser Verständnis der Biologie.

In Anlehnung an die Terminologie von Kurzweil und Grossman könnte man vereinfacht sagen, dass Verily auf der Zweiten Brücke und Calico auf der Dritten Brücke zum unendlichen Leben steht. Neben IBM und Google entwickeln auch andere Technologieunternehmen wie Amazon, Apple, Meta, GE, Intel und Microsoft künstliche Intelligenz, die bald klinische Anwendung findet. Das Gleiche gilt für andere Technologieunternehmen in Japan und China, Länder, die bereits unter den Problemen einer alternden Bevölkerung leiden. In Japan arbeiten große Unternehmen wie Sony und Toyota mit Robotern als Gesundheitsassistenten und Krankenschwestern, und in China entwickeln Unternehmen wie Baidu (bekannt als »Chinas Google«) und BGI (bis 2008 als *Beijing Genomics Institute* bekannt und in der Technologiestadt Shenzhen in der Nähe von Hongkong ansässig) künstliche Intelligenz, die sich auf die Erkennung von Krankheiten und die Sequenzierung von Genomdaten konzentriert.[157]

Die chinesische Regierung hat die strategische Entscheidung getroffen, eine technologische Macht zu werden, von künstlicher Intelligenz bis hin zu Medizin und Biotechnologie. In Anbetracht ihrer jüngsten Erfolge ist es wahrscheinlich, dass es den Chinesen gelingen wird, und zwar bald, da die nationale Krise der Überalterung und der demografischen Schrumpfung sie dazu zwingt. China sieht sich mit dem zusätzlichen Problem konfrontiert, dass seine Bevölkerung zu altern beginnt, ohne sich zuvor wirtschaftlich abgesichert zu haben – Menschen in Industrieländern werden erst reich und altern dann. Außerdem zeigen demografische Prognosen, dass China als Folge der Ein-Kind-Politik einen enormen Bevölkerungsrückgang erleiden wird. Das Gleiche gilt für Japan, wo die Bevölkerung in den kommenden Jahrzehnten stark abnehmen wird, obwohl es in Japan nie eine Politik der Geburtenbeschränkung gab. Deshalb ist es für den Rest der Welt wichtig, von den Erfahrungen Japans und Chinas hinsichtlich ihrer jeweiligen demografischen Krisen zu lernen. Glücklicherweise ist die Zukunft der Bevölkerung nicht in Stein gemeißelt und die aktuellen Trends können dank der Anti-Aging- und Verjüngungstechnologien, die in den kommenden Jahren entwickelt werden, umgekehrt werden, insbesondere in China und Japan.

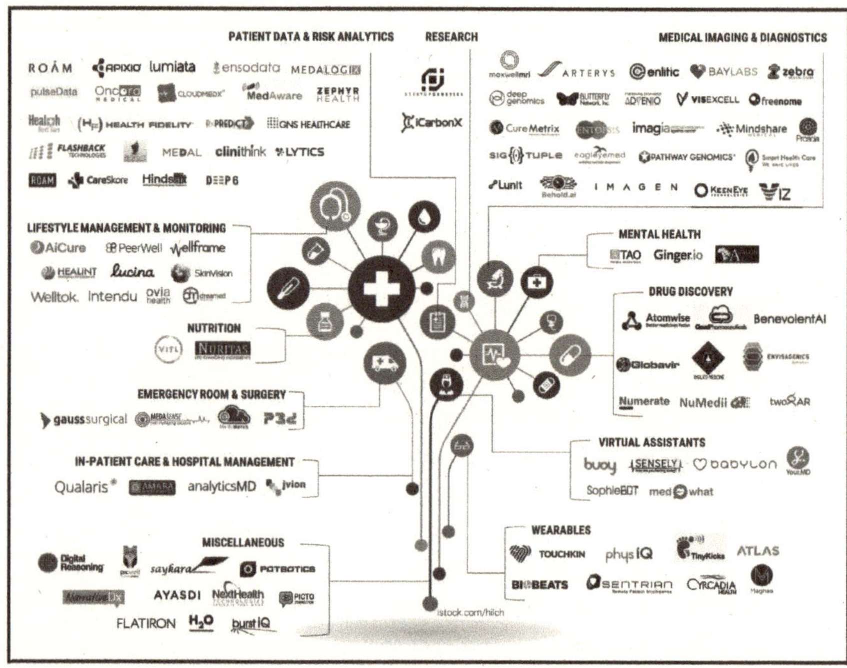

Abbildung: 4.10: Das aufkommende Ökosystem der künstlichen Intelligenz im Gesundheitswesen
Quelle: CB Insights (2020)

Künstliche Intelligenz schreitet sowohl im Westen als auch im Osten rasant voran, und die ersten Anwendungsbereiche sind für das Gesundheitswesen, die Medizin und die Biologie vorgesehen. Laut einem aktuellen Bericht des Marktforschungsunternehmens CB Insights ist der am schnellsten wachsende Bereich für die Anwendung künstlicher Intelligenz die Gesundheit, auf die der größte Strom an Investitionen und Risikokapital abzielt. Die Nutzung großer Datenmengen oder »Makrodaten« (*Big Data*), dank der Entwicklung neuer individueller Messwerte, viele davon medizinisch, ermöglicht es, künftig immer mehr Informationen zu analysieren, bessere Vergleiche anzustellen und die Qualität medizinischer Diagnosen zu verbessern. Große Unternehmen und kleine Start-ups drängen dank künstlicher Intelligenz, einschließlich Deep-Learning-Techniken, in die Welt der Medizin. Abbildung 4.10 zeigt das entstehende Ökosystem neuer medizinischer Unternehmungen im Zusammenhang mit künstlicher Intelligenz.

Laut dem Bericht von CB Insights werden wir ein beschleunigtes Wachstum des Sektors und eine deutliche Verbesserung der Gesundheit der Menschen erleben. Möglich machen das Start-ups, die mit exponentiellen Technologien arbeiten, die große Veränderungen im traditionellen medizinischen Sektor anstoßen:[158]

> »Wir haben über 100 Unternehmen identifiziert, die Algorithmen des maschinellen Lernens und prädiktive Analysen anwenden, um unter anderem die Zeit für die Entwicklung von Medikamenten zu verkürzen, Patienten virtuell zu unterstützen und Krankheiten durch die Verarbeitung medizinischer Bilder zu diagnostizieren.
>
> Bis 2025 könnten KI-Systeme an allem beteiligt sein, vom Gesundheitsmanagement für die Bevölkerung bis hin zu digitalen Avataren, die in der Lage sind, spezifische Patientenanfragen zu beantworten.«

Der indisch-amerikanische Ingenieur und Geschäftsmann Vinod Khosla, Mitbegründer von Sun Microsystems und Risikokapitalgeber für neue Technologien, erklärte auf einer Konferenz der Stanford University School of Medicine die kommenden exponentiellen Veränderungen:[159]

»Das Innovationstempo in der Softwarebranche war über alle Branchen hinweg stets viel schneller als in allen anderen Bereichen. Es gibt eine Menge guter Gründe, warum die Innovationszyklen im Gesundheitswesen (das sich mit den ›Biowissenschaften‹ überschneidet), wie zum Beispiel in der Pharmaindustrie, traditionell langsam sind.

So dauert es zehn bis 15 Jahre, ein Medikament zu entwickeln und tatsächlich auf den Markt zu bringen, mit einer unglaublich hohen Misserfolgsrate. Die Sicherheit ist ein großes Thema, also mache ich dem Prozess keinen Vorwurf. Ich denke, er ist gerechtfertigt und die [Food and Drug Administration] ist angemessen vorsichtig. Aber weil die digitale Gesundheit oft weniger Sicherheitshürden hat und Iterationen in Zwei- bis Drei-Jahres-Zyklen stattfinden können, steigt die Innovationsrate erheblich.

In den nächsten zehn Jahren werden Data Science und Software mehr für die Medizin tun als alle biologischen Wissenschaften zusammen.«

Mehrere Regierungen haben angekündigt, dass sie beginnen werden, neue Möglichkeiten zur Verbesserung der Gesundheit durch künstliche Intelligenz, neue Sensoren, Big Data und andere neue Technologien zu nutzen. So auch die britische Regierung, die angekündigt hat, dass sie dank der Unterstützung verschiedener Unternehmen ab dem Jahr 2020 das Genom von 500.000 Bürgern über die UK Biobank kostenlos sequenzieren wird.[160] Die US-Regierung hat eine ähnliche Maßnahme über die National Institutes of Health angekündigt, um eine Million Genome zu sequenzieren und ihre Initiative für Präzisionsmedizin im Jahr 2022 zu starten.[161] Die isländische Regierung realisierte 1996 als Erste über das Unternehmen deCODE solche Initiativen, und später setzen andere Länder wie Estland und Katar ähnliche Pläne um. Es ist an der Zeit, von der kurativen Medizin zur präventiven Medizin überzugehen, und künstliche Intelligenz ist ein grundlegendes Werkzeug, um dies zu erreichen.

Laut einem weiteren Bericht, der Anfang 2018 von der Technologie-Investmentfirma Deep Knowledge Ventures veröffentlicht wurde, führt künstliche Intelligenz zu beeindruckenden Fortschritten im Gesundheitswesen:[162]

> »Das Gesundheitswesen wird der führende Bereich der vierten industriellen Revolution sein, und einer der wichtigsten Katalysatoren für Veränderungen wird die künstliche Intelligenz (KI) sein.
>
> KI im Gesundheitswesen ist eine Sammlung verschiedener Technologien, die es Maschinen ermöglichen, zu erkennen, zu verstehen, zu handeln und zu lernen, sodass sie administrative und klinische Funktionen im Gesundheitswesen übernehmen können. Im Gegensatz zu älteren Technologien, die nur Algorithmen/Werkzeuge sind, die die menschliche Arbeit lediglich unterstützen, kann KI im Gesundheitswesen heute die menschliche Tätigkeit wirklich erweitern.
>
> KI hat bereits mehrere Bereiche im Gesundheitswesen revolutioniert, angefangen bei der Erstellung von Behandlungsplänen über die Unterstützung bei sich wiederholenden Aufgaben bis hin zum Medikamenten-Management oder der Erstellung von Medikamenten. Und das ist erst der Anfang.«

Künstliche Intelligenz wird der Schlüssel sein, um unsere Gesundheit zu verbessern, medizinische Behandlungen zu innovieren, neue pharmazeutische Produkte zu entdecken und Gesundheitssysteme zu optimieren. Wir müssen aufmerksam und offen sein, um alle Vorteile der künstlichen Intelligenz zu verstehen und zu nutzen. Obwohl manche Angst vor KI haben, sollten wir sie nicht als Gefahr, sondern als große Chance sehen. Künstliche Intelligenz wird die menschliche Intelligenz ergänzen und steigern, nicht ersetzen. Das eigentliche Problem ist nicht die künstliche Intelligenz, das eigentliche Problem ist die menschliche Dummheit, und leider ist der Mensch von Natur aus ziemlich dumm. Wir glauben, dass wir mithilfe der künstlichen Intelligenz die menschliche Intelligenz vertiefen und verbessern und die historische Herausforderung des Alterns überwinden werden.

VON DER LEBENSVERLÄNGERUNG ZUR LEBENSERWEITERUNG

In der griechischen Mythologie war Tithonos ein sterblicher Sohn von Laomedon, König von Troja, und Bruder von Priamos. Tithonos war so umwerfend schön, dass sich die Göttin Eos in ihn verliebte. Eos war die Göttin der Morgenröte und bat Zeus, ihrem geliebten Tithonos Unsterblichkeit zu verleihen, was der Göttervater auch gewährte. Allerdings vergaß die Göttin Eos, auch um ewige Jugend zu bitten, sodass Tithonos immer älter wurde, schrumpfte und Falten bekam. In einigen Versionen endet Tithonos als Zikade oder Grille – unsterblich, geschrumpft und faltig.[163]

In diesem Buch verteidigen wir die Verlängerung des Lebens, damit wir unendlich jung und nicht unendlich alt werden können. Die Idee ist nicht, geschrumpft und faltig wie Tithonos zu überleben, sondern ein Leben in maximaler Fülle zu leben. Um dies sehr deutlich zu machen, ist es notwendig, von der Verlängerung des Lebens zur Erweiterung des Lebens überzugehen.

Im einleitenden Teil dieses Buches wird der israelische Historiker Yuval Noah Harari erwähnt. In seinem zweiten Buch, *Homo Deus – A Brief History of Tomorrow*, spricht Harari von der Unsterblichkeit als dem ersten großen Weltprojekt des 21. Jahrhunderts und erklärt dann:[164]

> »Das zweite große Projekt auf der menschlichen Agenda wird wahrscheinlich sein, den Schlüssel zum Glück zu finden. Im Verlauf der Geschichte haben zahlreiche Denker, Propheten und einfache Menschen das Glück und nicht das Leben selbst als höchstes Gut definiert. Im antiken Griechenland erklärte der Philosoph Epikur, dass die Verehrung von Göttern Zeitverschwendung sei, dass es keine Existenz nach dem Tod gebe und dass Glück der einzige Zweck des Lebens sei. Die meisten Menschen in der Antike lehnten den Epikureismus ab, aber heute ist er zur Standardansicht geworden. Die Skepsis gegenüber dem Leben nach dem Tod treibt die Menschen dazu, nicht nur die Unsterblichkeit, sondern auch das irdische Glück zu suchen. Denn wer möchte schon ewig im ewigen Elend leben?

> Für Epikur war das Streben nach Glück ein persönliches Streben. Moderne Denker hingegen sehen es eher als kollektives Projekt. Ohne staatliche Planung, wirtschaftliche Ressourcen und wissenschaftliche Forschung kommt der Einzelne in seinem Streben nach Glück nicht weit. Wenn Ihr Land vom Krieg zerrissen ist, wenn die Wirtschaft in der Krise steckt und wenn es keine Gesundheitsversorgung gibt, werden Sie wahrscheinlich unglücklich sein. Ende des 19. Jahrhunderts erklärte der britische Philosoph Jeremy Bentham, das höchste Gut sei ›das größte Glück der größten Zahl‹ und schlussfolgerte, dass das einzig erstrebenswerte Ziel des Staates, des Marktes und der Wissenschaft die Steigerung des globalen Glücks sei. Politiker sollten Frieden schaffen, Geschäftsleute den Wohlstand fördern und Gelehrte die Natur studieren, nicht zum größeren Ruhm von König, Land oder Gott – sondern damit Sie und ich ein glücklicheres Leben genießen können.«

Unser Ziel muss es sein, sowohl die Quantität des Lebens als auch die Qualität des Lebens zu erhöhen. Dies ist im Verlauf der Menschheitsgeschichte schon geschehen: Vor Tausenden von Jahren lag die Lebenserwartung zwischen 20 und 25 Jahren. Von dieser Gesamtzeit verbrachten wir ein Drittel mit Schlafen (wenn man von acht Stunden Schlaf an einem 24-Stunden-Tag ausgeht) und den Rest mit Arbeit, hauptsächlich um zu überleben. In prähistorischen Zeiten gab es keine formale Bildung (man lernte durch die Arbeit mit den Älteren, die nicht wirklich alt waren, und das Lernen konzentrierte sich auf die Arbeit für den Lebensunterhalt), und es gab kaum Freizeit. Diese Situation blieb über Jahrtausende hinweg mehr oder weniger unverändert. Selbst im klassischen Rom blieb die Lebenserwartung in der Größenordnung von 25 Jahren, wie in Abbildung 4.11 dargestellt.

Es dauerte mehrere Jahrhunderte, bis die Lebenserwartung von einem Vierteljahrhundert (25 Jahre) auf etwa ein halbes Jahrhundert (50 Jahre) zu Beginn des 20. Jahrhunderts anstieg. Zu Beginn des 21. Jahrhunderts haben wir eine durchschnittliche Lebenserwartung von etwa einem Dreiviertel-Jahrhundert (75 Jahre) erreicht, und bei der Geschwindigkeit, mit der wir uns bewegen, werden wir in wenigen Jahren ein ganzes Jahrhundert an

Lebenserwartung erreichen, die dann unendlich ansteigen wird, bis wir die Langlebigkeits-Fluchtgeschwindigkeit erreichen.

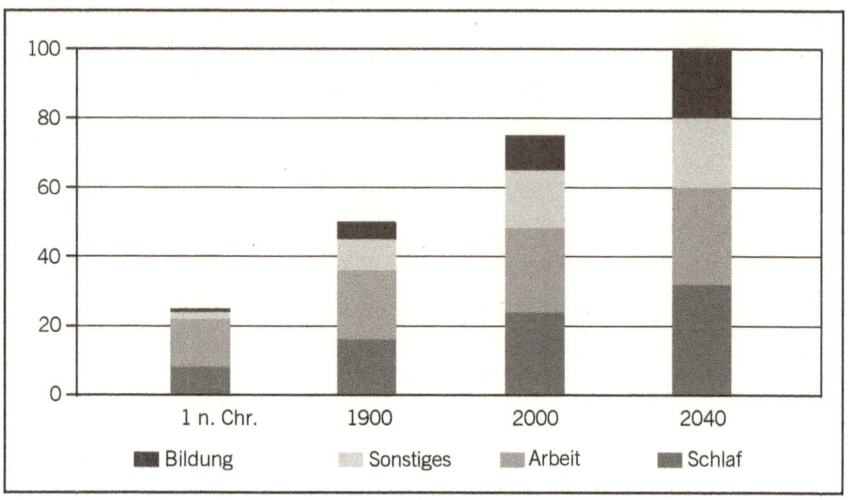

Abbildung 4.11: Veränderte Lebenserwartung im Verlauf der Geschichte (Jahre nach Aktivität)

Quelle: Eigene Darstellung (2022)

Durch all diese großen Veränderungen in den vergangenen Jahrhunderten ist nicht nur die Lebenserwartung gestiegen, sondern wir haben auch mehr Zeit für Bildung und weitere Aktivitäten zur Verfügung, die weit über die reine Arbeit für den Lebensunterhalt hinausgehen. Diese freie Zeit hat im Verlauf der Geschichte ebenfalls allmählich zugenommen hat. Vor Tausenden von Jahren, als wir in den Savannen Afrikas lebten, arbeiteten wir fast den ganzen Tag, jeden Tag, bis wir starben. Wenn wir nicht nach Nahrung gesucht haben, verhungerten wir. Wenn wir uns nicht vor wilden Tieren schützten, konnten wir als Nahrung für diese enden. Es gab keine Samstage oder Sonntage.

Nach der Erfindung des Ackerbaus und der Gründung der ersten Städte wurde der Mensch vom Nomaden zum Sesshaften, und viele Religionen widmeten ihrem Gott einen heiligen Tag. So wurde ein spezieller Tag eingeführt, der der lokalen Gottheit gewidmet wurde: Einige Kulturen nutzten den Samstag, den Sonntag oder andere Tage. Jahrhunderte vergingen, bis mitten in der industriellen Revolution ein Wochenende mit zwei arbeitsfreien Tagen entstand (in der europäischen Tradition meist Samstag und Sonntag). Jetzt, im 21. Jahrhundert, gibt es erste Ansätze, den Arbeitstag auf nur vier Tage zu reduzieren und/oder die Arbeitszeit auf 30 oder 35 Stunden pro Woche zu senken. Vor Tausenden von Jahren wäre dies für unsere Vorfahren in Afrika völlig unvorstellbar gewesen.

Wir haben im Verlauf der Geschichte einen weiten Weg in der Verlängerung des Lebens zurückgelegt, und auch in der Ausdehnung des Lebens. In den vergangenen paar Jahrhunderten hat sich unsere Lebenserwartung stark erhöht, ebenso wie die Zeit, die wir anderen kreativen Aktivitäten widmen können. Heute haben wir mehr Zeit für Kunst, Musik, Bildhauerei und viele andere künstlerische Manifestationen, als unsere Vorfahren je hatten. Nach den Theorien des amerikanischen Psychologen Abraham Maslow sind wir in der Pyramide der menschlichen Bedürfnisse aufgestiegen. Wir lassen die rein physiologischen Bedürfnisse hinter uns, um uns mehr und mehr auf die Bedürfnisse der Selbstverwirklichung zu konzentrieren. Diese Dynamik muss sich in Zukunft mit mehr Quantität und auch mehr Lebensqualität fortsetzen.[165]

Der französische Philosoph Marie-Jean-Antoine Nicolas de Caritat, bekannt als Marquis de Condorcet, war ein großer Visionär, der seine letzten Tage in der turbulenten Zeit der Französischen Revolution verbrachte. Sein Buch *Sketch for a Historical Picture of the Progress of the Human Mind* ist ein beeindruckender Blick in die Zukunft, in eine Welt voller Möglichkeiten:[166]

> »Wäre es nun absurd, anzunehmen, dass diese Verbesserung unendlich fortschreiten kann; anzunehmen, dass die Zeit kommen muss, in der der Tod nur durch außergewöhnliche Unfälle oder durch den (von Generation zu Generation immer langsamer werdenden) Verfall der Lebenskräfte des Menschen verursacht wird, und dass schließlich die Zeitspanne zwischen der Geburt eines Menschen und diesem Verfall keinen zuordenbaren Wert mehr haben wird?«

Der Mensch entwickelte sich vor Millionen von Jahren aus anderen vormenschlichen Vorfahren, die sich wiederum aus früheren, archaischeren

Vorfahren entwickelten und so weiter, bis hin zu bescheidenen Bakterien vor Milliarden von Jahren. Was ist also die Zukunft der Menschheit? Werden wir jetzt, da wir von der langsamen biologischen Evolution zur schnellen technologischen Evolution übergehen, zu Quasi-Gottheiten, wie Harari vorschlägt? Der englische Schriftsteller William Shakespeare drückt es in seinem berühmten Werk *Hamlet* gut aus:[167]

> »Wir wissen, was wir sind, aber wir wissen nicht, was wir sein können.«

Der Mensch hat das Potenzial, nicht nur zu »sein«, sondern auch zu »werden«. Der Mensch kann rationale Mittel nutzen, um den Zustand des Menschen und der Außenwelt zu verbessern, und wir können sie auch nutzen, um uns selbst zu verbessern, angefangen bei unserem eigenen Körper. All diese technologischen Möglichkeiten müssen in den Dienst der Menschen gestellt werden, um länger und in besserer Gesundheit zu leben, um unsere intellektuellen, physischen und emotionalen Fähigkeiten zu verbessern. Um ein bekanntes Sprichwort zu paraphrasieren: Wir werden dem Leben mehr Jahre hinzufügen und auch den Jahren mehr Leben.

Wie die Geschichte zeigt, wollten wir Menschen schon immer unsere körperlichen und geistigen Grenzen überschreiten. Die Art und Weise, wie die neuen Technologien eingesetzt werden, wird den Charakter unserer Gesellschaft tiefgreifend verändern und die Sicht auf uns selbst und unseren Platz im großen Ganzen, im Universum, in der Evolution des Lebens selbst unwiderruflich verändern. Wir stehen am Beginn eines langen Weges in eine Zukunft voller großer Chancen und Risiken. Wir müssen intelligent, aber ohne Angst voranschreiten, wie es der amerikanische Science-Fiction-Autor David Zindell in seinem Roman *Der zerbrochene Gott* formuliert:

- »Was ist dann ein Mensch?«
- »Ein Samen.«
- »Ein ... Samen?«
- »Eine Eichel, die keine Angst hat, sich selbst zu zerstören, wenn sie zu einem Baum heranwächst.«

KAPITEL 5

WAS KOSTET UNS DAS?

Wer das Leben nicht wertschätzt, hat es nicht verdient
LEONARDO DA VINCI, 1518

Alle meine Besitztümer für einen Moment der Zeit
KÖNIGIN ELISABETH I. VON ENGLAND, 1603

Technologien sind anfangs nur für Wohlhabende erschwinglich, aber auf dieser Stufe funktionieren sie eigentlich nicht besonders gut. In der nächsten Stufe sind sie nur noch teuer und funktionieren etwas besser. Dann funktionieren sie recht gut und sind preiswert. Am Ende sind sie fast kostenlos
RAY KURZWEIL, 2005

Viele Menschen sorgen sich, dass eine allgemein steigende Lebenserwartung zu einem erheblichen Anstieg der Ausgaben führen wird, insbesondere derjenigen, die mit den Gebrechen und Krankheiten des Alters zusammenhängen. Diese Bedenken sollten sehr ernst genommen werden, insbesondere jetzt, da die Gesellschaften altern.

VON JAPAN BIS ZU DEN VEREINIGTEN STAATEN: SCHNELL ALTERNDE BEVÖLKERUNGEN

Diese Besorgnis hat der angesehene japanische Politiker Taro Aso, Enkel eines früheren japanischen Premierministers und selbst von September 2008 bis September 2009 Premierminister, bei mehreren Gelegenheiten direkt zum Ausdruck gebracht. Während seiner Amtszeit als Premierminister war Aso der erste Politiker eines anderen Kontinents, der US-Präsident Barack Obama im Weißen Haus besuchte. Weltweite Beachtung fanden Asos Aussagen über die Kosten der öffentlichen Hand für die Gesundheitsversorgung von Rentnern, einer sozialen Gruppe, die häufig medizinische Hilfe benötigt:[168]

> »Ich sehe bei Klassentreffen Leute im Alter von 67 oder 68 Jahren, die herumhumpeln und ständig zum Arzt gehen«, sagte er. »Warum soll ich für Leute zahlen, die nur essen und trinken und sich nicht anstrengen?«

Aso sagte nicht ohne Grund, dass diese Menschen, die im gleichen Alter wie er waren, sich mehr um sich selbst kümmern müssten, zum Beispiel jeden Tag spazieren gehen, und nicht so abhängig von staatlicher Hilfe sein sollten. Im Dezember 2012, nach einer Phase, in der seine Partei nicht mehr an der Regierung beteiligt war und er von der Parteiführung zurücktrat, hatte Aso zwei Ämter inne: Vize-Premierminister und Finanzminister. Einen Monat später kam er in einer Erklärung, über die in *The Guardian* berichtet wurde, auf das Thema der Kosten einer alternden Bevölkerung zurück:[169]

> »Taro Aso, der Finanzminister, sagte am Montag, dass es den älteren Menschen erlaubt sein sollte, ›sich mit dem Sterben zu beeilen‹, um den Druck auf den Staat zu verringern, für ihre medizinische Versorgung zu zahlen.
>
> ›Himmel bewahre, dass man gezwungen wird, weiterzuleben, wenn man sterben will. Ich würde mit einem zuneh-

> mend schlechten Gefühl aufwachen, wenn ich wüsste, dass [die lebensverlängernde Behandlung] von der öffentlichen Hand bezahlt wird‹, sagte er während eines Treffens des Nationalen Rats zur Reform der sozialen Sicherheit. ›Das Problem wird nicht gelöst werden, außer man lässt sie schnell sterben.‹
>
> Steigende Sozialkosten, insbesondere für ältere Menschen, waren der Grund für die Entscheidung im vergangenen Jahr, die Verbrauchssteuer in den nächsten drei Jahren auf 10 Prozent zu verdoppeln, ein Schritt, den Asos Liberaldemokratische Partei unterstützte.
>
> Und als sei das nicht genug, bezeichnete er ältere Patienten, die nicht mehr in der Lage sind, sich selbst zu ernähren, als ›Menschen am Schlauch‹.«

Der Journalist berichtete auch über Asos Pläne für den Fall, dass er selbst erkranke:

> »Der 72-Jährige, der auch als stellvertretender Premierminister fungiert, sagte, er würde die Pflege am Lebensende ablehnen. ›Ich brauche diese Art von Pflege nicht‹, sagte er in Kommentaren, die von lokalen Medien zitiert wurden, und fügte hinzu, dass er eine Notiz geschrieben habe, die seine Familie anweist, ihm lebensverlängernde medizinische Behandlung zu verweigern.«

Die beiden öffentlichen Äußerungen aus 2009 und 2012 musste Aso aus Gründen der »political correctness« schnell korrigieren. Seine Berater hatten Sorge, dass sie sonst die Unterstützung der großen Gruppe der älteren japanischen Wählerschaft verlieren könnten, derjenigen mit dem größten Wachstum und dem größten politischen Gewicht. Zu sagen, dass Rentner »herumhumpeln«, war zu unverblümt, also entschuldigte sich Aso. Er betonte, er habe niemanden verletzen wollen. Im Gegenteil, er wolle die Aufmerksamkeit auf die exorbitanten medizinischen Kosten von Krankheiten lenken, die durch ungesunde Lebensweisen verursacht werden. Man müsse zwar den gewählten Lebensstil respektieren, dürfe aber nicht zulassen, dass die medizinischen Kosten für eine solche Wahl ins Unermessliche steigen.

Asos Äußerungen in Japan erinnerten an Kommentare, die der Gouverneur von Colorado, Richard Lamm, einige Jahrzehnte zuvor (1984) bei einer öffentlichen Veranstaltung in Denver gemacht hatte. Die von Lamm geäußerten Meinungen wurden von der *New York Times* aufgegriffen:[170]

> »Ältere Menschen, die unheilbar krank sind, hätten die ›Pflicht zu sterben und aus dem Weg zu gehen, statt zu versuchen, ihr Leben mit künstlichen Mitteln zu verlängern‹, sagte der 48-jährige Richard D. Lamm, Gouverneur von Colorado, am Dienstag.
>
> Menschen, die sterben, ohne dass das Leben künstlich verlängert wird, seien vergleichbar mit ›Blättern, die von einem Baum abfallen und Humus bilden, an dem andere Pflanzen heranwachsen können‹,, äußerte der Gouverneur bei einem Treffen der *Colorado Health Lawyers Association* im St. Josephs Hospital.«

Lamms Anliegen war im Grunde das gleiche wie das von Aso:

> »Die Kosten für Behandlungen, die es einigen unheilbar kranken Menschen ermöglicht, länger zu leben, ruinierten die wirtschaftliche Gesundheit der Nation.«

Wir als Gesellschaft treffen kollektive Entscheidungen, um persönliche Freiheiten einzuschränken. Zum Beispiel bestehen wir darauf, dass jeder im Auto den Sicherheitsgurt anlegt, auch weil wir die medizinischen Kosten für Verletzungen im Straßenverkehr reduzieren wollen. Aber was ist mit den medizinischen Kosten, die aus der erhöhten Lebenserwartung resultieren? Haben wir wirklich das Recht, immer länger zu leben, wenn die Kosten im Gegenzug steigen?

DIE HOFFNUNG, DASS MENSCHEN BALD STERBEN WERDEN

Das Argument, es sei das Beste, wenn ältere Menschen, «sich mit dem Sterben beeilen«, wurde nicht nur von mehreren Politikern verteidigt, sondern auch (wenn auch in subtileren Worten) von dem bedeutenden amerikanischen medizinischen Schriftsteller Ezekiel Emanuel. Im Oktober 2014 schrieb Emanuel einen Artikel in *The Atlantic* (254) mit dem Untertitel »An argument that society and family – and you – will be better off if nature takes its course swiftly and promptly« (»Was dafür spricht, dass es der Gesellschaft und den Familien – und auch Ihnen – besser geht, wenn die Natur schnell und rechtzeitig ihren Lauf nimmt«). Der Titel des Artikels war noch überraschender als der Untertitel. Emanuel, der 1957 geboren wurde, wählte den Satz »Warum ich mit 75 Jahren sterben möchte«. Mit anderen Worten: Emanuel hofft, um das Jahr 2032 herum zu sterben, um niemandem zur Last zu fallen:[171]

> »So lange möchte ich leben: 75 Jahre.
>
> Dieser Wunsch regt meine Töchter auf. Er regt meine Brüder auf. Meine Freunde halten mich für verrückt. Sie denken, dass ich nicht ernst meinen kann, was ich da sage; dass ich nicht klar darüber nachgedacht habe, weil es so viel in der Welt zu sehen und zu tun gibt. Um mich von meinem Irrtum zu überzeugen, zählen sie die vielen Menschen auf, die ich kenne, die über 75 sind, und denen es recht gut geht. Sie sind sich sicher, dass ich, wenn ich näher an 75 herankomme, das gewünschte Alter auf 80, dann 85, vielleicht sogar 90 verschieben werde.
>
> Ich bin mir meiner Position sicher. Zweifellos ist der Tod ein Verlust. Er raubt uns Erlebnisse und Meilensteine und die Zeit mit unserem Ehepartner und unseren Kindern. Kurz gesagt, er raubt uns alles, was wir schätzen.
>
> Aber eine einfache Wahrheit wollen viele von uns nicht wahrhaben: Zu lange zu leben, ist auch ein Verlust. Es lässt viele von uns, wenn nicht behindert, so doch gehandicapt und

> eingeschränkt zurück, in einem Zustand, der vielleicht nicht schlimmer ist als der Tod, aber auch eine Entbehrung darstellt. Es beraubt uns unserer Kreativität und unserer Fähigkeit, einen Beitrag am Arbeitsplatz, in der Gesellschaft und in der Welt zu leisten. Es verändert die Art und Weise, wie Menschen uns wahrnehmen, wie sie mit uns interagieren, und was am wichtigsten ist, wie sie sich an uns erinnern. Man erinnert sich an uns nicht mehr als tatkräftige und Menschen voller Energie, sondern als schwach, nutzlos und sogar bedauernswert.«

Emanuels Referenzen sind beeindruckend. Er war Direktor der Abteilung für klinische Bioethik an den U.S. National Institutes of Health, Vorsitzender der Abteilung für medizinische Ethik und Gesundheitspolitik an der University of Pennsylvania, Vize-Provost der University of Pennsylvania und Autor des berühmten Buches *Reinventing American Health Care: How the Affordable Care Act Will Improve Our Terribly Complex, Blatantly Unjust, Outrageously Expensive, Grossly Inefficient, Error Prone System*, ein Buch, das eine entschiedene Verteidigung der Gesundheitsinitiativen von Präsident Barack Obama war.[172]

Emanuel verfügt eindeutig über großes Wissen. Und ist ein wichtiger Verfechter des Paradigmas der Akzeptanz des Alterns. Seine Sichtweise verdient unsere Aufmerksamkeit. Seine Argumentation stützt sich auf den Fall seines Vaters, der ebenfalls Arzt war:

> »Mein Vater ist ein gutes Beispiel für diese Situation. Vor etwa einem Jahrzehnt, kurz vor seinem 77. Geburtstag, bekam er Bauchschmerzen. Wie jeder gute Arzt ging er davon aus, dass es nichts Gravierendes war. Aber nachdem drei Wochen lang keine Besserung eintrat, ließ er sich überreden, zum Arzt zu gehen. Er hatte tatsächlich einen Herzinfarkt erlitten, der zu einem Herzkatheter und schließlich zu einem Bypass führte. Seitdem war er nicht mehr derselbe.
>
> Plötzlich wurde mein einst hyperaktiver Vater zu jemandem, dessen Gang, Sprache und Stimmung sich verlangsam-

> ten. Heute kann er zwar schwimmen gehen, die Zeitung lesen, seine Kinder am Telefon mit Fragen löchern und lebt noch mit meiner Mutter im eigenen Haus. Aber alles macht er viel langsamer. Obwohl er nicht an dem Herzinfarkt gestorben ist, kann man nicht behaupten, er führe ein erfülltes Leben. Als er mit mir darüber sprach, sagte mein Vater: ›Ich habe enorm an Tempo verloren. Das ist eine Tatsache. Ich mache keine Visiten mehr im Krankenhaus und unterrichte auch nicht mehr.‹«

Daraus folgert Emanuel:

> »In den vergangenen 50 Jahren hat die Gesundheitsfürsorge nicht den Alterungsprozess verlangsamt, sondern vielmehr den Sterbeprozess. Und wie das Beispiel meines Vaters zeigt, hat sich der Sterbeprozess dadurch verlängert.«

Der Punkt ist, dass eine höhere Lebenserwartung zu längeren Krankheitszeiten am Lebensende führt. Emanuel verweist auf quantitative Daten, die seine Sichtweise bekräftigen:

> »Doch in den vergangenen Jahrzehnten scheint die Zunahme der Lebenserwartung mit einer Zunahme von Behinderungen einherzugehen – und nicht mit einer Abnahme. So untersuchten Eileen Crimmins, Forscherin an der University of Southern California, und ein Kollege mithilfe von Daten der National Health Interview Survey die körperliche Funktionsfähigkeit von Erwachsenen. Sie analysierten, ob die Menschen eine Viertelmeile gehen, zehn Treppenstufen steigen, zwei Stunden lang stehen oder sitzen sowie aufstehen, sich bücken oder knien können, ohne spezielle Hilfsmittel zu benutzen. Die Ergebnisse zeigen, dass mit zunehmendem Alter eine fortschreitende Erosion der körperlichen Leistungsfähigkeit zu beobachten ist. Noch wichtiger ist, dass Crimmins herausfand, dass der Verlust der funktionalen Mobilität bei älte-

> ren Menschen zwischen 1998 und 2006 zunahm. Im Jahr 1998 hatten etwa 28 Prozent der amerikanischen Männer, die 80 Jahre und älter waren, eine funktionelle Einschränkung; im Jahr 2006 waren es fast 42 Prozent. Und bei den Frauen war das Ergebnis noch schlimmer: Mehr als die Hälfte der Frauen über 80 Jahren hatte eine funktionelle Einschränkung.«

Die Wahrscheinlichkeit, im Alter ein unglückliches Leben zu führen, steigt, wenn man einige Schlaganfallstatistiken berücksichtigt:

> »Nehmen Sie das Beispiel des Schlaganfalls. Die gute Nachricht ist, dass wir bei der Reduzierung der Sterblichkeit durch Schlaganfälle große Fortschritte gemacht haben. Zwischen 2000 und 2010 ging die Zahl der Todesfälle durch Schlaganfall um mehr als 20 Prozent zurück. Die schlechte Nachricht: Viele der rund 6,8 Millionen Amerikaner, die einen Schlaganfall überlebt haben, leiden an Lähmungen oder Sprachunfähigkeit. Und viele der geschätzten 13 Millionen weiteren Amerikaner, die einen ›stillen‹ Schlaganfall gehabt haben, leiden unter subtileren Hirnfunktionsstörungen, wie z. B. Störungen der Denkprozesse, der Stimmungsregulation und der kognitiven Funktionen. Schlimmer noch: Es wird prognostiziert, dass in den nächsten 15 Jahren die Zahl der Amerikaner, die an schlaganfallbedingten Behinderungen leiden, um 50 Prozent ansteigen wird.«

Darüber hinaus müssen wir die Herausforderung der Demenz berücksichtigen:

> »Die Situation wird noch besorgniserregender, wenn wir uns mit der schrecklichsten aller Möglichkeiten auseinandersetzen: dem Leben mit Demenz und anderen erworbenen geistigen Behinderungen. Zurzeit haben etwa fünf Millionen Amerikaner über 65 Jahre Alzheimer; jeder dritte Amerikaner

über 85 Jahre hat Alzheimer. Und die Aussichten, dass sich das in den nächsten Jahrzehnten ändert, sind nicht gut. Zahlreiche aktuelle Studien mit Medikamenten, die Alzheimer verlangsamen, geschweige denn reversibel machen oder prophylaktisch wirken sollten, sind so kläglich gescheitert, dass Forscher das gesamte Krankheitsparadigma überdenken, das einen Großteil der Forschung der vergangenen Jahrzehnte geprägt hat. Statt eine Heilung in absehbarer Zukunft vorherzusagen, warnen viele vor einem Tsunami der Demenz – einem fast 300-prozentigen Anstieg der Zahl älterer Amerikaner mit Demenz bis zum Jahr 2050.«

DIE KOSTEN DER ALTERUNG

Emanuels Ansicht deckt sich mit der Meinung, die Francis Fukuyama, ein japanisch-amerikanischer Politikwissenschaftler und Professor an den Universitäten Johns Hopkins und Stanford, im Jahr 2003 äußerte. Fukuyama sprach bei einer SAGE Crossroads-Debatte mit dem Titel »What are the Possibilities and the Pitfalls in Aging Research in the Future?« (Was sind die Möglichkeiten und Fallstricke der Altersforschung in der Zukunft?):[173]

»Lebensverlängerung scheint mir ein perfektes Beispiel für etwas zu sein, das eine negative Externalität ist, was bedeutet, dass es für jeden Einzelnen individuell rational und wünschenswert ist, aber Kosten für die Gesellschaft mit sich bringt.

Im Alter von 85 Jahren entwickeln etwa 50 Prozent der Menschen irgendeine Form von Alzheimer, und der Grund für die explosionsartige Zunahme dieser speziellen Krankheit ist einfach, dass alle anderen kumulativen Bemühungen der Biomedizin es den Menschen ermöglicht haben, so lange zu leben, dass sie diese schwächende Krankheit bekommen können.

Ich hatte eine persönliche Erfahrung damit; meine Mutter war die letzten paar Jahre ihres Lebens in einem Pflegeheim,

> und wenn man Menschen sieht, die in dieser Situation gefangen sind, ist das wirklich eine moralisch ziemlich beunruhigende Sache. Denn niemand will, dass seine Angehörigen sterben, aber diese Menschen sind einfach in einer Situation gefangen, in der sie die Kontrolle verloren haben.«

Die amerikanischen Forscher Berhanu Alemayehu und Kenneth E. Warner untersuchten 2004, welche Anteile der (inflationsbereinigten) Ausgaben einer Person für Gesundheitsleistungen den einzelnen Lebensabschnitten entsprechen, Ergebnisse, die sie in ihrem Bericht »The Lifetime Distribution of Health Care Costs« veröffentlichten.[174] Darin analysierten sie die Gesundheitsausgaben von fast vier Millionen Mitgliedern von Blue Cross Blue Shield of Michigan sowie Daten aus dem *Medicare Current Beneficiary Survey*, dem *Medical Expenditure Panel Survey*, der *Michigan Mortality Database* und Zählungen von Pflegeheimpatienten aus Michigan.

Die gestiegenen Ausgaben für medizinische Leistungen für ältere Menschen können als Ergebnis mehrerer Faktoren verstanden werden:

- Mit zunehmendem Alter werden Menschen anfälliger für mehr als eine Erkrankung gleichzeitig, was als »Komorbidität« bezeichnet wird.
- Patienten mit Komorbidität verschlingen bereits einen erheblichen Anteil der nationalen Gesundheitsausgaben aufgrund der komplexen Wechselwirkungen zwischen verschiedenen gesundheitlichen Problematiken.
- Auch ohne Komorbidität ist es bei älteren Menschen weniger wahrscheinlich, dass sie schnell auf medizinische Standardbehandlungen ansprechen, da ihr Körper schwächer und weniger belastbar ist.
- Während sich der Gesundheitszustand älterer Menschen verschlechtert, kann die moderne Medizin diese Menschen länger am Leben halten als früher. Allerdings verursacht diese verlängerte Behandlung auch weitere Kosten.

Dieses Muster fügt sich in ein breiteres Muster ein, das manchmal »demografische Krise« genannt wird:

- Familien haben weniger Kinder.
- Ältere Menschen leben länger.
- Der Anteil der kontinuierlich arbeitenden Menschen nimmt ab, im Vergleich zu denjenigen, die aus dem Berufsleben ausgeschieden sind und die wahrscheinlich mehr Gesundheitskosten verursachen.
- Ohne substanzielle Änderungen droht den Volkswirtschaften aufgrund der steigenden Nachfrage nach Gesundheitsleistungen der Bankrott.

Emanuel befürwortet keine Euthanasie, assistierten Suizid oder Ähnliches, und er geht seit Langem entschieden gegen solche Initiativen vor. Derartiges hat er nicht im Sinn. Im Gegenteil, was er vorschlägt, ist:

> »Wenn ich einmal 75 Jahre alt geworden bin, wird sich meine Herangehensweise an meine Gesundheitsvorsorge komplett ändern. Ich werde mein Leben nicht aktiv beenden. Aber ich werde auch nicht versuchen, es zu verlängern. Wenn der Arzt heute einen Test oder eine Behandlung empfiehlt, insbesondere eine, die unser Leben verlängern würde, obliegt es uns, einen guten Grund zu nennen, warum wir das nicht wollen. Der Druck durch die Medizin und die Familie führt dazu, dass wir solche Behandlungen fast immer akzeptieren.
>
> Meine Einstellung stellt diese Vorgabe auf den Kopf. Ich lasse mich von dem leiten, was Sir William Osler in seinem klassischen medizinischen Lehrbuch der Jahrhundertwende *The Principles and Practice of Medicine* schrieb: ›Die Lungenentzündung kann durchaus als der Freund der Alten bezeichnet werden. Von ihr in einer akuten, kurzen, oft nicht schmerzhaften Krankheit dahingerafft, entgeht der alte Mensch jenen ›kalten Abstufungen des Verfalls‹, die für ihn und seine Freunde so quälend sind.‹
>
> Meine von Osler inspirierte Philosophie ist die folgende: Mit 75 und darüber hinaus brauche ich einen guten Grund, um nicht zum Arzt zu gehen und irgendeinen medizinischen Test zu machen oder mich einer Behandlung zu unterziehen, wie routinemäßig und schmerzlos sie auch sein mag. Und

dieser gute Grund ist, dass ich ›das wird Ihr Leben verlängern‹ nicht hören will. Ich werde keine regelmäßigen präventiven Tests, Vorsorgeuntersuchungen oder Eingriffe mehr durchführen lassen. Ich werde nur noch palliative – nicht kurative – Behandlungen akzeptieren, wenn ich unter Schmerzen oder anderen Einschränkungen leide.

Das bedeutet, dass Darmspiegelungen und andere Krebsvorsorgeuntersuchungen nicht infrage kommen – auch nicht vor dem 75. Lebensjahr. Wenn bei mir jetzt, mit 57, Krebs diagnostiziert würde, würde ich mich wahrscheinlich behandeln lassen, es sei denn, die Prognose wäre sehr schlecht. Aber mit 65 lasse ich meine letzte Darmspiegelung machen. Ich unterziehe mich auch keiner Prostatakrebsuntersuchung mehr. (Wenn ein Urologe einen PSA-Test bei mir machen würde, obwohl ich ihm gesagt habe, dass ich nicht daran interessiert bin, und mich dann anrufen würde, um mir das Ergebnis mitzuteilen, würde ich auflegen, bevor er es mir sagen könnte. Ich hätte den Test für ihn gemacht, würde ich ihm sagen, und nicht für mich.) Ich werde mich weder einem Herzklappenersatz noch einer Bypass-Operation unterziehen. Wenn ich ein Emphysem oder ein ähnliches Leiden mit häufigen Schüben entwickle, die mich in der Regel ins Krankenhaus bringen, werde ich eine Behandlung akzeptieren, um die durch das Erstickungsgefühl verursachten Beschwerden zu lindern, aber ich werde mich weigern, länger im Krankenhaus zu bleiben.

Was ist mit einfachen Dingen? Grippeimpfungen kommen für mich nicht infrage. Im Falle einer Grippeepidemie sollte sich ein jüngerer Mensch, der noch sein Leben vor sich hat, jedoch impfen lassen oder irgendwelche antiviralen Medikamente bekommen. Eine große Herausforderung sind Antibiotika bei Lungenentzündungen oder Haut- und Harnwegsinfektionen. Antibiotika sind billig und bei der Heilung von Infektionen weitgehend wirksam. Es fällt uns schwer, nein zu sagen. In der Tat fällt es selbst Menschen, die sicher sind, dass sie keine lebensverlängernden Behandlungen wollen, schwer, Antibiotika abzulehnen. Aber wie Osler sagt: Im Gegensatz zu chronischen Erkrankungen ist der Tod durch diese Infektionen schnell und relativ schmerzlos. Also, nein zu Antibiotika.

Natürlich habe ich eine Nicht-Wiederbelebungs-Anordnung und eine vollständige Patientenverfügung, die keine Beatmungsgeräte, Dialyse, Operationen, Antibiotika oder andere Medikamente vorsieht – nichts außer palliativer Pflege, selbst wenn ich bei Bewusstsein, aber nicht geistig zurechnungsfähig bin – geschrieben und unterzeichnet. Kurz gesagt, keine lebenserhaltenden Eingriffe. Ich werde sterben, wenn das, was auch immer zuerst kommt, mich holt.«

ZUSAMMENPRALL DER PARADIGMEN

Emanuels Einstellung kann als mutig und selbstlos bezeichnet werden. Außerdem ist sie kohärent mit dem Paradigma, das er zur Interpretation der Welt verwendet:

- Da die Menschen immer älter werden, steigen die medizinischen Kosten immer weiter an und die Gesellschaft ist immer weniger in der Lage, diese Kosten zu tragen.
- Frühere Hoffnungen auf Fortschritte bei der Heilung von Krankheiten wie Demenz haben sich nicht erfüllt.
- Ältere Menschen, die lange an altersbedingten Krankheiten leiden, haben eine schlechte Lebensqualität.
- Die Gesellschaft braucht eine rationale und humane Strategie, um ihre begrenzten Gesundheitsressourcen zu verteilen.
- Die älteren Menschen haben die besten Jahre ihres Lebens bereits gelebt, sie haben den Moment der maximalen Produktivität und Kreativität bereits hinter sich.

Zum letzten Punkt zitiert Emanuel den berühmten Wissenschaftler Albert Einstein:

> »Aber Tatsache ist, dass mit 75 Jahren Kreativität, Originalität und Produktivität für die große, große Mehrheit von uns so gut wie weg sind. Bekannterweise sagte Einstein dazu: Ein Mensch, der seinen großen Beitrag zur Wissenschaft nicht vor dem Alter von 30 Jahren geleistet hat, wird dies nie tun.«

Interessant ist, dass Emanuel sich bemüßigt fühlt, Einstein sofort zu widersprechen und dann seine Meinung weniger radikal zu wiederholen:

> »[Einstein] war extrem in seiner Einschätzung. Und falsch. Dean Keith Simonton von der Universität von Kalifornien in Davis, eine Koryphäe unter den Forschern zum Thema Alter und Kreativität, hat zahlreiche Studien zusammengefasst, um eine typische Alters-Kreativitäts-Kurve aufzuzeigen: Die Kreativität steigt zu Beginn der Karriere schnell an, erreicht etwa 20 Jahre nach Beginn der Karriere, im Alter von 40 oder 45 Jahren, ihren Höhepunkt und geht dann langsam und altersbedingt zurück. Es gibt einige, aber keine großen Unterschiede zwischen den Disziplinen. Gegenwärtig liegt das Durchschnittsalter von Physikern, die den Nobelpreis erhalten, bei 48 Jahren, wenn sie ihre Entdeckung machen – und nicht, wenn sie den Preis bekommen. Theoretische Chemiker und Physiker leisten ihren wichtigsten Beitrag etwas früher als empirische Forscher. In ähnlicher Weise erreichen Dichter tendenziell früher ihren Höhepunkt als Romanautoren. Simontons eigene Studie über klassische Komponisten zeigt, dass der typische Komponist sein erstes größeres Werk im Alter von 26 Jahren schreibt, seinen Höhepunkt im Alter von etwa 40 Jahren mit seinem besten Werk und seinem maximalen Output erreicht und dann abfällt und seine letzte bedeutende musikalische Komposition mit 52 Jahren schreibt.«

Allerdings muss auch Emanuel anschließend einige Gegenbeispiele anführen:

> »Vor etwa einem Jahrzehnt begann ich, mit einem prominenten Gesundheitsökonomen kurz vor seinem 80. Lebensjahr zusammenzuarbeiten. Unsere Zusammenarbeit war unglaublich produktiv. Wir veröffentlichten zahlreiche Arbeiten, die die sich entwickelnden Debatten um die Gesundheitsreform beeinflussten. Mein Kollege ist brillant und leistet weiterhin einen wichtigen Beitrag, und er feierte in diesem Jahr seinen 90. Geburtstag. Aber er ist eine Ausnahme – ein sehr seltenes Individuum.«

Emanuel deutet an, dass solche Gegenbeispiele aufgrund der Komplexität des Gehirns und der Abnahme der sogenannten »Gehirnplastizität« sehr selten sind:

> »Die Alters-Kreativitäts-Kurve – insbesondere der Rückgang – zieht sich durch alle Kulturen und die gesamte Geschichte hindurch, was auf einen tiefliegenden biologischen Determinismus hindeutet, der wahrscheinlich mit der Plastizität des Gehirns zusammenhängt.
>
> Über die Biologie können wir nur spekulieren. Die Verbindungen zwischen den Neuronen unterliegen einem intensiven Prozess der natürlichen Selektion. Die neuronalen Verbindungen, die am meisten genutzt werden, werden verstärkt und bleiben erhalten, während diejenigen, die selten oder gar nicht genutzt werden, verkümmern und mit der Zeit verschwinden. Obwohl die Plastizität des Gehirns ein Leben lang anhält, werden wir nicht völlig neu verdrahtet. Wenn wir älter werden, bauen wir ein sehr umfangreiches Netzwerk von Verbindungen auf, die durch lebenslange Erfahrungen, Gedanken, Gefühle, Handlungen und Erinnerungen entstanden sind. Wir sind dem unterworfen, was wir gewesen sind. Es ist schwierig, wenn nicht gar unmöglich, neue, kreative Gedan-

ken zu generieren, weil wir keinen neuen Satz neuronaler Verbindungen entwickeln, der das bestehende Netzwerk ersetzen kann. Für ältere Menschen ist es noch viel schwieriger, neue Sprachen zu lernen. All diese Gedankenspiele sind ein Versuch, die Erosion der neuronalen Verbindungen, die wir haben, zu verlangsamen. Wenn man die Kreativität aus den neuronalen Netzwerken herausquetscht, die im Verlauf der ersten Karriere aufgebaut wurden, ist es unwahrscheinlich, dass sie starke neue Gehirnverbindungen entwickeln, um innovative Ideen zu generieren – außer vielleicht bei jenen alten Denkern wie meinem Ausnahmekollegen, die zufällig zu der Minderheit gehören, die mit einer überlegenen Plastizität ausgestattet ist.«

Auf die Frage, warum die Medizin nicht dafür sorgen kann, dass viel mehr Menschen die gleiche Art von gesteigerter Kreativität und Produktivität erleben, die er als »Ausnahmen« bezeichnet, beruft sich Emanuel wieder auf einen der Punkte seines Paradigmas, nämlich dass sich alte Hoffnungen auf Fortschritte bei der Heilung von Krankheiten wie Demenz als unbegründet erwiesen haben.

PARADIGMENWECHSEL

Es ist nicht überraschend, dass die verschiedenen Punkte dieses Paradigmas gut zusammenpassen und sich gegenseitig verstärken. Daraus schöpfen Paradigmen ihre Kraft. Das Ziel, die Gesundheitsausgaben für ältere Menschen zu senken, kann aber auch auf ganz andere Weise erreicht werden: durch Ideen, die das Paradigma der Verjüngung vorwegnehmen. Wenn es sich bewahrheitet, dass intelligente und konzentrierte medizinische Forschung den Beginn und die Folgen des Alterns (vielleicht auf unbestimmte Zeit) hinauszögern kann, würde die Gesellschaft stark profitieren. In der Tat würden viele Menschen:

- nicht mehr älter und schwächer werden,

- nicht mehr Opfer von altersbedingten Krankheiten werden (einschließlich Krankheiten wie Krebs und Herz-Kreislauf-Erkrankungen, deren Wahrscheinlichkeit und Schweregrad mit dem Alter zunimmt),
- nicht mehr zahlreiche medizinische Leistungen aufgrund von Langzeiterkrankungen benötigen,
- weiterhin ein aktiver und produktiver Teil der arbeitenden Bevölkerung sein und ihre Vitalität und Begeisterung erhalten.

Daher werden kurzfristige Investitionen zu erheblichen finanziellen und sozialen Vorteilen durch verbesserte Gesundheit und verzögerte Alterung führen. Dies ist bekannt als die »Langlebigkeitsdividende«.

DIE LANGLEBIGKEITSDIVIDENDE

Das Konzept der Langlebigkeitsdividende wurde 2006 in einem Artikel in der wissenschaftlichen Zeitschrift *The Scientist* mit dem Titel »In Pursuit of the Longevity Dividend« vorgestellt. Der Artikel wurde von einem Quartett erfahrener Forscher aus verschiedenen Bereichen des Alterns geschrieben: S. Jay Olshansky, Professor für Epidemiologie und Biostatistik an der University of Illinois, Chicago; Daniel Perry, damals Geschäftsführer der Alliance for Aging Research in Washington, DC; Richard A. Miller, Professor für Pathologie an der University of Michigan, Ann Arbor; und Robert N. Butler, Präsident und CEO des International Longevity Center in New York. Der Artikel enthält einen dringenden Aufruf:[175]

> »Wir schlagen vor, dass eine konzertierte Aktion zur Verlangsamung des Alterns sofort beginnt, denn sie wird Leben retten und verlängern, die Gesundheit verbessern und Wohlstand schaffen.«

Der letzte dieser Gründe ist erwähnenswert: Das Bemühen, das Altern zu verlangsamen, *würde Wohlstand schaffen.* Die Autoren des Artikels sind optimistisch, was die wissenschaftlichen Perspektiven von Anti-Aging angeht:

> »In den vergangenen Jahrzehnten haben Biogerontologen bedeutende Erkenntnisse über die Ursachen des Alterns gewonnen. Sie haben unser Verständnis der Biologie von Leben und Tod revolutioniert. Sie haben lang gehegte Missverständnisse über das Altern und seine Auswirkungen ausgeräumt und zum ersten Mal eine echte wissenschaftliche Grundlage für die Machbarkeit der Verlängerung und Verbesserung des Lebens geliefert.
>
> Die Vorstellung, dass altersbedingte Krankheiten unabhängig von Genen und/oder verhaltensbedingten Risikofaktoren beeinflusst werden, wurde durch den Nachweis widerlegt, dass genetische und diätetische Interventionen fast alle Krankheiten im späteren Lebensalter parallel verzögern können. Mehrere Beweislinien in Modellen, die von einfachen Eukaryoten bis zu Säugetieren reichen, deuten darauf hin, dass unser eigener Körper sehr wohl ›Schalter‹ besitzt, die beeinflussen, wie schnell wir altern. Diese Schalter sind nicht in Stein gemeißelt; sie sind potenziell einstellbar.
>
> Dennoch ist der Glaube, dass Altern ein unabänderlicher, von der Evolution programmierter Prozess ist, inzwischen als falsch bekannt. In den vergangenen Jahrzehnten ist unser Wissen darüber, wie, warum und wann Alterungsprozesse stattfinden, so weit fortgeschritten, dass viele Wissenschaftler nun glauben, dass diese Forschungsrichtung, wenn sie ausreichend gefördert wird, den heute lebenden Menschen zugutekommen könnte. In der Tat hat die Wissenschaft des Alterns das Potenzial, das zu tun, was kein Medikament, kein chirurgischer Eingriff und keine Verhaltensänderung kann – unsere Jahre jugendlicher Vitalität zu verlängern und gleichzeitig all die kostspieligen, behindernden und tödlichen Zustände hinauszuzögern, die sich in höherem Alter äußern.«

Als Ergebnis erwarten die vier Forscher viele Vorteile, darunter auch »enorme wirtschaftliche«:

> »Zusätzlich zu den offensichtlichen gesundheitlichen Vorteilen würde die Verlängerung des gesunden Lebens auch enorme wirtschaftliche Vorteile mit sich bringen. Durch die Verlängerung der Lebensspanne, in der eine höhere körperliche und geistige Leistungsfähigkeit zum Ausdruck kommt, würden die Menschen länger erwerbstätig bleiben, das persönliche Einkommen und die Ersparnisse würden steigen, die Programme für Altersrenten wären weniger Druck durch die sich verändernde Demografie ausgesetzt und es gibt Grund zu der Annahme, dass die Volkswirtschaften florieren würden. Die Wissenschaft des Alterns hat das Potenzial, das, was wir als »Langlebigkeitsdividende« bezeichnen, in Form von sozialen, wirtschaftlichen und gesundheitlichen Vorteilen sowohl für Einzelpersonen als auch für ganze Bevölkerungen zu erzeugen – eine Dividende, die mit den derzeit lebenden Generationen beginnt und für alle nachfolgenden Generationen fortgesetzt wird.«

Die Autoren fahren fort, die verschiedenen Wege aufzuzählen, auf denen eine gesunde Lebensverlängerung Wohlstand schaffen würde, sowohl für den Einzelnen als auch für die Gesellschaft, in der er lebt:

- Gesunde Senioren legen mehr Ersparnisse und Geldanlagen an als von Krankheiten geplagte.
- Sie neigen dazu, in der Gesellschaft produktiv zu bleiben.
- Sie lösen Wirtschaftsbooms in sogenannten reifen Märkten aus, darunter Finanzdienstleistungen, Tourismus, Gastgewerbe und Transfers zwischen den Generationen an jüngere Generationen.
- Verbesserungen des Gesundheitszustands führen auch zu weniger Fehlzeiten in der Schule und am Arbeitsplatz und

sind mit besserer Bildung und höherem Einkommen verbunden.

Die Autoren betrachten aber auch das alternative Szenario, in dem die Forschung an Verjüngungstherapien unterfinanziert ist und sehr langsam voranschreitet. In diesem Szenario würden altersbedingte Krankheiten der Gesellschaft immer höhere Ausgaben abverlangen:

> »Bedenken Sie, was wahrscheinlich passieren wird, wenn wir es nicht tun. Nehmen wir zum Beispiel die Auswirkungen einer einzigen altersbedingten Erkrankung, der Alzheimer-Krankheit (AD). Aus keinem anderen Grund als der unvermeidlichen demografischen Verschiebung wird die Zahl der an Alzheimer erkrankten Amerikaner von heute vier Millionen bis zur Mitte des Jahrhunderts auf bis zu 16 Millionen ansteigen. Das bedeutet, dass bis 2050 mehr Menschen in den USA an Alzheimer erkrankt sein werden als heutzutage die Gesamtbevölkerungszahl der Menschen in den Niederlanden beträgt.
>
> Es wird erwartet, dass die weltweite Prävalenz von Alzheimer bis 2050 auf 45 Millionen ansteigen wird, wobei drei von vier Alzheimer-Patienten in einem Entwicklungsland leben. Der volkswirtschaftliche Schaden in den USA liegt derzeit bei 80 bis 100 Milliarden US-Dollar, aber bis 2050 werden jährlich mehr als 1 Billion US-Dollar für Alzheimer und verwandte Demenzerkrankungen ausgegeben werden. Die Auswirkungen dieser einzelnen Krankheit werden katastrophal sein, und das ist nur ein Beispiel.
>
> Für Herz-Kreislauf-Erkrankungen, Diabetes, Krebs und andere altersbedingte Probleme fallen Milliarden von US-Dollar an, die für die ›Krankenversorgung‹ aufgebracht werden. Stellen Sie sich die Probleme in vielen Entwicklungsländern vor, in denen es wenig oder keine formale Ausbildung in der geriatrischen Gesundheitsversorgung gibt. In China und Indien zum Beispiel wird die Zahl der älteren Menschen bis zur

> Mitte des Jahrhunderts die der derzeitigen US-Bevölkerung übersteigen. Die demografische Welle ist ein globales Phänomen, das die Finanzierung des Gesundheitswesens in den Abgrund zu führen scheint.«

Mit anderen Worten: Diese Forscher sehen die gleiche Finanzkrise voraus, die Ezekiel Emanuel aufgedeckt hat. Doch während Emanuel einen (freiwilligen) Rückzug aus teurer medizinischer Hilfe ab einem bestimmten Alter empfiehlt, zum Beispiel mit 75 Jahren, glauben diese vier Autoren, dass die Wissenschaft des Anti-Agings eine bessere Lösung bieten kann, die keine Beendigung der medizinischen Hilfe beinhaltet:

> »Nationen mögen versucht sein, Krankheiten und Behinderungen des Alters weiterhin getrennt voneinander zu bekämpfen, als ob sie nichts miteinander zu tun hätten. Das ist die Art und Weise, wie die meiste Medizin praktiziert und medizinische Forschung heute betrieben wird. Die National Institutes of Health in den Vereinigten Staaten sind nach der Prämisse organisiert, dass spezifische Krankheiten und Störungen einzeln angegriffen werden sollen. Mehr als die Hälfte des Budgets des National Institute on Aging in den Vereinigten Staaten ist der Alzheimer-Krankheit gewidmet. Aber die zugrunde liegenden biologischen Veränderungen, die jeden Menschen für tödliche und behindernde Krankheiten und Störungen prädisponieren, werden durch die Prozesse des Alterns verursacht. Es liegt daher auf der Hand, dass eine Intervention, die das Altern verzögert, zu einer unserer höchsten Prioritäten werden sollte.«

Es ist klar, dass solche Interventionen das Thema dieses Buches sind. Wir verteidigen die Vorhersage, dass wir relativ bald Behandlungen haben werden, die es uns ermöglichen, die gesunde Lebenserwartung auf unbestimmte Zeit zu verlängern. Die Befürworter der Langlebigkeitsdividende weisen darauf hin, dass, selbst wenn die Verlängerung nicht unbegrenzt wird, wenn sie zum Beispiel nur zu sieben weiteren gesunden Lebensjahren führt, dies sowohl aus wirtschaftlicher als auch aus humanitärer Sicht außerordentlich positiv wäre:

> »Wir stellen uns ein Ziel vor, das realistisch erreichbar ist: Eine bescheidene Verlangsamung der Alterungsrate, die ausreicht, um alle altersbedingten Krankheiten und Störungen um etwa sieben Jahre zu verzögern. Dieses Ziel wurde gewählt, weil das Sterberisiko und die meisten anderen negativen Eigenschaften des Alterns über die gesamte Lebensspanne eines Erwachsenen exponentiell ansteigen, mit einer Verdopplungszeit von etwa sieben Jahren. Eine solche Verzögerung würde einen größeren Nutzen für die Gesundheit und Langlebigkeit bringen als die Beseitigung von Krebs oder Herzkrankheiten. Und wir glauben, dass dies für die jetzt lebenden Generationen erreicht werden kann.
>
> Wenn es uns gelingt, das Altern um sieben Jahre zu verlangsamen, wird sich das altersspezifische Risiko für Tod, Gebrechlichkeit und Behinderung in jedem Alter um etwa die Hälfte reduzieren. Menschen, die in der Zukunft das Alter von 50 Jahren erreichen, hätten das Gesundheitsprofil und das Krankheitsrisiko eines heute 43-Jährigen; die 60-Jährigen würden den heute 53-Jährigen ähneln und so weiter. Ebenso wichtig ist, dass diese siebenjährige Verzögerung, sobald sie erreicht ist, allen nachfolgenden Generationen die gleichen Vorteile in Bezug auf Gesundheit und Langlebigkeit bringen würde, ähnlich wie Kinder, die heute in den meisten Ländern geboren werden, von der Entdeckung und Entwicklung von Impfungen profitieren.«

QUANTIFIZIERUNG DER LANGLEBIGKEITSDIVIDENDE

Gegen die Idee der Langlebigkeitsdividende werden üblicherweise folgende drei Hauptargumente ins Feld geführt:

1. Das erste Argument ist die radikale Position, dass keine noch so große Forschungsanstrengung die gesunde Lebenserwartung des Menschen je auf den hier diskutierten Zeitraum von sieben Jahren ausdehnen wird. Dieser Standpunkt besagt, dass Verbesserungen, die mit denen der Vergangenheit vergleichbar sind, in der Gegenwart nicht wiederholt werden können, unabhängig von der Höhe der getätigten Investitionen.
2. Das zweite Argument ist, dass eine solche Forschung extrem teuer sein wird, sodass der potenzielle wirtschaftliche Nutzen einer längeren gesunden Lebenserwartung durch die enormen Kosten zur Erlangung dieses Nutzens aufgehoben wird.
3. Das dritte Argument schließlich besagt, die Vorteile der Langlebigkeitsdividende seien nur vorübergehend: Die erheblichen medizinischen Ausgaben für ältere Menschen würden nicht aufgehoben, sondern nur verschoben.

Das erste Argument, dass bei der gesunden Langlebigkeit »keine großen Durchbrüche mehr erzielt werden«, weisen wir rundweg zurück. Im Gegenteil, es bleibt abzuwarten, »wie viel«, »wie schnell« und »zu welchen Kosten«. Dies bringt uns zum zweiten Argument. Es verdient mehr Aufmerksamkeit, also sollten wir versuchen, die Zahlen, um die es geht, zu quantifizieren.

Eine Möglichkeit, sich mit den Zahlen auseinanderzusetzen, bietet ein Artikel der amerikanischen Wissenschaftler Dana Goldman, David Cutler und anderer mit dem Titel »Substantial Health and Economic Returns from Delayed Aging May Warrant a New Focus for Medical Research«. Goldman ist Professorin für Politikwissenschaften und Pharmaökonomie sowie Direktorin des Schaeffer Center for Health Policy & Economics an der University of Southern California, und Cutler ist Professor für Wirtschaftswissenschaften an der Harvard University.[176]

Die Autoren beginnen mit der Feststellung, dass die Ausgaben für die Krankenversicherung für ältere Menschen (Medicare, die Krankenversicherung für Amerikaner ab 65 Jahren) von 3,7 Prozent des US-BIP im Jahr 2012 auf gigantische 7,3 Prozent im Jahr 2050 ansteigen werden, wenn die Gesundheitssysteme ihren derzeitigen Kurs beibehalten. Dies spiegelt die größere Zeit wider, die ältere Menschen im Vergleich zu früher in einem Zustand der Behinderung verbringen:

> »Obwohl die Bekämpfung von Krankheiten das Leben von Menschen in jüngerem und mittlerem Alter verlängert hat, gibt es Hinweise darauf, dass sie das gesunde Leben nicht verlängert, wenn die Menschen ein höheres Alter erreichen. Erhöhte Invaliditätsraten gehen nun mit einem Anstieg der Lebenserwartung einher, wodurch die Länge einer gesunden Lebensspanne unverändert oder sogar kürzer als in der Vergangenheit bleibt.
>
> Wenn Menschen altern, ist es heute viel unwahrscheinlicher als früher, dass sie einer einzelnen isolierten Krankheit zum Opfer fallen. Stattdessen häufen sich mit höherem Alter konkurrierende Todesursachen, die direkter mit dem biologischen Alterungsprozess verbunden sind (zum Beispiel Herzkrankheiten, Krebs, Schlaganfall und Alzheimer). Diese Erkrankungen erhöhen das Sterberisiko und führen zu Gebrechlichkeit und Behinderungen, die mit dem Alter einhergehen können.«

Die Autoren untersuchen vier verschiedene Szenarien. Sie alle entstehen in Abhängigkeit von den verschiedenen Arten des medizinischen Fortschritts, die im Zeitraum zwischen 2010 und 2050 auftreten können:

- Das »Status-quo-Szenario«, bei dem sich die Krankheitssterblichkeitsraten während des angegebenen Zeitraums nicht ändern.
- Ein »verzögertes Krebsszenario«, bei dem die Krebsinzidenz zwischen 2010 und 2030 um 25 Prozent reduziert wird und dann konstant bleibt.
- Ein »verzögertes Szenario für Herzkrankheiten«, bei dem die Inzidenz von Herzkrankheiten zwischen 2010 und

2030 um 25 Prozent reduziert und dann konstant gehalten wird.

- Ein »verzögertes Alterungsszenario«, in dem »die Sterblichkeit aufgrund von Faktoren wie Alter, im Gegensatz zur Exposition gegenüber externen Risiken wie Traumata oder Rauchen ... bis 2050 um 20 Prozent zurückgehen würde«.

Das vierte dieser Szenarien passt zu der Idee, die dieses Buch vertritt. Die Autoren beschreiben es wie folgt:

> »Dieses Szenario würde zwar die Folgen von Krankheiten verändern, aber es wäre nicht dasselbe wie die Szenarien, in denen Krankheiten verhindert werden, da es sich mit den biologischen Prozessen des Alterns befasst. Das Szenario reduziert die Sterblichkeit und die Wahrscheinlichkeit des Auftretens chronischer Erkrankungen (Herzkrankheit, Krebs, Schlaganfall oder transitorische ischämische Attacke, Diabetes, chronische Bronchitis und Emphysem sowie Bluthochdruck) und Behinderungen um 1,25 Prozent für jedes Lebensjahr, das über das 50. Lebensjahr hinaus gelebt wurde (der Lebensabschnitt, in dem die meisten dieser Krankheiten auftreten). Die Phasen dieser Reduzierung sind über 20 Jahre verteilt, beginnend mit einer Reduktion von 0 Prozent im Jahr 2010 und linear ansteigend, bis die volle Reduktion von 1,25 Prozent im Jahr 2030 erreicht ist.«

Alle drei Interventionsszenarien führen zu einer Erhöhung der Lebenserwartung. Jemand, der im Jahr 2030 51 Jahre alt ist, hätte eine Lebenserwartung von 35,8 Jahren (Status-quo-Szenario), 36,9 Jahren (verzögertes Krebs-Szenario), 36,6 Jahren (verzögertes Szenario für Herz-Kreislauf-Erkrankungen) oder 38,0 Jahren (verzögertes Alterungsszenario). Das Szenario der verzögerten Alterung geht am weitesten, weil es alle altersbedingten Krankheiten betrifft, während in den anderen beiden Fällen die Menschen für alle Krankheiten anfällig bleiben, mit Ausnahme der Krankheit, die in jeder der Interventionen besonders behandelt wird.

Die Steigerungen der Lebenserwartung sind bescheiden, nur etwa ein Jahr in den spezifischen Krankheitsszenarien und 2,2 Jahre im Szenario der verzögerten Alterung. Viel auffälliger sind jedoch die finanziellen Folgen dieser Verzögerungen in jedem der untersuchten Modelle. Unter Einbeziehung der erwarteten Kosten, die durch öffentliche Programme wie die Gesundheitsversorgung älterer Menschen, die Gesundheitsversorgung benachteiligter Menschen, die Invaliditätsversicherung, die Sozialversicherungsbeiträge et cetera entstehen, und unter Einbeziehung von Schätzungen der Produktivitätsgewinne durch bessere Lebensbedingungen schätzen die Autoren den wirtschaftlichen Wert des Szenarios der verzögerten Alterung auf 7,1 Billionen US-Dollar über den Zeitraum bis 2060. Dieser Vorteil hat zwei Gründe:

1. Weniger behinderte Senioren, bis zu fünf Millionen weniger in den Vereinigten Staaten für jedes der Jahre zwischen 2030 und 2060.
2. Ein Anstieg der Zahl nicht behinderter Senioren, im betrachteten Zeitraum bis zu zehn Millionen mehr in den Vereinigten Staaten, was zu größeren Beiträgen zur Wirtschaft führt (sowohl in Bezug auf die Produktion als auch den Konsum).

Da die Unterschiede in den anderen beiden Szenarien (verzögerte Krebserkrankung und verzögerte Herzerkrankung) viel kleiner sind, ist auch der daraus abgeleitete Nutzen viel kleiner. Dies ist ein weiterer Grund, warum der Verjüngung Vorrang vor der weiteren Behandlung von Krankheiten auf individueller Basis eingeräumt werden sollte.

Es ist unvermeidlich, dass es viele Zweifel an den genannten Zahlen geben wird. Doch selbst wenn die führende Zahl von 7,1 Billionen US-Dollar signifikant falsch wäre, wären die Vorteile immer noch sehr bedeutend. Und was besonders interessant ist: Diese Vorteile ergeben sich aus einem sehr geringen Anstieg der Lebenserwartung von nur 2,2 Jahren. Stellen Sie sich vor, wie groß die Vorteile eines größeren Anstiegs sein könnten.

FINANZIELLE VORTEILE DURCH EIN LÄNGERES LEBEN

Es ist zu beachten, dass die im vorherigen Abschnitt beschriebenen Einsparungen von größeren Änderungen der Regeln abhängen, die den Anspruch auf sozialstaatliche Renten bestimmen. Wie Goldman, Cutler und ihre Kollegen betonen:

> »Eine verzögerte Alterung würde die Ausgaben für Berechtigungen, insbesondere für die Sozialversicherung, stark erhöhen. Diese Änderungen könnten jedoch durch eine Anhebung des Medicare-Anspruchsalters und des normalen Rentenalters für die Sozialversicherung ausgeglichen werden.«

Ohne Änderungen bei Beginn und Zeitpunkt der Rentenzahlungen würden mehr Lebensjahre die bestehenden finanziellen Schwierigkeiten verstärken. Das Ausmaß dieser Probleme wurde in einem Bericht des Internationalen Währungsfonds aus dem Jahr 2012 aufgezeigt, der in einem Reuters-Artikel von Stella Dawson mit dem Titel »Cost of aging rising faster than expected-IMF« zusammengefasst wurde:[177]

> »Die Menschen leben weltweit im Durchschnitt drei Jahre länger als erwartet, was die Kosten des Alterns um 50 Prozent in die Höhe treibt, und die Regierungen und Pensionsfonds sind schlecht vorbereitet, so der Internationale Währungsfonds.
>
> Schon jetzt beginnen die Kosten für die Pflege der alternden Babyboomer die Staatshaushalte zu belasten, insbesondere in den fortgeschrittenen Volkswirtschaften, wo die Zahl der älteren Menschen bis 2050 fast eins zu eins mit der Zahl der Arbeitnehmer übereinstimmen wird. Die IWF-Studie zeigt, dass das Problem global ist und die Langlebigkeit ein größeres Risiko darstellt als gedacht.
>
> Wenn jeder im Jahr 2050 nur drei Jahre länger leben würde als heute erwartet, was der durchschnittlichen Unterschät-

> zung der Langlebigkeit in der Vergangenheit entspricht, würde die Gesellschaft zusätzliche Ressourcen in Höhe von 1 bis 2 Prozent des BIP pro Jahr benötigen.
>
> Allein für private Pensionspläne in den USA würde ein zusätzliches Lebensjahr die Verbindlichkeiten um 9 Prozent erhöhen, so der IWF, der Regierungen und den privaten Sektor auffordert, sich jetzt auf das Risiko einer längeren Lebenserwartung vorzubereiten.«

Wir sprechen also von riesigen Zahlen:

> »Um eine Vorstellung davon zu vermitteln, wie kostspielig sich dies erweisen könnte, schätzte der IWF, dass die fortgeschrittenen Volkswirtschaften, wenn sie die Lücke in den Rentenersparnissen von drei zusätzlichen Jahren sofort schließen wollten, den Gegenwert von 50 Prozent des BIP von 2010 beiseitelegen müssten, und die Schwellenländer würden 25 Prozent benötigen.
>
> Diese zusätzlichen Kosten kommen zu der Verdoppelung der Gesamtausgaben hinzu, die die Länder bis 2050 aufgrund der alternden Bevölkerung erwarten können. Je schneller die Länder das Problem angehen, desto leichter wird es sein, mit dem Risiko einer länger lebenden Bevölkerung umzugehen, so der IWF.«

In diesem Bericht wird jedoch nicht auf zwei grundlegende Dinge eingegangen, die in jeder Zukunftsvision zu berücksichtigen sind:

1. Das Potenzial von Menschen, die länger leben, mehr zur Wirtschaft beizutragen (und keine Belastung für die Ressourcen darzustellen).
2. Die Möglichkeit, das Eintrittsalter für den Bezug von Rentenleistungen zu ändern, um es mit den Veränderungen der durchschnittlichen Lebenserwartung in Einklang zu bringen.

Ein ähnliches Argument führen die Ökonomen Henry Aaron und Gary Burtless von der Brookings Institution in Washington, DC, in ihrem Buch *Closing the Deficit an: How Much Can Later Retirement Help?*.[178] Die Schlussfolgerungen fasste Walter Hamilton in der *Los Angeles Times* zusammen:[179]

> »Das Buch weist darauf hin, dass Menschen, die älter als 60 Jahre sind, ihren Ruhestand in den vergangenen 20 Jahren stetig hinausgezögert haben. Von 1991 bis 2010 stieg die Erwerbsquote bei den 68-jährigen Männern um mehr als die Hälfte und bei den gleichaltrigen Frauen um etwa zwei Drittel.
>
> Wenn die Menschen ... länger im Leben arbeiten, werden sie zusätzliche Steuereinnahmen generieren, die die Defizite des Bundeshaushalts und die Ausgaben für die Sozialversicherung reduzieren könnten.
>
> Die Zunahme der Arbeit könnte die Staatseinnahmen in den nächsten drei Jahrzehnten um bis zu 2,1 Billionen US-Dollar erhöhen.
>
> Die Ausgaben für Sozialversicherung und Medicare könnten um mehr als 600 Milliarden US-Dollar sinken, da die Menschen die Inanspruchnahme dieser Programme hinauszögern. Der Gesamteffekt, einschließlich der Zinseinsparungen durch geringere jährliche Defizite, könnte die Lücke zwischen Staatseinnahmen und -ausgaben bis 2040 um mehr als 4 Billionen US-Dollar verringern.«

William Nordhaus, der berühmte amerikanische Wirtschaftswissenschaftler an der Yale University, war in seiner 2002 erschienenen Publikation *The Health of Nations: The Contribution of Improved Health to Living Standards*[180] mehr oder weniger zu demselben Schluss gekommen. Nordhaus analysierte die Ursachen für die Verbesserungen der Wirtschaftsleistung im 20. Jahrhundert und folgerte daraus, dass der Anstieg der Lebenserwartung in Bezug auf die gesteigerte Wirtschaftsleistung »etwa so groß ist wie der Wert aller anderen Konsumgüter und Dienstleistungen zusammengenommen«. Je länger die Menschen leben, desto länger arbeiten sie, produzieren mehr und stellen der Belegschaft und der Gemeinschaft insgesamt mehr Erfahrung zur Verfügung. Am Ende seiner Studie fasst Nordhaus seine Thesen wie folgt zusammen:

> »In einer ersten Annäherung ist der ökonomische Wert des Anstiegs der Langlebigkeit in den vergangenen 100 Jahren etwa so groß wie der Wert des gemessenen Wachstums bei nicht gesundheitsbezogenen Gütern und Dienstleistungen.«

Kevin Murphy und Robert Topel, zwei angesehene Ökonomen an der Universität von Chicago, präsentieren in ihrem Artikel »The Value of Health and Longevity« aus dem Jahr 2005 eine weitere Berechnung der historischen Gewinne durch eine höhere Lebenserwartung. Diese Ökonomen führen eine umfangreiche Berechnung durch (der Artikel ist 60 Seiten lang). Ihre Schlussfolgerungen können in der Synopse nachgelesen werden: [181]

> »Wir entwickeln einen ökonomischen Rahmen für die Bewertung von Verbesserungen der Gesundheit und der Lebenserwartung, basierend auf der individuellen Zahlungsbereitschaft. Anschließend wenden wir diesen Rahmen auf vergangene und künftige Reduzierungen des Sterberisikos an, sowohl insgesamt als auch für bestimmte lebensbedrohliche Krankheiten. Wir berechnen den sozialen Wert der erhöhten Lebenserwartung für Männer und Frauen im 20. Jahrhundert, den sozialen Wert des Fortschritts gegen verschiedene Krankheiten nach 1970 und den sozialen Wert des potenziellen zukünftigen Fortschritts gegen verschiedene Hauptkategorien von Krankheiten. Die historischen Gewinne aus der erhöhten Lebenserwartung waren enorm. Im Verlauf des 20. Jahrhunderts waren die kumulativen Gewinne in der Lebenserwartung für Männer und Frauen über 1,2 Millionen US-Dollar pro Person wert. Zwischen 1970 und 2000 hat die höhere Lebenserwartung den nationalen Wohlstand um etwa 3,2 Billionen US-Dollar pro Jahr erhöht, der etwa der Hälfte

> des durchschnittlichen jährlichen BIP in diesem Zeitraum entspricht. Allein die verringerte Sterblichkeit durch Herzkrankheiten hat den Wert des Lebens seit 1970 um etwa 1,5 Billionen US-Dollar pro Jahr erhöht.«

Murphy und Topel betonen ihren Wunsch, dass diese Gewinne aus neuen gesundheitlichen Verbesserungen auch in Zukunft anhalten werden:

> »Die potenziellen Gewinne durch zukünftige Innovationen im Gesundheitswesen sind ebenfalls extrem groß. Selbst eine bescheidene Reduzierung der Krebssterblichkeit um 1 Prozent wäre fast 500 Milliarden US-Dollar wert.«

Zwei grundlegende Fragen bleiben jedoch offen:

1. Werden die Kosten für die Erreichung dieser gesunden Verlängerung der Lebenserwartung den wirtschaftlichen Nutzen von (vielleicht) Billionen von US-Dollar aufwiegen?
2. Münden zusätzliche Jahre gesunder Langlebigkeit in besonders teure Jahre der Gesundheitsvorsorge, sodass Probleme nur verschoben und nicht gelöst werden?

Lassen Sie uns diese beiden Fragen der Reihe nach beantworten.

ENTWICKLUNGSKOSTEN DER VERJÜNGUNGSTHERAPIE

Es ist nicht möglich, im Voraus genau zu wissen, was es kosten würde, Verjüngungstherapien zu entwickeln, die die gesunde Lebenserwartung um durchschnittlich, sagen wir, sieben Jahre verlängern würden (wie von Olshansky und seinen Kollegen in dem Artikel von 2006, »In Pursuit of the Longevity Dividend« vorgeschlagen). Es gibt zu viele Unbekannte, um eine plausible Größenordnung auch nur zu schätzen. Wir wissen nicht, wie schwierig es sein wird, die zellulären und molekularen Schlüssel zu altersbedingten Krankheiten zu entschlüsseln. Wir können jedoch aus der Beobachtung verschiedener vergangener Projekte zur Verlängerung des gesunden Lebens eine gewisse Zuversicht entwickeln, da sie es im Allgemeinen geschafft haben, ihre Kosten mit Leichtigkeit zu decken. Betrachten wir zum Beispiel Programme zur Impfung von Kindern gegen Kinderkrankheiten. Das Grundprinzip ist: Vorbeugen kann viel billiger sein als Heilen. Laut dem amerikanischen Wissenschaftler Brian Kennedy, der Geschäftsführer des Buck Institute for Research on Aging in Kalifornien war, »können die Präventionskosten bis zu einem Zwanzigstel der Behandlungskosten betragen«.[182]

Murphy und Topel, deren Forschungen im vorherigen Abschnitt erwähnt wurden, kommen zu folgender Gesamteinschätzung:

> »Zwischen 1970 und 2000 erbrachte die erhöhte Langlebigkeit einen ›Brutto‹-Sozialwert von 95 Billionen US-Dollar, während der kapitalisierte Wert der medizinischen Ausgaben um 34 Billionen US-Dollar wuchs, sodass ein Nettogewinn von 61 Billionen US-Dollar blieb ... Insgesamt absorbieren die steigenden medizinischen Ausgaben nur 36 Prozent des Wertes der erhöhten Langlebigkeit.«

Die Autoren weisen auf die Auswirkungen ihrer Analyse in Bezug auf die Höhe der zukünftigen Investitionen in Gesundheitsinnovationen hin:

> »Eine Analyse des gesellschaftlichen Wertes von Verbesserungen der Gesundheit ist ein erster Schritt zur Bewertung der gesellschaftlichen Erträge von medizinischer Forschung und gesundheitsfördernden Innovationen. Verbesserungen der Gesundheit und Langlebigkeit werden teilweise durch den Bestand an medizinischem Wissen in der Gesellschaft bestimmt, für den die medizinische Grundlagenforschung ein wichtiger Input ist. Die USA investieren jährlich über 50 Milliarden US-Dollar in die medizinische Forschung, wovon etwa 40 Prozent staatlich finanziert werden und 25 Pro-

> zent der staatlichen Forschungs- und Entwicklungsausgaben ausmachen. Die 27 Milliarden US-Dollar Bundesausgaben für gesundheitsbezogene Forschung im Geschäftsjahr 2003, von denen der größte Teil auf die National Institutes of Health entfällt, stellen eine reale Verdoppelung der Ausgaben gegenüber 1993 dar. Sind diese Ausgaben gerechtfertigt?
>
> Unsere Analyse legt nahe, dass die Erträge der Grundlagenforschung recht groß sein können, sodass sich wesentlich höhere Ausgaben lohnen könnten. Nehmen wir als Beispiel unsere Schätzung, dass eine Reduzierung der Krebssterblichkeit um 1 Prozent etwa 500 Milliarden US-Dollar wert wäre. Dann wäre ein ›Krieg gegen den Krebs‹, der zusätzliche 100 Milliarden US-Dollar (über einen gewissen Zeitraum) für Krebsforschung und -behandlung ausgeben würde, lohnend, wenn er eine 1:5-Chance hat, die Sterblichkeit um 1 Prozent zu senken, und eine 4:5-Chance, gar nichts zu bewirken.«

Es ist wichtig, auf die probabilistische Analyse zu achten. Eine Investition kann sinnvoll sein, auch wenn die Erfolgswahrscheinlichkeit relativ gering ist. Das ist etwas, worüber sich die Risikokapitalmanager im Klaren sind. Sie sind bereit, kleine Erfolgswahrscheinlichkeiten bei den Geschäftszielen eines Unternehmens zu akzeptieren, solange der Betrag des Erfolgs (wenn überhaupt) groß genug ist. Eine Wahrscheinlichkeit von 5 Prozent für eine eventuelle millionenschwere Kapitalisierung eines Unternehmens könnte eine große Investition bedeuten, wenn zum Beispiel seine zukünftige Bewertung seine gegenwärtige Bewertung um das 100-fache oder mehr übersteigt.

Diese Art von Überlegung ist jedem vertraut, der Versicherungspolicen auswertet. Es ist vernünftig zu denken, dass auch die unwahrscheinlichsten Katastrophen durch Versicherungspolicen abgedeckt sein sollten.

Wenn die kleinen Chancen unsere Aufmerksamkeit verdienen, weil die Folgen ihres Eintretens wichtig genug sind, warum schenken wir dann der Möglichkeit nicht noch mehr Aufmerksamkeit, dass etwas mit einer 50-prozentigen Wahrscheinlichkeit und mit finanziellen Folgen geschieht, die, wenn sie durchgeführt werden, Billionen von US-Dollar generieren würden? In Anbetracht der Zahlen, die mit dem zufriedenstellendsten Szenario verbunden sind, wäre das die Situation, wenn das Verjüngungsprogramm erfolgreich wäre, selbst in einem sehr kleinen Maßstab.

ZUSÄTZLICHE FINANZIERUNGSQUELLEN

Es gibt mindestens fünf potenzielle Finanzierungsquellen, die die Entwicklung von Verjüngungstherapien und damit das Erreichen der Langlebigkeitsdividende beschleunigen würden.

Erstens: Betrachten wir zunächst alle Mittel, die heute für die Bekämpfung einzelner Krankheiten aufgewendet werden, und vergleichen wir sie mit den Mitteln, die für die Erforschung der zugrunde liegenden Mechanismen des Alterns aufgewendet werden. Von den fast 30 Milliarden US-Dollar, die die U.S. National Institutes of Health jährlich für medizinische Forschung ausgeben, werden derzeit weniger als 10 Prozent für das Altern ausgegeben, der Rest verteilt sich auf einzelne Krankheiten.[183] Dieses aktuelle Muster der Mittelverteilung, das sich auch in den Gesundheitsbudgets vieler Länder widerspiegelt, entspricht der vorherrschenden Strategie, die besagt, dass zur Verbesserung der Gesundheit »Krankheiten zuerst kommen«. Wenn jedoch das Altern einen größeren Anteil des Gesamtbudgets erhalten würde (vielleicht sogar 20 Prozent in den nächsten zehn Jahren statt weniger als 10 Prozent), dann könnten viele Krankheiten nicht mehr so häufig auftreten und so schwerwiegend ausfallen, trotz der Reduzierung der speziell für sie vorgesehenen Forschungsmittel. Dies würde bedeuten, eine alternative Strategie zur Verbesserung der Gesundheit einzuschlagen, eine, die besagt, dass »das Altern an erster Stelle steht«, da das Altern die Neigung des Körpers, an Krankheiten zu leiden, erhöht und damit auch die Wahrscheinlichkeit von Komplikationen durch diese Krankheiten.

Zweitens: Eine Möglichkeit, größere Fortschritte bei der Verjüngung zu erzielen: Menschen opfern mehr ihrer Freizeit, um Anti-Aging-Therapien zu erforschen. Es wäre nur eine kleine Erhöhung des prozentualen Zeitanteils der einzelnen Forscher erforderlich, sodass sich auf aggregierter Ebene eine große Steigerung in der gesamten Bevölkerung ergeben würde.

Wenn nur eine Person von Tausend nur vier Stunden mehr pro Woche der Verjüngungsforschung widmet und dafür vier Stunden weniger für Freizeitaktivitäten wie Fernsehunterhaltung aufwendet, könnte die Gesamtzahl der Stunden, die in einem Land der Verjüngung gewidmet werden, in die Höhe schnellen. Ein großer Teil dieses Aufwands wird in absoluten Zahlen nur von geringer Bedeutung sein, wenn er der Überprüfung dessen gewidmet ist, was andere bereits getan haben, und wenn die beteiligten Personen nur begrenzten Zugang zu experimentellem Material und Einrichtungen haben. Wenn jedoch geeignete Rahmenbedingungen und Prozesse für das »Collaborative Engineering of Rejuvenation« geschaffen werden, einschließlich Bildungs- und Orientierungsaktivitäten, könnte der globale Nutzen erheblich sein.

Drittens: Die Alternative dazu, mehr Zeit zu opfern, ist, dass Menschen auf der ganzen Welt mehr von ihren Ersparnissen für Verjüngungsforschungsinitiativen spenden. Anstatt beispielsweise an die Universität, an der sie ausgebildet wurden, oder an ihre örtliche Kirchengemeinde könnten diese Gelder (oder ein Teil davon) an philanthropische Organisationen im Bereich Anti-Aging fließen. Diese Investitionen könnten als eine Art paralleler Beitrag zu Rentenplänen und Versicherungspolicen gesehen werden: Je mehr die Menschen spenden, desto unwahrscheinlicher ist es, dass Familienmitglieder, Nachbarn und andere, die ihnen nahestehen, an altersbedingten Krankheiten leiden. Wenn es nach diesem Buch zu einem drastischen Wandel im Verhalten der öffentlichen Meinung kommt, könnten wir eine Zunahme dieser Art von Finanzierung sehen, so wie es bei Kampagnen, die weit verbreitet sind, der Fall war (zum Beispiel rosa Schleifen für den Kampf gegen Brustkrebs).

Viertens: Unternehmen (sowohl große als auch kleine) könnten sich aufgrund des potenziellen finanziellen Nutzens einer Beteiligung an der Langlebigkeitsdividende entscheiden, in diesen Bereich zu investieren. Denn wenn es diesen Therapien gelingt, ein höheres Maß an Wohlstand in der Gesellschaft zu generieren, indem sie die produktive Wirtschaftstätigkeit erhöhen und längere Abwesenheiten vom Arbeitsplatz verringern, sollte es für die Unternehmen, die diese Therapien anbieten, Möglichkeiten geben, einen Teil des neu generierten Wohlstands zu erhalten. Wenn ein solcher Vorteilsausgleich konkretisiert und spezifiziert werden könnte, würde ein wesentlich größerer Anteil der großen unternehmerischen Kapazität der Geschäftswelt der Sache der Verjüngung dienen.

Fünftens: Es ist an der Zeit, sich mit der Frage der Aufstockung öffentlicher Mittel zu befassen, statt bestehende öffentliche Mittel für die Gesundheit zu verlagern. Öffentliche Gelder können oft Themen angehen, die von privaten Unternehmensgeldern nicht abgedeckt werden. Öffentliche Investitionen können es sich leisten, geduldiger mit den erwarteten Renditen zu sein. Die Gewinne kommen der gesamten Gesellschaft zugute; sie werden nicht an Aktionäre oder Führungskräfte umgeleitet. Ein Beispiel war der große Beitrag der USA mit dem Marshall-Plan (13 Mrd. US-Dollar in den 1940er-Jahren), einem finanziellen Hilfsprogramm zum Wiederaufbau Westeuropas nach den Verwüstungen des Zweiten Weltkriegs. Zwei andere Beispiele sind das atomare Manhattan-Projekt, um den Zweiten Weltkrieg zu gewinnen, und das Projekt Apollo während des Kalten Kriegs, um den ersten Menschen auf den Mond zu bringen.

Ein anderer vergleichbarer Fall ist die britische öffentliche Finanzierung des National Health Service, oder die europäische Investition in das CERN, die Europäische Organisation für Kernforschung, die über einen großen Hadronenbeschleuniger verfügt. Diese Multi-Milliarden-Euro-Investition über mehrere Jahrzehnte wurde nicht mit Blick auf kurzfristige wirtschaftliche Vorteile getätigt. Im Gegenteil, die Politiker unterstützten das CERN auf der Grundlage einer Gesamtvision, die darauf abzielt, grundlegende Informationen über die natürliche Welt zu sammeln und vielleicht in Zukunft wirtschaftliche Vorteile auf eine Art und Weise zu generieren, die schwer vorherzusehen ist. Allein das Projekt zur Entdeckung des Higgs-Teilchens am CERN hat schätzungsweise bereits 13,25 Milliarden US-Dollar verschlungen.[184] Sogar das Internet wurde aus Tim Berners-Lees Arbeit am CERN zwischen 1989 und 1991 geboren. Es gibt jedoch gute Gründe, die Priorität mehrerer öffentlicher Initiativen wie dem CERN (es ließen sich noch mehrere Beispiele anführen) in den nächsten Jahrzehnten herabzustufen und stattdessen die öffentliche Forschungsfinanzierung zur Verjüngung zu erhöhen.

Zusammenfassend lässt sich sagen, dass es mehrere mögliche Quellen für Ressourcen gibt, die einen erheblichen zusätzlichen Aufwand darstellen, der für das Verjüngungsprojekt eingesetzt werden kann, in der Erwartung, dass zumindest ein Teil dieses Aufwands am Ende einen großen wirtschaftlichen Nutzen bringt. Die Gesellschaft muss eine wichtige Entscheidung über die Prioritäten dieser Ressourcen treffen und den Umfang, in dem sie investiert werden sollen.

DIE HEILUNG DES ALTERNS WIRD BILLIGER SEIN, ALS VIELE GLAUBEN

Wir haben bereits gesehen, dass es mehrere Möglichkeiten der Finanzierung gibt. Es gibt sowohl öffentliche als auch private, die von den Entscheidungen der Regierungen und Unternehmer abhängen, mitgetragen durch Bürger, denn Altern ist eine Krankheit, die die ganze Menschheit betrifft. Wir dürfen nie vergessen, dass Altern die führende Todesursache in der Welt ist.

Wir haben auch erklärt, wie die Menschheit sich bisher darauf konzentriert hat, die Symptome und nicht die Ursachen des Alterns zu bekämpfen. Jetzt brauchen wir eine echte präventive Medizin, und nicht so sehr eine kurative, um die Prozesse des Alterns zu vermeiden. Statt 7 Milliarden US-Dollar für die Heilung von Krankheiten auszugeben, vor allem in der schmerzhaften Endphase des Lebens der Menschen, müssen wir diesen Betrag in die frühzeitige Verhinderung des Alterungsprozesses investieren.

Wenn wir die grundlegenden Fundamente des Menschen analysieren, können wir in Bezug auf unsere grundlegende chemische Zusammensetzung sagen, dass wir recht einfach gestrickt sind. Ein erwachsener Mensch besteht zu circa 60 Prozent aus Wasser (wobei vieles unter anderem von Alter, Geschlecht und Adipositas abhängt). Außerdem sind wir nicht einmal Evian- oder Perrier-Wasser, sondern ganz gewöhnliches Wasser, das aus H_2O besteht, also aus zwei Wasserstoffatomen und einem Sauerstoffatom. Wir haben Organe mit mehr Wasser und andere mit weniger Wasser: So enthalten die Knochen schätzungsweise 22 Prozent Wasser, Muskeln und Gehirn 75 Prozent, das Herz 79 Prozent, Blut und Nieren 83 Prozent und die Leber 86 Prozent.[185] Die Wasseranteile ändern sich auch stark mit dem Alter. Kinder haben bis zu 75 Prozent Wasser, Erwachsene 60 Prozent und ältere Menschen 50 Prozent. Nach Angaben von Nestlé Waters hat ein durchschnittlicher Erwachsener von 60 Kilogramm 42 Liter Wasser im Körper, die sich wie folgt verteilen:[186]

- 28 Liter intrazelluläres Wasser:
- 14 Liter befinden sich in der extrazellulären Flüssigkeit, davon sind
- 10 Liter interstitielle Flüssigkeit (einschließlich Lymphe), die ein wässriges Medium ist, das die Zellen umgibt.
- 3 Liter sind das Blutplasma.
- 1 Liter ist transzelluläre Flüssigkeit (zerebrospinale, okuläre, pleurale, peritoneale und synoviale Flüssigkeit).

Abgesehen davon, dass der menschliche Körper hauptsächlich aus Wasser besteht, das neben Sauerstoff das am häufigsten vorkommende Element im gesamten Universum, nämlich Wasserstoff, enthält, besteht der Rest aus wenigen chemischen Elementen, die häufig und billig sind. Nur vier Grundelemente (Sauerstoff, Kohlenstoff, Wasserstoff und Stickstoff) machen 99 Prozent der Summe aller Atome und 96 Prozent des Gewichts eines durchschnittlichen Menschen mittleren Alters und mit 70 Kilogramm Gewicht aus, wie in Abbildung 5.1 deutlich zu sehen ist.[187]

Elemente	Ordnungszahl	Atomarer Anteil (%)	Gewicht (%)	Gewicht (kg)
Oxygen	8	24	65	43
Carbon	6	12	18	16
Hydrogen	1	62	10	7
Nitrogen	7	1,1	3,0	1,8
Calcium	20	0,22	1,4	1
Phosphorus	15	0,22	1,1	0,78
Potassium	19	0,033	0,020	0,14
Sulfur	16	0,038	0,020	0,14
Sodium	11	0,024	0,015	0,095
Chlorine	17	0,037	0,015	0,010
50 weitere Elemente	3 ~ 92	0,328	1,430	0,035

Abbildung 5.1: Chemische Zusammensetzung des Körpers eines durchschnittlichen Erwachsenen mittleren Alters mit einem Gewicht von 70 kg
Quelle: Eigene Darstellung in Anlehnung an John Emsley (2011)

Obwohl wir weniger Sauerstoff- als Wasserstoffatome haben, sind Sauerstoffatome (mit der Ordnungszahl 8, das heißt Sauerstoffatome haben acht Protonen) schwerer als Wasserstoffatome (mit der Ordnungszahl 1, das heißt einem einzigen Proton). Sauerstoff ist außerdem das in der Erdkruste am häufigsten vorkommende Element, und er kommt im menschlichen Körper hauptsächlich im Wasser vor. Außerdem ist er ein grundlegender Bestandteil aller Proteine, Nukleinsäuren (wie DNA und RNA), Kohlenhydrate und Fette.

Obwohl der menschliche Körper mehr als 60 verschiedene Arten von chemischen Elementen enthält, sind die meisten nur in minimalen Mengen vorhanden. Der menschliche Körper enthält kein Helium (ein flüchtiges Gas mit der Ordnungszahl 2, das heißt das zweite Element in der chemischen Tabelle nach Wasserstoff), aber wir haben »Spuren« von Lithium (Ordnungszahl 3) bis Uran (Ordnungszahl 92).

Schätzungen zufolge besteht das Universum aus etwa 73 Prozent Wasserstoffatomen und 25 Prozent Heliumatomen. Alle anderen »schwereren« Atome (mit Ordnungszahl ab 3) machen kaum die restlichen 2 Prozent des bekannten Universums aus. Man nimmt an, dass die schweren Atome durch Sternexplosionen am Anfang des Universums entstanden sind. Wir sind also eigentlich »kosmischer Staub« oder »Sternenstaub«, wie es der amerikanische Physiker Carl Sagan in seinem berühmten Buch und in der Fernsehsendung *Cosmos* beschrieben hat.[188]

Kurz gesagt, die Aufrechterhaltung grundlegender Organismen, wie es beim Menschen der Fall ist, ist einfach und billig, wenn wir wissen, wie wir Materie auf atomarer und molekularer Ebene reparieren können, so wie wir es bereits auf biologischer Ebene tun. Wenn wir die Nanotechnologie als eine Form der »künstlichen« Biologie betrachten, ist es sehr wahrscheinlich, dass es uns in den kommenden Jahrzehnten gelingen wird, Atome zu reparieren.

Die Idee der atomaren und molekularen Fertigung wurde von dem amerikanischen Ingenieur Eric Drexler popularisiert, der 1986 sein Buch *Engines of Creation: The Coming Era of Nanotechnology* veröffentlichte. In diesem Werk formalisiert Drexler zusammen mit dem MIT-Experten für künstliche Intelligenz, Marvin Minsky, die Grundlagen der molekularen Nanotechnologie im Rahmen eines Projekts, das Teil seiner Doktorarbeit war.[189]

Im Jahr 2013 schrieb Drexler das Buch *Radical Abundance* (»Radikaler Überfluss«), in dem er erklärt, wie beeindruckende Fortschritte in der Nanotechnologie uns in die Lage versetzen werden, Materie zu sehr geringen Kosten zu komponieren, zu zersetzen und wieder zusammenzusetzen, wahrscheinlich sogar für nur 1 Dollar pro Kilogramm.[190] Mit anderen Worten: Mit fortschrittlicher Nanotechnologie könnte in den nächsten Jahrzehnten eine 70 Kilogramm schwere Person für 70 US-Dollar, wahrscheinlich sogar für weniger, repariert werden. Wenn wir alle Elemente, aus denen ein Mensch besteht, zusammenzählen, sehen wir, dass alle unsere chemischen Elemente insgesamt weniger als 100 US-Dollar kosten.

Solange wir nicht verlangen, dass der menschliche Körper mit Evian- oder Perrier-Wasser aus Frankreich gefüllt wird, ist der Marktpreis für die Bestandteile eines Menschen wirklich niedrig. Der Mensch besteht aus einigen der häufigsten Elemente der Erdkruste: Wir sind nicht aus Plutonium (Ordnungszahl 94) mit Diamant- und Goldverkrustungen in der Antimaterie. Wir bestehen im Wesentlichen aus Wasser, mit ein wenig Kohlenstoff und Stickstoff (zusätzlich zu »Spuren« anderer Elemente aus unserer Umwelt). Wir sind, was wir konsumieren, die Luft, die wir atmen, das Wasser, das wir trinken, und die Nahrung, die wir essen.

Dank fortwährender Entdeckungen entwickeln sich Biologie und Medizin sprunghaft weiter. Der berühmte medizinische Aderlass, der jahrhundertelang und sogar bis Mitte des 20. Jahrhunderts in einigen Teilen der Welt praktiziert wurde, gilt heute als geradezu barbarisch. In ein paar Jahren werden wir das Gleiche über die heutigen Strahlen- und Chemotherapien denken. Wenn wir ein wenig übertreiben, gleicht der Versuch, einen Tumor mit Strahlen- oder Chemotherapie zu töten, dem Schießen mit Kanonen auf Mücken. Hoffen wir, dass die Strahlen- und Chemotherapie bald in die Geschichte der barbarischen Methoden eingehen wird, wie der Aderlass in der Vergangenheit.

Um bei der Heilung des Alterns voranzukommen, müssen wir an die Grundlagen denken. Der berühmte südafrikanische, kanadische und amerikanische Ingenieur und Erfinder Elon Musk erklärt, dass sein Erfolg auf seine Fixierung auf Grundprinzipien und nicht auf Analogien zurückzuführen ist. Wenn wir in Analogien denken, kopieren wir andere Ideen und es entstehen nur lineare Verbesserungen. Wenn wir in Grundprinzipien denken, können wir uns exponentielle Veränderungen vorstellen, bis hin zu den Grenzen, die uns die Wissenschaft setzt. Musk nennt das Beispiel der Physik als Grundlagenwissenschaft für das Denken:[191]

> »Ich denke, es ist wichtig, von Grundprinzipien her zu denken und nicht in Analogien. Es gibt einen guten Rahmen für das Denken, und das ist die Physik. Im Allgemeinen denke ich, dass es Dinge gibt, die sich auf ihre grundlegenden Wahrheiten reduzieren lassen, und man von dort aus weiterdenken sollte statt in Analogien.
>
> Die meiste Zeit unseres Lebens verbringen wir damit, in Analogien zu denken, was im Wesentlichen bedeutet, mit leichten Abweichungen zu kopieren, was andere Menschen tun.«

Musk fährt mit dem Beispiel der Batterien für Elektroautos fort und erklärt, warum deren Kosten weiter rapide sinken, wenn man von den Grundprinzipien ausgeht:

> »In Analogien denkend könnte man sagen: Akkupacks sind wirklich teuer und werden es auch immer bleiben ... Historisch gesehen haben Batterien 600 US-Dollar pro Kilowattstunde gekostet. In Zukunft wird es nicht viel besser.
>
> Wer von den Grundprinzipien aus denkt, würde sich fragen: Aus welchen Materialien bestehen die Batterien? Wie hoch ist der Marktwert ihrer Komponenten?
>
> Eine Batterie enthält Kobalt, Nickel, Aluminium, Kohlenstoff, einige Polymere zur Trennung und eine Dichtungsdose. Was würde jeder einzelne Bestandteil kosten, wenn wir ihn auf der Londoner Metallbörse kaufen würden?
>
> Es sind etwa 80 US-Dollar pro Kilowattstunde. Es geht also darum, clevere Wege zu finden, diese Materialien zu kombinieren, um Batterien herzustellen, die viel billiger sind, als alle gedacht hätten.«

Diese Art der Argumentation hat es Musk ermöglicht, die Zahlungsindustrie mit PayPal zu revolutionieren, die Solarindustrie mit SolarCity, die Elektroautoindustrie mit Tesla Motors, die Raumfahrtindustrie mit Space X, die Transportindustrie mit Hyperloop und Tunnel mit The Boring Company. Als sei das nicht genug, arbeitet Musk derzeit daran, dasselbe mit Gehirn-Computer-Schnittstellen durch Neuralink zu erreichen, und fördert freundliche künstliche Intelligenz durch die OpenAI-Initiative (eine offene Plattform für KI).[192]

Wenn wir uns auf die grundlegenden Dinge konzentrieren, werden wir sehen, dass der menschliche Körper nicht so komplex ist und dass wir ihn mit neuen Technologien wie der Nanotechnologie reparieren können. Der menschliche Körper ist auch billig, und etwas zu reparieren wird preiswert, wenn wir wissen, wie man es gut macht. In der Zukunft wird es keinen Aderlass, keine Chemotherapie und keine Strahlentherapie mehr geben. Wir wissen heute auch, dass es Zellen und Organismen gibt, die nicht altern, und das ist der Beweis für das Konzept, dass Nicht-Altern biologisch möglich ist, weil es in der Natur selbst schon passiert. Jetzt müssen wir die Grundprinzipien des Nicht-Alterns verstehen und nachbilden.

Wie der amerikanische Futurist Ray Kurzweil erklärt, sind alle Technologien anfangs teuer und schlecht, werden aber billiger und besser, wenn sie sich durchsetzen. Wir alle kennen das Beispiel der Mobiltelefone. Als sie auf den Markt kamen, kosteten die ersten Modelle Tausende von Dollar. Sie waren riesig, sie funktionierten schlecht, die Akkus waren schnell leer und die Geräte dienten nur zum Telefonieren. Heute, dank der Verallgemeinerung der Technologie, sind Mobiltelefone billig und sehr gut. In der Tat werden sie heute wegen der unzähligen Aufgaben, die sie durch mehr und bessere Anwendungen (viele kostenlos), erfüllen, Smartphones genannt. Heute hat jeder, überall auf der Welt, ein Mobiltelefon, wenn er es möchte.

Auf biotechnologischer Ebene ist die Sequenzierung des menschlichen Genoms, die 1990 begann und 2003 endete, noch beeindruckender. Mit anderen Worten: Die Sequenzierung des ersten menschlichen Genoms dauerte 13 Jahre und kostete etwa 3 Milliarden US-Dollar. Dank des fortwährenden exponentiellen technologischen Fortschritts ist sehr wahrscheinlich, dass in ein paar Jahren ein Genom für weniger als 10 US-Dollar in einer Minute sequenziert werden kann. Geräte zur Sequenzierung des Genoms mit einer Verbindung zu den Smartphones der Zukunft werden wahrscheinlich bald entwickelt werden.

Ein weiteres Beispiel ist das Humane Immundefizienz-Virus (HIV), dessen Identifizierung Jahre dauerte und das einst als Todesurteil galt, weil es das Immunsystem des Infizierten direkt angreift. Dank der Beschleunigung der technologischen Veränderungen betont Kurzweil Folgendes:[193]

> »Das Tempo der Veränderung ist exponentiell, nicht linear. Also werden die Dinge in 50 Jahren ganz anders aussehen. Das ist phänomenal. Wir haben 15 Jahre gebraucht, um HIV zu sequenzieren, SARS haben wir in 31 Tagen sequenziert.
>
> Wir verdoppeln die Leistung von Computern jedes Jahr zu den gleichen Kosten. In 25 Jahren werden sie eine Milliarde Mal leistungsfähiger sein als heute. Gleichzeitig schrumpfen wir die Größe aller Technologien, elektronisch und mechanisch, um einen Faktor von 100 pro Jahrzehnt, das sind 100.000 in 25 Jahren.«

Es dauerte Jahre, um HIV zu identifizieren, es dauerte Jahre, um das Virus zu sequenzieren, und es dauerte Jahre, um die ersten Behandlungen zu entwickeln. Die ersten Anti-HIV-Therapien kosteten Millionen von US-Dollar pro Jahr, aber verbreiteten sich dann schnell und ihr Preis fiel auf Tausende, dann Hunderte von Dollar pro Jahr. In Ländern wie Indien gibt es generische Behandlungen gegen HIV für nur einige Dutzend US-Dollar. Es ist möglich, dass wir in ein paar Jahren Therapien haben werden, die nur ein paar Dollar kosten und damit eine definitive Heilung erreichen. Heute ist HIV eine kontrollierbare chronische Krankheit, genauso wie Diabetes.

Dasselbe müssen wir mit dem Altern anstreben: Altern zu einer kontrollierbaren chronischen Krankheit zu machen, und später das Altern endgültig zu heilen. Dank exponentieller Fortschritte ist es sogar möglich, dass wir das Altern heilen können, bevor es zu einer chronischen Krankheit wird.

Es ist wichtig, mit Verjüngungstechnologien, die sich bei anderen Tieren als nützlich erwiesen haben, Versuche am Menschen zu beginnen.

Dies ist eines der Ziele des neuen Projekts 21 der Forschungsstiftung SENS.[194]

Um das Altern zu heilen, müssen wir die Investitionen auf die Ursachen konzentrieren und so vermeiden, dass wir zu viel Geld für die Symptome ausgeben. In einem Interview sagte der englische Biogerontologe Aubrey de Grey, dass 90 Prozent der Todesfälle und mindestens 80 Prozent der medizinischen Kosten in den Vereinigten Staaten auf das Altern zurückzuführen seien. Dennoch wird nur ein winziger Teil der Ressourcen dafür aufgewendet, und es gibt nicht genug, was Stiftungen wie SENS selbst tun können, wenn sie nicht mehr öffentliche oder private Unterstützung erhalten. Lassen Sie uns als Beispiel die folgenden Budgets vergleichen:[195]

- Budget der National Institute of Health: ~ 30.000 Millionen US-Dollar
- Budget des National Institute of Aging: ~ 1.000 Millionen US-Dollar
- Budget der Abteilung für Alterungsbiologie: ~ 150 Millionen US-Dollar
- Ausgaben für Translationale Forschung (max.): ~ 10 Millionen US-Dollar
- Budget der SENS-Forschungsstiftung: ~ 5 Million US-Dollar

Erinnern wir uns noch einmal daran, dass die weltweiten Ausgaben für die medizinische Versorgung bei etwa 7 Billionen US-Dollar pro Jahr liegen, jedes Jahr mit steigender Tendenz. Leider fließen fast alle Ausgaben in die letzten Lebensjahre, und das ohne großen Erfolg, denn am Ende sterben die Patienten, oft unter tragischen Bedingungen. Wir müssen das gesamte Gesundheitssystem neu überdenken und am Anfang investieren, statt am Ende auszugeben. Wie das Sprichwort sagt: »Vorbeugen ist besser als Heilen.«

Um uns in die richtige Richtung zu bewegen, müssen wir auch unsere eigene Mentalität ändern und den Tod als einen schrecklichen Feind akzeptieren, den größten Feind der ganzen Menschheit, aber einen Feind, den wir besiegen können. Wenn wir die Angst vor dem Tod aufgeben und mit unserem Verstand und unserem Herzen handeln, dann werden wir den Tod besiegen.

KAPITEL 6

DER SCHRECKEN DES TODES

Der Mensch fürchtet den Tod, weil er das Leben liebt
FJODOR DOSTOJEWSKI, 1880

Alle großen Wahrheiten beginnen als Blasphemie
GEORGE BERNARD SHAW, 1919

Ich glaube nicht an ein Leben nach dem Tod, obwohl ich Wechselunterwäsche mitbringe.
Ich habe keine Angst vor dem Tod, ich möchte nur nicht dabei sein, wenn er eintritt.
WOODY ALLEN, 1971

Die Technologie beschleunigt sich. Infolgedessen wird das »Rejuveneering« – die Technik der Verjüngung – sprunghaft ansteigen. Die Wellen von Verbesserungen in der Gesellschaft, die im Zuge der industriellen Revolution entstanden sind – das Wachstum der Wirtschaft, bessere Bildung, größere Mobilität, verbesserte Gesundheitsversorgung, vielfältigere Möglichkeiten – werden sich fortsetzen, und zwar in einem noch schnelleren Tempo als zuvor. Immer mehr Menschen sind sowohl bereit als auch fähig, sich in Forschungs- und Entwicklungsaktivitäten zu engagieren, in mehreren konvergierenden Technologiesektoren, als Teil eines riesigen erweiterten globalen Netzwerks:

- Heute werden mehr Ingenieure, Wissenschaftler, Designer, Analysten, Unternehmer und andere Change Agents an Universitäten und anderswo ausgebildet als jemals zuvor.
- Die Verfügbarkeit von hochwertigem, oft kostenlosem Online-Schulungsmaterial bedeutet, dass diese angehenden Technologen von einer besseren Ausgangsbasis aus starten als die meisten ihrer Vorgänger vor ein paar Jahren.
- Menschen in späteren Phasen ihres Berufslebens sind in der Lage, mit einem Teil ihrer freien Zeit in fruchtbare neue Felder einzusteigen – vielleicht zunächst »nur, um zu stöbern«; dies gilt insbesondere für Menschen, die aus ihrer bisherigen Tätigkeit ausgeschieden sind oder entlassen wurden, aber noch viele Fähigkeiten haben, die sie einsetzen können.
- Verbindungen zwischen diesen verschiedenen Forschern über eine Vielzahl von Online-Kommunikationskanälen, Wikis, Datenbanken, KI-Verknüpfungen et cetera bedeuten, dass kluge Forscher schneller von vielversprechenden Analysestrategien anderswo auf der Welt erfahren können.
- Die zunehmende Verbreitung von Open-Source-Software, die frei verteilt wird, trägt weiter dazu bei, eine breitere Beteiligung zu fördern.

Dieser positive Netzwerkeffekt – mehr Menschen, besser ausgebildet, besser vernetzt, Aufbau auf den Lösungen der anderen – führt die Autoren zu der Schlussfolgerung: Selbst wenn alles andere gleich bleibt, steigt das Gesamttempo der technologischen Verbesserung wahrscheinlich immer weiter. Die rasanten Durchbrüche der vergangenen Jahrzehnte in den Bereichen IT, Smartphones, 3-D-Druck, Gentechnik, Gehirnscans et cetera werden in den nächsten Jahrzehnten wahrscheinlich auch ähnlich schnell in zahlreichen weiteren Bereichen erreicht (wenn nicht sogar übertroffen). Von entscheidender Bedeutung ist, dass dieses Muster auf Innovationen in der medizinischen Behandlung und insbesondere auf solche in der Verjüngungskur zutrifft.

Natürlich gibt es viele große Hindernisse, die den Fortschritt bei potenziellen medizinischen Durchbrüchen behindern könnten. Dazu gehören regulatorische Hürden und weitere Beispiele für Systemkomplexität und Systemträgheit. Dennoch gibt es auch eine noch nie da gewesene Anzahl gut ausgebildeter, fähiger Menschen, die bereits damit beschäftigt sind, mögliche Lösungen und Umgehungen für diese Hürden zu erforschen. Nach dem Motto »Teile und herrsche« arbeiten sie an verbesserten Werkzeugen, Bibliotheken, Testmodulen, Methoden, alternativen Regulierungswegen, KI-Analysen von großen medizinischen Datensätzen und vielem mehr. Sie können kreativ auf den Erkenntnissen der anderen aufbauen. Und wenn sie gute Ergebnisse erzielen, können sich größere Unternehmen mit ihnen zusammentun, um ihren Ideen den nötigen zusätzlichen Schub zu geben.

Erste Anzeichen von Erfolgen der Verjüngungskur sind überall zu sehen. Das Feld kann nicht mehr (wie früher von einigen Kritikern) als »Quacksalbermedizin« oder »Wundermittel« (wie Schlangenöl) abgetan werden. Eine ganze Reihe interessanter Untersuchungslinien warten auf weitere Forschung und Entwicklung. Einige dieser Forschungslinien mögen sich als unfruchtbar erweisen, aber es gibt keinen Grund zu glauben, dass das Feld in seiner Gesamtheit unfruchtbar bleibt.

Außerdem gibt es gewichtige wirtschaftliche Gründe, diese Arbeit fortzusetzen. Menschen, die von Verjüngungskuren profitieren, tragen unter sonst gleichen Bedingungen mehr zur Wirtschaft und zum gesamten Sozialkapital bei. Es ist finanziell sehr sinnvoll für die Gesellschaft, ihre Investitionen in die Verjüngung zu beschleunigen.

Wenn es gute finanzielle Gründe gibt, etwas in Angriff zu nehmen, muss die Gesellschaft in der Lage sein können, zu sagen: »Ja, lasst es uns tun.« Aber das ist bei der Verjüngungstechnik ganz und gar nicht der Fall. Im Gegenteil, viele Teile der Gesellschaft lehnen sie ab. Es ist an der Zeit, den Wurzeln dieser Opposition auf den Grund zu gehen.

EINE VIELZAHL VON EINWÄNDEN

Die Gründe für die Einwände gegen das Verjüngungsprojekt sind vielfältig. Zu den am häufigsten genannten zählen:

- Wie will die Verjüngungstechnologie des Rejuveneering unheilbare Krankheiten angehen?

- Machen nicht physikalische Prinzipien, wie die Entropie, eine Verjüngung unmöglich?
- Ist das Verjüngungsprogramm nicht von Natur aus so kompliziert, dass es jahrhundertelange Arbeit erfordern wird?
- Gibt es nicht eine natürliche Grenze für die Lebenserwartung des Menschen?
- Wird die Verjüngung nicht eine furchtbare Bevölkerungsexplosion verursachen?
- Werden die Langlebigen nicht eine Bremse für notwendige gesellschaftliche Veränderungen sein?
- Welche Motivation werden die Menschen in Abwesenheit von Alterung und Tod haben, um etwas zu erreichen?
- Werden die Wohlhabenden nicht überproportional von der Verjüngung profitieren?
- Ist es nicht egozentrisch, eine Verjüngungskur zu betreiben?

In jedem dieser Fälle haben die Verjünger starke Argumente. Dennoch scheinen ihre gut begründeten Antworten für sich genommen nicht auszureichen, um die Kritiker und Skeptiker umzustimmen. Die Skepsis ist tiefer verankert.

Um zu verstehen, was hier passiert, müssen wir die *zugrunde liegende Motivation* von der *unterstützenden Rationalität* unterscheiden. In der anschaulichen Metapher des Elefanten und des Reiters, die der Sozialpsychologe Jonathan Haidt in seinem Buch *Die Glückshypothese* entwickelt hat, ist der bewusste Verstand mit dem menschlichen Reiter verwandt, der einen mächtigen Elefanten – das Unterbewusstsein – beherrscht. Haidt entwickelt diese Analogie im ersten Kapitel seines Buches:[196]

> »Warum tun Menschen immer wieder ... etwas Dummes? Warum schaffen sie es nicht, sich selbst zu kontrollieren, und tun weiterhin etwas, von dem sie wissen, dass es nicht gut für sie ist? Ich für meinen Teil kann leicht die Willenskraft aufbringen, alle Nachspeisen auf der Speisekarte zu ignorieren. Aber wenn der Nachtisch auf dem Tisch steht, kann ich ihm nicht widerstehen. Ich kann mir vornehmen, mich auf eine

Aufgabe zu konzentrieren und nicht aufzustehen, bis sie erledigt ist, doch irgendwie ertappe ich mich dabei, in die Küche zu gehen oder auf andere Weise zu prokrastinieren. Ich kann mir vornehmen, um 6 Uhr morgens aufzuwachen, um zu schreiben; doch nachdem ich den Wecker ausgeschaltet habe, haben meine wiederholten Befehle an mich selbst, aus dem Bett zu kommen, keine Wirkung ...

Ich begann, das Ausmaß meiner Unfähigkeit zu erkennen, mit Fristen umzugehen, als ich mit wichtigeren Lebensentscheidungen konfrontiert wurde. Ich wusste genau, was ich tun sollte, doch selbst als ich meinen Freunden sagte, dass ich es tun würde, war sich ein Teil von mir im Dunkeln bewusst, dass ich es nicht tun würde. Gefühle von Schuld, Lust oder Angst waren oft stärker als der Verstand ...

Moderne Theorien über rationale Wahl und Informationsverarbeitung erklären die Willensschwäche nicht ausreichend. Aber die alten Metaphern über die Kontrolle von Tieren funktionieren wunderbar. Das Bild, das mir für mich selbst einfiel, als ich mich über meine Schwäche wunderte, war ein Reiter auf dem Rücken eines Elefanten. Ich halte die Zügel in der Hand, und durch Ziehen in die eine oder andere Richtung gebe ich dem Elefanten zu verstehen, dass er sich umdrehen, anhalten oder gehen soll. Ich kann Dinge lenken, aber nur, wenn der Elefant keine eigenen Wünsche hat. Wenn der Elefant selbst etwas tun will, kann ich ihn nicht daran hindern.«

Der Reiter mag denken, dass er oder sie die Kontrolle hat, aber der Elefant hat oft seine eigenen festen Vorstellungen, besonders in Fragen des Geschmacks und der Moral. In solchen Fällen agiert der bewusste Verstand eher wie ein Anwalt als wie ein Reiter. Haidt führt weiter aus:

»Ein moralisches Urteil ist wie ein ästhetisches Urteil. Wenn Sie ein Gemälde sehen, wissen Sie normalerweise sofort und automatisch, ob es Ihnen gefällt. Wenn jemand Sie bittet, Ihr

Urteil zu erklären, konfabulieren Sie. Sie wissen nicht wirklich, warum Sie etwas schön finden, aber Ihr Interpretationsmodul (der Reiter) ist geübt darin, Gründe zu erfinden ... Sie suchen nach einem plausiblen Grund, warum Sie das Bild mögen, und Sie klammern sich an den ersten Grund, der Sinn ergibt (vielleicht etwas Vages über Farbe oder Licht oder die Reflexion des Malers in der glänzenden Nase des Clowns). Moralische Argumente sind ähnlich: Zwei Menschen haben eine starke Meinung zu einem Thema, ihre Gefühle stehen an erster Stelle, und ihre Gründe werden spontan erfunden, um sie dem anderen entgegenzuwerfen. Wenn Sie das Argument einer Person widerlegen, ändert diese dann im Allgemeinen ihre Meinung und stimmt Ihnen zu? Natürlich nicht, denn das Argument, das Sie widerlegt haben, war nicht der Grund für die Position der Person; es wurde erfunden, nachdem das Urteil bereits gefällt war.

Wenn man bei moralischen Argumenten genau hinhört, kann man manchmal etwas Überraschendes hören: Dass in Wirklichkeit der Elefant die Zügel hält und den Reiter führt. Es ist der Elefant, der entscheidet, was gut oder schlecht, schön oder hässlich ist. Bauchgefühle, Intuitionen und Schnellurteile passieren ständig und automatisch ... Aber nur der Reiter kann Sätze aneinanderreihen und Argumente kreieren, um sie anderen Menschen zu präsentieren. Bei moralischen Argumenten ist der Reiter mehr als nur ein Berater des Elefanten; er wird zum Anwalt, der vor Gericht kämpft, um andere von der Sichtweise des Elefanten zu überzeugen.«

In seinem Nachfolgebuch *The Righteous Mind* baut Haidt auf dieser Metapher auf, um ein Grundprinzip der Moralpsychologie vorzuschlagen: Intuitionen stehen an erster Stelle, strategische Überlegungen an zweiter:[197]

»Moralische Intuitionen entstehen automatisch und fast augenblicklich, lange bevor moralisches Denken eine Chance hat, in Gang zu kommen, und diese ersten Intuitionen nei-

> gen dazu, unser späteres Denken zu steuern. Wenn Sie denken, moralisches Denken sei etwas, das wir tun, um die Wahrheit herauszufinden, werden Sie ständig frustriert sein, wie dumm, voreingenommen und unlogisch die Leute werden, wenn sie Ihnen widersprechen. Aber wenn Sie moralisches Denken als eine Fähigkeit betrachten, die wir Menschen entwickelt haben, um unsere sozialen Ziele zu fördern – um unsere eigenen Handlungen zu rechtfertigen und die Teams zu verteidigen, denen wir angehören –, dann ergibt das Ganze viel mehr Sinn. Behalten Sie die Intuitionen im Auge und nehmen Sie die moralischen Argumente der Menschen nicht für bare Münze. Sie sind meist Post-hoc-Konstruktionen, die spontan erfunden werden, um ein oder mehrere strategische Ziele zu erreichen.
>
> Zur zentralen Metapher führt uns, dass *der Verstand geteilt ist, wie ein Reiter auf einem Elefanten, und es die Aufgabe des Reiters ist, dem Elefanten zu dienen.* Der Reiter ist unser bewusstes Denken – der Strom von Worten und Bildern, der die Bühne unseres Bewusstseins in Beschlag nimmt. Der Elefant repräsentiert die anderen 99 Prozent der mentalen Prozesse, die außerhalb unseres Bewusstseins ablaufen, aber tatsächlich den Großteil unseres Verhaltens bestimmen.«

Die größte Herausforderung, vor der das Verjüngungsprojekt steht, stellt nicht die Gesamtheit der Begründungen dar, die Kritiker für ihre Ablehnung des Projekts anführen. Vielmehr muss dringend an der zugrunde liegenden Motivation gearbeitet werden, die diese Kritiker leitet, oft ohne dass sie sich dessen bewusst sind. Wir müssen uns nicht mit dem Reiter auseinandersetzen, sondern Wege finden, den Elefanten direkt anzusprechen.

TOD UND PANIK

Es ist eine grundlegende Tatsache, dass Tiere Angst empfinden können. Im Angesicht einer unmittelbaren Bedrohung springt der Stoffwechsel eines Tiers in einen anderen Gang. Drüsen produzieren die Hormone Adrenalin und Cortisol, die den Herzschlag beschleunigen, die Pupillen im Auge erweitern, um mehr Informationen über die drohende Gefahr aufzunehmen, und den Blutfluss zu den Muskeln und der Lunge in Vorbereitung auf gewaltsame Aktionen erhöhen. Das Tier wird auf Kampf oder Flucht vorbereitet. Damit die maximale Energie für die dringenden Selbsterhaltungsaktivitäten zur Verfügung steht, werden andere körperliche Prozesse verlangsamt, einschließlich der Verdauung von Nahrung. Das periphere Sehen ist reduziert, sodass sich das Tier besser auf die unmittelbare Bedrohung konzentrieren kann. Auch ein Verlust des Gehörs tritt auf.

Der Schreckzustand dient einem lebenswichtigen Zweck, wenn das Tier in der Tat unmittelbar tödlich bedroht ist. In diesem Zustand optimiert sich der Körper, um die unmittelbare Herausforderung zu überleben. Für eine längerfristige Existenz ist dieser Zustand jedoch alles andere als optimal. Im Gegenteil: Im Zustand der Panik ist die Aufmerksamkeit eingeschränkt, die Denkmuster verengen sich, die Verdauung leidet, und der Körper kann von Krämpfen und Schüttelfrost befallen werden. Den Inhalt von Blase und Schließmuskel unkontrolliert loszulassen, mag vielleicht den Vorteil haben, potenzielle Angreifer zu ekeln und abzuwehren, ist jedoch für ein gesundes soziales Leben zu anderen Zeiten nicht förderlich.

Die menschliche Fähigkeit, den Tod vorzeitig – also ohne unmittelbare Gefahr – lebhaft zu antizipieren, stellt ein Problem für die Steuerung des Subsystems des Körpers dar, das für das Empfinden von Todesangst zuständig ist. Wird der Gedanke an den Tod vorherrschend, werden normale physische Prozesse unmöglich. Schlimmer noch ist ein weiterer Aspekt der Tierpsychologie: Panik ist ansteckend. Wenn ein Tier in einer Gruppe ein Raubtier in der Nähe erspäht hat, kann die ganze Gruppe schnell und entschlossen reagieren. Auch wenn ein Mensch in Panik gerät, kann sich seine Stimmung schnell ausbreiten, selbst wenn es keinen objektiven Grund für eine Panik gibt.

Der Umgang mit Todesangst ist daher ein Schlüsselproblem der menschlichen Gesellschaft. Dies ist seit der frühen Vorgeschichte so, als die Menschen begannen, ihre Fähigkeiten der Selbstwahrnehmung, Planung und introspektiven Reflexion zu erwerben. Die Beobachtung der zunehmenden Gebrechlichkeit von Gruppenmitgliedern, die zuvor noch erstaunlich fit und gesund gewesen waren, muss die frühen Menschen in erschreckender Weise auf den Gedanken gebracht haben, dass ein ähnlicher Verfall sie selbst erwarte – und alle anderen, die sie liebten und schätzten. Mit anderen Worten: Die Todesangst wurde von einem gelegentlichen, für das individuelle Überleben notwendigen Zustand zu etwas, das uns Menschen in jedem Moment ohne irgendeine äußere Bedrohung ereilen und lähmen oder panisch machen kann.

Darüber hinaus hat die bewusste Erwartung des Todes durch Bedrohungen wie Raubtiere oder rivalisierende Gruppen von Menschen dazu geführt, dass wir unter ansonsten gleichen Bedingungen eine tiefe Abneigung gegen Risiken entwickeln. Ein Verhalten, das das kurzfristige Risiko mindert, wie zum Beispiel sich in den Tiefen einer Höhle zu verstecken, ist für den langfristigen Fortschritt der Gruppe wohl nicht vorteilhaft.

Aus diesem Grund können wir mit gutem Grund spekulieren, dass die Gruppen von Menschen, die erfolgreich überlebt haben, soziale und psychologische Werkzeuge entwickelt haben, die es ihnen ermöglichten, den Schrecken der Aussicht auf den Tod zu überwinden, der sonst die gesamte Gruppe handlungsunfähig gemacht hätte. Auf verschiedene Weise wirkten diese Hilfsmittel gegen die von der Todesdrohung ausgelöste Panik. Zu ihnen gehörten Mythologie, Stammesdenken, Religion, ekstatische Trancezustände und scheinbarer Kontakt mit Geistern. In späteren Zeiten zählten auch kulturelle Sitten und Denkmuster dazu, die verschiedene Arten der Transzendenz nach dem physischen Tod versprachen, so das Fortleben unseres Erbes oder des Erbes einer größeren Gruppe, der wir angehören. Diese Denkmuster sind mit Elementen unserer Weltanschauung verbunden, das heißt damit, wie wir uns vorstellen, wer wir sind, welche Rolle wir in unserer Gesellschaft spielen und wie unsere Gesellschaft in den größeren Kosmos passt.

Unsere Weltanschauung ist daher ein wichtiges Element der geistigen Stabilität gegen die immer lauernde existenzielle Angst vor der Sterblichkeit. Das bedeutet aber, dass alles, was unsere gesellschaftlichen Einstellungen infrage stellt – alles, was darauf hindeutet, dass unsere Philosophie große Fehler hat –, eine Gefahr für unser geistiges Wohlbefinden ist. Wenn wir das spüren, kann unser innerer Elefant wild werden und uns zu allen möglichen irrationalen Verhaltensweisen verleiten, die unser innerer Anwalt (der Reiter) dann eilig rationalisiert. Die soeben beschriebene Theorie wurde durch den Philosophen Ernest Becker und sein 1973 mit dem Pulitzer-Preis ausgezeichnetes Buch *The Denial of Death* bekannt, das heute unter dem Titel *Die Überwindung der Todesfurcht. Dynamik des Todes* auf dem Markt ist.[198]

JENSEITS DER VERLEUGNUNG DES TODES

Am Anfang von *Die Überwindung der Todesfurcht. Dynamik des Todes* schrieb Becker:

> »Die Aussicht auf den Tod, sagte Dr. Johnson, konzentriert den Geist auf wunderbare Weise. Dieses Buch vertritt die Hauptthese, dass sie viel mehr als das erreicht: Der Gedanke an den Tod, die Angst, die er hervorruft, verfolgt den Menschen mehr als alles andere; sie ist eine Triebfeder menschlicher Aktivität – eines Handelns, das vor allem darauf abzielt, die Fatalität des Todes zu vermeiden, ihn zu überwinden, indem man in irgendeiner Weise leugnet, dass er das endgültige Schicksal des Menschen ist.«

Sam Keen, mitwirkender Redakteur bei *Psychology Today*, hat ein Vorwort zu *The Denial of Death* beigesteuert, in dem er Beckers Philosophie als »ein aus vier Strängen geflochtenes Geflecht« beschreibt:

- Die Welt ist erschreckend.
- Die grundlegende Motivation für menschliches Verhalten ist unser biologisches Bedürfnis, unsere Grundangst zu kontrollieren, den Schrecken des Todes zu verleugnen.
- Da der Schrecken des Todes so überwältigend ist, verschwören wir uns, um ihn ins Unterbewusstsein zu verdrängen.

- Unsere heroischen Projekte, die darauf abzielen, das Böse zu vernichten, haben den paradoxen Effekt, mehr Böses in die Welt zu bringen.

Beckers These ist weitreichend. Mit einer Handvoll Ideen versucht er, zu zeigen, dass die menschliche Geschichte von Kräften geprägt wurde, die wir oft lieber nicht wahrhaben wollen:

- Galileo verteidigte, dass die Erde nicht das Zentrum des Universums ist, sondern nur ein weiterer kleiner Planet.
- Darwin zeigte, dass der Mensch nicht von Göttern, sondern von anderen minderwertigen Affen abstammt.
- Marx hob die Rolle des Klassenkonflikts und der sozialen Entfremdung hervor.
- Freud betonte die verdrängte Sexualität.
- Becker betonte unseren Wunsch, die Realität des Todes zu leugnen.

Wie bei allen großen Theorien dieser Form gibt es auch bei Beckers These Kritiker, die fragen: Wo sind die Beweise? Leider war Becker selbst nicht in der Lage, auf solche Kritiker direkt zu antworten, da er noch vor der Veröffentlichung von *The Denial of Death* an Darmkrebs starb. Sam Keen berichtet in seinem Vorwort auf ergreifende Weise, wie er Becker zum ersten Mal traf, als er bereits dem Tod nahe war:

> »Die ersten Worte, die Ernest Becker zu mir sagte, als ich in sein Krankenhauszimmer kam, waren: ›Sie erwischen mich in extremis. Dies ist ein Test für alles, was ich über den Tod geschrieben habe. Und ich habe die Chance zu zeigen, wie man stirbt, welche Haltung man einnimmt. Ob man es auf eine würdige, männliche Art tut; mit welchen Gedanken man es umgibt; wie man seinen Tod akzeptiert …‹
>
> Obwohl wir uns das erste Mal trafen, verfielen Ernest und ich sofort in ein tiefes Gespräch. Die Nähe seines Todes und die engen Grenzen seiner Energie nahmen uns den Impuls

> zum Plaudern. Wir sprachen über den Tod im Angesicht des Todes; über das Böse in der Gegenwart von Krebs. Am Ende des Tages hatte Ernest keine Energie mehr, also war die Zeit um. Wir verweilten noch ein paar Minuten unbeholfen, denn zum letzten Mal ›Ade‹ zu sagen, ist schwer. Wir wussten beide, dass er es nicht mehr erleben würde, wenn unser Gespräch gedruckt würde. Ein Pappbecher mit Sherry zu medizinischen Zwecken auf dem Nachttisch bot uns gnädigerweise ein Ritual für den Abschluss. Wir tranken den Likörwein zusammen und ich ging.«

Doch andere Forscher haben Beckers Theorie untermauert und belegten sie mit empirischen Beweisen – Beweisen aus einem Bereich, der manchmal »experimentelle Existenzpsychologie« genannt wird. Diese neue Arbeit wurde 2015 in dem Buch *Der Wurm in unserem Herzen: Wie das Wissen um die Sterblichkeit unser Leben beeinflusst*[199] der Sozialpsychologen Jeff Greenberg, Tom Pyszczynski und Sheldon Solomon umfangreich zusammengefasst.

Die für den Titel des Buches *The Worm at the Core* verwendete Formulierung stammt aus einem Auszug aus der 1902 erschienenen Publikation *The varieties of religious experience: a study in human nature* des Philosophen William James. Die Autoren zitieren diesen Auszug zustimmend und kommentieren ihn:[200]

> »Es gibt inzwischen überzeugende Beweise dafür, dass der Tod, wie William James vor einem Jahrhundert andeutete, tatsächlich der Wurm im Kern der menschlichen Existenz ist. Das Bewusstsein, dass wir Menschen sterben werden, hat eine tiefgreifende und durchdringende Wirkung auf unsere Gedanken, Gefühle und Verhaltensweisen in fast jedem Bereich des menschlichen Lebens – ob wir uns dessen bewusst sind oder nicht.
>
> Im Verlauf der menschlichen Geschichte hat der Schrecken des Todes die Entwicklung von Kunst, Religion, Sprache, Wirtschaft und Wissenschaft geleitet. Er hat die Pyramiden in

Ägypten aufgerichtet und die Twin Towers in Manhattan zum Einsturz gebracht. Er trägt zu Konflikten rund um den Globus bei. Auf einer persönlicheren Ebene führt die Erkenntnis unserer Sterblichkeit dazu, dass wir schicke Autos lieben, uns ungesund bräunen, unsere Kreditkarten bis zum Anschlag ausnutzen, wie Verrückte Auto fahren, uns nach einem Kampf mit einem vermeintlichen Feind und nach Ruhm sehnen, wie kurzlebig er auch sein mag, selbst wenn wir dafür bei *Survivor* Yak-Urin trinken müssen.«

DIE TERROR-MANAGEMENT-THEORIE

Greenberg, Pyszczynski und Solomon haben das Akronym »TMT« als Kurzform für »Terror Management Theory« geprägt, ihre Weiterentwicklung der Ideen von Ernest Becker. Auf der englischsprachigen Website der Ernest Becker Foundation steht folgende Beschreibung der TMT:[201]

> »Die TMT geht davon aus, dass der Mensch zwar mit allen Lebewesen die biologische Veranlagung zur Selbsterhaltung im Dienst der Fortpflanzung teilt, dass wir aber einzigartig sind in unserer Fähigkeit zum symbolischen Denken, das die Selbsterkenntnis und die Fähigkeit fördert, über die Vergangenheit zu reflektieren und über die Zukunft nachzudenken. Dies bringt die Erkenntnis hervor, dass der Tod unvermeidlich ist und jederzeit aus Gründen eintreten kann, die sich nicht vorhersehen oder kontrollieren lassen.
>
> Das Bewusstsein des Todes erzeugt potenziell lähmenden Schrecken, der durch die Entwicklung und Aufrechterhaltung kultureller Weltanschauungen ›gemanagt‹ wird: menschlich konstruierte Überzeugungen über die Realität, die von Individuen geteilt werden und die existenzielle Angst minimieren, indem sie Bedeutung und Wert verleihen. Alle Kulturen vermitteln das Gefühl, das Leben sei sinnvoll, indem sie eine Erklärung für den Ursprung des Universums, Vorschriften für

angemessenes Verhalten und die Zusicherung der Unsterblichkeit für jene anbieten, die sich den kulturellen Vorgaben entsprechend verhalten. Die buchstäbliche Unsterblichkeit wird durch Seelen, Himmel, Jenseits und Reinkarnationen gewährt, die in allen großen Religionen vorkommen. Symbolische Unsterblichkeit wird durch die Zugehörigkeit zu einer großen Nation, das Anhäufen von großem Vermögen, bemerkenswerte Leistungen und Kinder erlangt.

Psychologische Gelassenheit setzt auch voraus, dass der Einzelne sich als Person von Wert in einer Welt der Bedeutung wahrnimmt. Dies wird durch soziale Rollen mit zugehörigen Standards erreicht. Das Selbstwertgefühl ist das Gefühl der persönlichen Bedeutung, das sich aus dem Erfüllen oder Übertreffen solcher Standards ergibt.«

Die Website fasst auch drei Linien der empirischen Beweise zusammen, die TMT unterstützen:

- »Die angstpuffernde Funktion des Selbstwertgefühls ist durch Studien belegt, in denen ein kurzzeitig erhöhtes Selbstwertgefühl zu einer geringeren Selbstdiagnose von Angst und psychischer Unruhe führte.
- Wenn man den Tod ins Bewusstsein rückt, indem man Menschen auffordert, sich ihren eigenen Tod vorzustellen (oder Bilder von Toten zu betrachten, indem man sie vor einem Beerdigungsinstitut interviewt oder unterschwellig mit dem Wort ›tot‹ oder ›Tod‹ konfrontiert), verstärkt man ihr Bestreben, ihre kulturelle Weltsicht zu verteidigen, weil sich dadurch auch positive Reaktionen auf ihnen ähnliche Mitmenschen und negative Reaktionen auf jene, die anders sind, verstärken.
- Solche Studien bestätigen die existenzielle Rolle kultureller Weltanschauungen und des Selbstwertgefühls, denn sie zeigen, dass unbewusste Gedanken an den Tod leich-

ter auftauchen, wenn wichtige kulturelle Überzeugungen oder das Selbstwertgefühl ins Wanken geraten.

Die TMT hat empirische Forschung hervorgebracht (derzeit mehr als 500 Studien), die eine Vielzahl anderer Formen menschlichen Sozialverhaltens untersucht, darunter Aggression, Stereotypisierung, Bedürfnisse nach Struktur und Bedeutung, Depression und Psychopathologie, politische Präferenzen, Kreativität, Sexualität, romantische und zwischenmenschliche Bindungen, Selbstwahrnehmung, unbewusste Wahrnehmung, Märtyrertum, Religion, Gruppenidentifikation, Ekel, Mensch-Natur-Beziehungen, körperliche Gesundheit, Risikobereitschaft und rechtliche Urteile.«

Zusammenfassend lässt sich sagen, dass der Widerstand, den viele Menschen gegen die Idee einer Verlängerung der gesunden Lebensspanne haben, tief verwurzelt ist. Die Menschen mögen intellektuelle Rationalisierungen für ihre Ablehnung anbieten (zum Beispiel »Wie würde die Menschheit mit zig Millionen extrem alter und unglaublich mürrischer Menschen zurechtkommen?«), aber diese Rationalisierungen sind nicht die Triebfedern für die Position, die sie vertreten.

Stattdessen kommt ihr Widerstand gegen die Verlängerung der gesunden Lebensspanne aus dem, was wir Glauben nennen können. Thomas Pyszczynski erklärte diese Haltung in einem Vortrag auf der SENS-Konferenz in Cambridge mit dem Titel »Understanding the paradox of opposition to long-term extension of the human lifespan: fear of death, cultural worldviews, and the illusion of objectivity«.[202]

DAS PARADOXON DES WIDERSTANDS GEGEN EINE VERLÄNGERTE GESUNDHEITSSPANNE

Hier ist das »Paradoxon«, auf das sich Pyszczynski im Titel seines Vortrags bezog: Niemand will sterben, aber viele Menschen lehnen eine langfristige

Verlängerung der menschlichen Lebensspanne durch Umkehrung des Alterungsprozesses ab. Pyszczynski erklärt es mit dem Wirken eines tief verwurzelten »Angstpuffersystems« – einer Mischung aus Kultur und Philosophie, das die Menschen dazu bringt, sich der Vorstellung zu widersetzen, dass wir ein längeres gesundes Leben haben könnten. Dieses Angstpuffersystem war ursprünglich eine adaptive Reaktion auf die beunruhigende Tatsache, dass etwas, das wir uns zutiefst wünschen – ein unbegrenzt langes gesundes Leben –, unerreichbar sei.

In der gesamten Geschichte bis zur Gegenwart stand das Streben nach einem unendlich langen, gesunden Leben in krassem Gegensatz zu allem anderen, was wir um uns herum sahen. Der Tod schien unausweichlich. Um das Risiko zu verringern, an dieser Erkenntnis in Schrecken zu erstarren, mussten wir Rationalisierungen und Techniken entwickeln, die uns daran hinderten, kontraproduktiv über unsere eigene Endlichkeit und Sterblichkeit nachzudenken. Daraus entstanden Schlüsselaspekte unserer Kultur, die unser ausgeklügeltes Angstpuffersystem schufen und aufrechterhielten. Diese Aspekte unserer Kultur erfüllten ein wichtiges soziales Bedürfnis und sind tief verwurzelt.

Unsere Kultur funktioniert oft unterhalb der Ebene des bewussten Bewusstseins. Wir werden von verschiedenen zugrunde liegenden Überzeugungen angetrieben, ohne uns der Gesamtheit der Ursachen und Wirkungen bewusst zu sein. Wir finden jedoch Trost in diesen Überzeugungen, vor allem, wenn »andere Menschen, die so sind wie wir«, diese Überzeugungen ebenfalls vertreten, was ein gewisses Maß an sozialer Bestätigung bietet. Dieser Glaube (ein Glaube in Ermangelung ausreichender Vernunft) hilft uns, geistig gesund zu bleiben, und hält die Gesellschaft funktionsfähig, auch wenn er uns als Individuen darauf vorbereitet, gebrechlich zu werden und zu sterben.

Um es klar zu sagen: Der hier beschriebene »Glaube«, der für die Fortsetzung des Alterungs-Akzeptanz-Paradigmas unabdingbar ist, kann (für das Individuum) einen Glauben an ein übernatürliches »Leben nach dem Tod«, wie es viele Religionen beschreiben, beinhalten oder auch nicht. Aber der Glaube geht in jedem Fall mit der Ansicht einher, dass gute Mitglieder der Gesellschaft den Tod akzeptieren sollten, wenn ihre Zeit gekommen ist, dass die Gesellschaft nicht richtig funktionieren könnte, wenn Individuen dieses Prinzip ignorieren, und dass die grundlegende Bedeutung des Lebens eines Individuums mit dem längerfristigen Gedeihen der Gesellschaft oder Tradition verbunden ist, deren Teil es ist.

Wenn neue Ideen diesen Glauben infrage stellen, sehen sich die Anhänger oft gezwungen, sich gegen diese Ideen zu wehren, auch ohne sich die Zeit zu nehmen, sie zu analysieren. Ihre Motivation ist, ihre Kernkultur und ihren Glauben zu bewahren, denn sie stellen die Grundlage für den Sinn ihres Lebens dar. Sie bekämpfen die neuen Ideen, obwohl diese neuen Ideen eine bessere Lösung für ihren lang gehegten Wunsch nach einem unendlich langen, gesunden Leben bieten. Paradoxerweise veranlasst ihre Angst vor dem Tod sie dazu, gegenteilige Ideen anzulehnen. Diese Ideen erzeugen eine Entfremdungsdynamik, auch wenn sich die Menschen dessen nicht bewusst sind. Unserer Ansicht nach steht ihr Glaube ihrer Rationalität im Weg.

Eine weitere nützliche Metapher, die Pyszczynski in diesem Zusammenhang vorschlägt, ist es, unser Angstpuffersystem als ein psychologisches Immunsystem zu sehen, das versucht, eintreffende Ideen, die uns seelischen Kummer bereiten könnten, zu zerstören. Wie unser physisches Immunsystem funktioniert auch unser psychologisches Immunsystem manchmal nicht richtig und greift etwas an, das uns eigentlich mehr Gesundheit bringen würde.

Auch Aubrey de Grey hat über dieses Thema geschrieben. In Kapitel 2 seines 2007 erschienenen Buches *Niemals alt! So lässt sich das Altern umkehren. Fortschritte der Verjüngungsforschung (KörperKulturen)* stellt er Folgendes fest:[203]

> »Es gibt einen sehr einfachen Grund, warum so viele Menschen das Altern so vehement verteidigen, einen Grund, der heute ungültig ist, aber bis vor Kurzem völlig vernünftig war. Bis vor Kurzem hatte niemand eine schlüssige Idee, wie man das Altern besiegen kann, also war es praktisch unausweichlich. Und wenn man mit einem Schicksal konfrontiert ist, das so schrecklich ist wie das Altern und gegen das man absolut nichts tun kann, weder für sich selbst noch für andere, ist es psychologisch absolut sinnvoll, es aus dem Kopf zu verdrängen, seinen

> Frieden damit zu machen, könnte man sagen, statt sein elend kurzes Leben damit zu verbringen, sich damit zu befassen. Die Tatsache, dass man, um diesen Geisteszustand aufrechtzuerhalten, jeden Anschein von Rationalität bei diesem Thema aufgeben und sich zwangsläufig auf peinlich unvernünftige Konversationstaktiken einlassen muss, um diese Irrationalität zu untermauern, ist der Preis, den man in Kauf nimmt.«

In seiner Analyse bezieht sich de Grey auf die »Pro-Aging-Trance«, auf der Basis dessen, was er als »die tiefe Irrationalität, die von so vielen Menschen an den Tag gelegt wird« beschreibt.[204] Andere Autoren beziehen sich auf das Konzept des »Deathism«. Die Website »Fight Aging!2 (www.fightaging.org) hat zum Beispiel ein sogenanntes »Anti-Deathist FAQ« veröffentlicht.[205] Der Begriff »Alterungs-Akzeptanz-Paradigma« ist vorzuziehen, da er weniger pejorativ ist und dazu beitragen kann, die Spannung in einer ohnehin schon hitzigen Diskussion zu verringern.

EINBINDUNG DES ELEFANTEN

Kehren wir zu dem ausgezeichneten Ratschlag von Jonathan Haidt zurück, die Richtung des »Elefanten« zu ändern, der unsere unterbewussten Tendenzen repräsentiert. Was können wir tun, um sie zu ändern, wenn wir erkennen, dass diese Tendenzen falsch sind, wie im Fall des Alterungs-Akzeptanz-Paradigmas? Das Folgende stammt aus dem dritten Kapitel, »Elefanten regieren« seines Buches *The Righteous Mind*: [206]

> »Der Elefant ist viel mächtiger als der Reiter, aber er ist kein absoluter Diktator. Wann hört der Elefant auf die Vernunft? Der wichtigste Weg, unsere Meinung über moralische Fragen zu ändern, ist die Interaktion mit anderen Menschen. Wir sind schrecklich darin, nach Beweisen zu suchen, die unsere eigenen Überzeugungen infrage stellen, aber andere Menschen tun uns diesen Gefallen. Ebenso sind wir ziemlich gut darin, Fehler in den Überzeugungen anderer Menschen zu

finden. Wenn Diskussionen feindselig verlaufen, sind die Chancen auf Veränderung gering. Der Elefant wendet sich vom Gegner ab, und der Reiter arbeitet krampfhaft daran, die Vorwürfe des Gegners zu widerlegen. Wenn jedoch Zuneigung, Bewunderung oder der Wunsch besteht, der anderen Person zu gefallen, dann neigt sich der Elefant dieser Person zu und der Reiter versucht, die Wahrheit in den Argumenten der anderen Person zu finden. Vielleicht ändert der Elefant seine Richtung nicht oft als Reaktion auf Einwände seines eigenen Reiters, aber durch die bloße Anwesenheit freundlicher Elefanten oder durch gute Argumente, die ihm von den Reitern dieser freundlichen Elefanten gegeben werden, lässt er sich leicht lenken …

Unter normalen Umständen nimmt der Reiter seine Anweisungen vom Elefanten entgegen, so wie ein Anwalt von einem Klienten. Aber wenn man die beiden zwingt, ein paar Minuten herumzusitzen und zu plaudern, öffnet sich der Elefant tatsächlich für Ratschläge des Reiters und Argumente von außen. Intuitionen stehen an erster Stelle, und unter normalen Umständen veranlassen sie uns zu sozialstrategischen Überlegungen, aber es gibt Möglichkeiten, die Beziehung mehr zu einer Zweibahnstraße zu machen …

Der Elefant (automatische Prozesse) stellt den Ort dar, der die meisten Handlungen generiert, mit denen sich die Moralpsychologie befasst. Natürlich spielt die Vernunft eine Rolle, besonders zwischen Menschen, und besonders dann, wenn die Vernunft neue Intuitionen auslöst. Elefanten regieren, aber sie sind weder dumm noch despotisch. Intuitionen können durch Argumente geformt werden, besonders wenn sie in ein freundliches Gespräch oder einen emotional fesselnden Roman, einen Film oder eine Nachrichtengeschichte eingebettet sind.«

Damit haben wir drei Möglichkeiten, die Meinung des Elefanten zu ändern, und zwar bei einem so kontroversen Thema wie der Frage, ob eine gesunde

Lebensverlängerung letztlich wünschenswert oder unerwünscht ist. Menschen sind eher bereit, Ratschläge zu potenziell schwierigen Themen anzunehmen, wenn diese Ratschläge

- von jemandem kommen, der als »einer von uns« wahrgenommen wird, das heißt von einem Freund aus einer ähnlichen Bevölkerungsgruppe statt von einem fremden Außenseiter.
- durch »einen emotional fesselnden Roman, einen Film oder eine Nachrichtengeschichte« unterstützt werden.
- in einem Kontext gegeben werden, in dem der Elefant das Gefühl hat, dass seine eigenen Bedürfnisse gut verstanden und gut unterstützt werden.

Die erste dieser Bedingungen entspricht einem bekannten Prinzip des Technologie-Marketings. Dabei müssen Unternehmen ihren Marketingansatz ändern, um die »Kluft« zwischen der Gruppe der frühen Anwender einer neuen Technologie und dem größeren Markt der »frühen Mehrheit« zu überwinden. Auf diese Idee machte Geoffrey Moore in seinem 1991 erschienenen Buch *Crossing the Chasm* aufmerksam,[207] das sich wiederum auf die umfassenden Beobachtungen von Everett Rogers Werk *The Diffusion of Innovation* von 1962 stützte.[208] Die Schlüsselerkenntnis ist folgende: Während die Pioniere einer neuen Idee bereit sind, als Visionäre zu agieren, wird der Zugang zum Mainstream-Markt von Pragmatikern kontrolliert, deren starker Instinkt es ist, »bei der Herde zu bleiben«. Im Allgemeinen übernehmen solche Menschen eine Lösung (oder eine Idee) nur dann, wenn sie andere aus ihrer eigenen Herde sehen, die sie bereits übernommen haben und befürworten.

Dies hat bedeutende Konsequenzen. Befürworter und Argumente, die erfolgreich eine anfängliche Gemeinschaft von Anhängern für eine neue Sache wie das Paradigma der vorweggenommenen Verjüngung gewonnen haben, müssen oft geändert werden, damit potenzielle Mainstream-Anhänger bereit sind, zuzuhören. So kann beispielsweise der Diskurs über Anti-Aging und Unsterblichkeit, der die frühen Unterstützer der Verjüngung ansprach, kontraproduktiv sein, wenn es darum geht, einen größeren Kreis von Unterstützern zu gewinnen. Menschen, die vielleicht die Langlebigkeitsdividende befürworten, könnten vom Thema des Siegs über den Tod abgeschreckt werden.

Die zweite und dritte der drei Bedingungen sprach Mair Underwood von der University of Queensland, Australien, in einem Vortrag der SENS an. Ihr Vortrag trug den Titel: »What reassurances do the community need regarding life extension? Evidence from studies of community attitudes and an analysis of film portrayals.«[209]

Underwoods Präsentation wies auf die vielen Arten hin, in denen Möchtegern-Verjüngerer in populären Filmen wie *The Fountain*, *Death Becomes Her*, *Highlander*, *Interview mit dem Vampir*, *Vanilla Sky*, *Dorian Gray* et cetera in einem schlechten Licht dargestellt werden. Verjüngerer, so implizieren diese Filme, sind emotional unreif, egoistisch, rücksichtslos, anstrengend, engstirnig und generell unsympathisch. Die Helden in diesen Filmen – Charaktere, die als ruhig, rational, lobenswert und geistig gesund dargestellt werden – sind jene, die sich freiwillig dafür entscheiden, ihr Leben *nicht* zu verlängern.

Filme mit einer positiven Botschaft zur Lebensverlängerung sind viel seltener. *Cocoon*, unter der Regie von Ron Howard, ist vielleicht das bekannteste Beispiel. Ein Grund, warum sich negative Stereotypen in populären Filmen durchsetzen, ist zweifellos, dass sich Dystopien besser verkaufen als Utopien. Allerdings beziehen Hollywood-Stereotypen ihre Stärke aus bereits existierenden kulturellen Normen. Daher spiegeln und verstärken diese Filme Ansichten über die Lebensverlängerung, die in der Bevölkerung bereits weit verbreitet sind:

- Lebensverlängerung wäre langweilig und repetitiv.
- Langfristige Beziehungen würden leiden.
- Lebensverlängerung würde die Verlängerung chronischer Krankheiten bedeuten.
- Die Lebensverlängerung wäre ungerecht verteilt.

Um diesen negativen Sichtweisen entgegenzuwirken und die Gesellschaft von ihrem Alterungs-Akzeptanz-Paradigma zu befreien, gab Underwood der Verjüngungsgemeinde und den Anti-Aging-Vorreitern folgende Ratschläge: Sie sollten

- vermeiden, die Öffentlichkeit für ihre »atemberaubende Dummheit« zum Thema Lebensverlängerung zu beschimpfen.
- betonen, dass die Wissenschaft der Lebensverlängerung und die Verbreitung von Technologien zur Lebensverlängerung ethisch sind und strengen Kontrollen unterliegen, und als solche angesehen werden.
- die Bedenken in der Bevölkerung, ob die Verlängerung des Lebens »unnatürlich« sei oder »Gott spiele«, entschärfen.
- versichern, dass eine Lebensverlängerung eine Verlängerung der gesunden Lebensspanne beinhaltet.
- klarstellen, dass die Lebensverlängerung keinen Verlust von Sexualität oder Fruchtbarkeit bedeutet.
- bekräftigen, dass die Verlängerung des Lebens die sozialen Unterschiede nicht verschärft und dass Menschen, die länger leben, keine Belastung für die Gesellschaft darstellen.
- einen neuen kulturellen Rahmen für das Verständnis der Lebensverlängerung schaffen.

Wir haben uns bemüht, diesen Rat in diesem Buch zu befolgen. Es ist notwendig, positive Visionen über die Art von Gesellschaft zu vermitteln, die aus dem Aufschwung der Verjüngungstechnologie hervorgehen kann: ein neuer kultureller Rahmen, um nicht nur die Verlängerung des Lebens, sondern auch die Erweiterung des Lebens zu verstehen. Um dem Sieg über den Tod näher zu kommen, müssen wir zuerst den Schrecken des Todes hinter uns lassen.

KAPITEL 7

GUTE, SCHLECHTE UND EXPERTEN-PARADIGMEN

Ich will ewig leben oder bei dem Versuch sterben
GROUCHO MARX, 1960

Warum wurde ich geboren, wenn es nicht für immer war
EUGÈNE IONESCO, 1962

Wissenschaftliche Ansichten enden in Ehrfurcht und Geheimnis, verlieren sich am Rande der Ungewissheit, aber sie scheinen so tief und so beeindruckend zu sein, dass die Theorie, dass alles als eine Bühne für Gott eingerichtet ist, um den Kampf des Menschen um Gut und Böse zu beobachten, unzureichend erscheint
RICHARD FEYNMAN, 1963

In Debatten, bei denen beide Seiten tief verwurzelte geistige und soziale Überzeugungen haben, kann es harte Arbeit sein, Meinungen zu ändern. Das ist sicherlich der Fall bei der Debatte, ob die Unvermeidbarkeit des Alterns akzeptiert oder die Möglichkeit der Schaffung einer alternsfreien Gesellschaft ergriffen werden soll. Nichtsdestotrotz können wir aus Beispielen ähnlicher Debatten, die ebenfalls unlösbar schienen, am Ende aber überwunden wurden, Hoffnung schöpfen – und einige Lehren ziehen.

OPTISCHE TÄUSCHUNGEN UND MENTALE PARADIGMEN

Wir alle kennen visuelle Täuschungen, die auf zwei verschiedene Arten wahrgenommen werden können. Zum Beispiel kann ein Bild entweder eine Ente oder ein Kaninchen darstellen,[210] je nachdem, wie wir es betrachten. Ein anderes Bild kann entweder eine Vase zeigen oder zwei Gesichter, die sich anschauen.[211] Wieder ein anderes Bild – dieses Mal ein animiertes – kann verstörenderweise entweder als Ballerina gesehen werden, die sich im Uhrzeigersinn dreht, oder als Ballerina, die sich gegen den Uhrzeigersinn dreht.[212] In all diesen Beispielen ist es unmöglich, beide Sichtweisen gleichzeitig zu akzeptieren. Unser Gehirn kann von einer Perspektive zur anderen springen, aber es kann nicht beide auf einmal wahrnehmen.

Etwas Ähnliches passiert gelegentlich mit dem Fortschritt der Wissenschaft, obwohl in diesem Fall das Bemühen, von einer Perspektive zur anderen zu wechseln, noch schwieriger sein kann. In diesem Fall sind die beiden gegensätzlichen Perspektiven zwei verschiedene wissenschaftliche Theorien in einem bestimmten Wissensgebiet. Ein Beispiel ist die Konfrontation im 16. Jahrhundert zwischen dem vorherrschenden aristotelischen Prinzip, dass Körper, die sich selbst überlassen werden, dazu tendieren, zur Ruhe zu kommen, und der neuen, von Galilei vertretenen Idee, dass der natürliche Zustand der Dinge darin bestehe, dass sich Körper mit konstanter Geschwindigkeit in geraden Linien fortbewegen. Oder denken Sie an den Konflikt im 20. Jahrhundert zwischen der einst vorherrschenden Theorie, dass die Kontinente während der gesamten Erdgeschichte fest an ihrem Platz waren, und der konkurrierenden neuen Theorie, dass Südamerika und Afrika einst ein Kontinent waren, bevor dieser Superkontinent zerbrach und die einzelnen Kontinente auseinanderdrifteten.

Wir werden uns kurz einige Beispiele für kollidierende wissenschaftliche Paradigmen im medizinischen Bereich ansehen. Dabei untersuchen wir auch die Konfrontation des Alterungs-Akzeptanz-Paradigmas mit dem konkurrierenden Verjüngungs-Paradigma. Doch zunächst sehen wir uns den faszinierenden und erhellenden Fall der Theorie der Kontinentalverschiebung genauer an. Die Feindseligkeit der Mainstream-Geologen gegenüber der »zu großen, zu vereinheitlichenden, zu ehrgeizigen« Theorie der

Kontinentalverschiebung schien damals mehr als gerechtfertigt zu sein. Diese Tatsache sollte den heutigen Kritikern der Verjüngung Anlass geben, innezuhalten, bevor sie diese Theorie als (ebenfalls) »indiskutabel« abtun.

WISSENSCHAFTLICHE FEINDSELIGKEIT

Welches im 20. Jahrhundert aufgewachsene Kind, das eine Weltkarte betrachtete, hat sich nicht über die Ähnlichkeit der Umrisse von Südamerika und Afrika gewundert? Könnten diese beiden riesigen Kontinente einst Teil eines noch größeren Ganzen gewesen sein, das auseinandergerissen wurde? Mit derselben Arglosigkeit könnte man auf den Gedanken kommen, dass auch die östliche Küstenlinie Nordamerikas in ähnlicher Weise mit den westlichen Küstenlinien Nordafrikas und Europas übereinstimmt. Ist dies ein seltsamer Zufall oder ein Hinweis auf etwas Tiefgreifenderes?

Die Mainstream-Geologen wehrten sich gegen eine solche Idee. Für sie war die Erde fest und solide. Anderslautende Ideen konnten von naiven Schulkindern vertreten werden, aber ihrer Ansicht nach nicht von ernsthaften Wissenschaftlern.

Selbst als Autoren wie Alfred Wegener (ab 1912) und Alexander du Toit (ab 1937) mehr Daten zusammentrugen, die die These unterstützten, dass die Kontinente von einer prähistorischen, einheitlichen Landmasse auseinandergedriftet sein müssen, ignorierte die starre Lehrmeinung achselzuckend die Beweise. Wegener und du Toit wiesen auf überraschende Ähnlichkeiten der Fossilien von Flora und Fauna entlang der Ränder der Kontinente hin, die heute weit voneinander entfernt sind, die aber (so vermuteten sie) in vergangenen Zeiten zusammengehangen haben mussten. Außerdem stimmten sogar die Gesteinsschichten an den Rändern dieser Kontinente in überraschender Weise überein. So sind zum Beispiel die Gesteine in Teilen Irlands und Schottlands denen in New Brunswick und Neufundland in Kanada sehr ähnlich.

Doch Wegener war ein Außenseiter. Er hatte in Astronomie promoviert und sich der Meteorologie (Wettervorhersage) gewidmet. Er hatte keinen fachlichen Hintergrund in Geologie. Wer war er, um das konventionelle

Denken auf den Kopf stellen zu können? Außerdem war sein Lehrauftrag an der Universität Marburg unbezahlt, was als ein weiteres Zeichen dafür gewertet wurde, dass es ihm an Autorität fehlte. Wegeners Kritiker fanden viele Kritikpunkte:

- Sorgfältige Pappausschnitte der Kontinentränder zeigten, dass die vermeintliche Übereinstimmung nicht stimmig war. Der Zufall erschien wesentlich weniger zwingend als auf den ersten Blick.
- Wegen Wegeners Hintergrund als Polarforscher und hochfliegender Ballonfahrer gab es Spötteleien, er leide an der »Wanderpolpest« sowie an der »Wanderkrustenkrankheit«.
- Es gab keine einleuchtende Erklärung dafür, warum Kontinente driften sollten als Teil einer Erde, die als durchgehend fest angenommen wurde.

Rollin Chamberlin, ein der gängigen Lehrmeinung anhängender Geologe der University of Chicago, donnerte 1926 auf einer Tagung der American Association of Petroleum Geologists in New York:[213]

> »Wenn wir Wegeners Hypothese glauben sollen, müssen wir alles vergessen, was in den letzten 70 Jahren gelehrt wurde, und ganz von vorne anfangen.«

Auf demselben Treffen rief Chester Longwell, ein Geologe der Yale University, aus:

> »Wir bestehen darauf, diese Hypothese mit außergewöhnlicher Strenge zu testen, denn ihre Annahme würde bedeuten, dass Theorien verworfen werden müssten, die schon so lange Geltung haben, dass sie fast zu einem festen Bestandteil unserer Wissenschaft geworden sind.«

Richard Conniff schrieb in der Zeitschrift *Smithsonian* in einem Artikel mit dem Titel »When Continental Drift Was Considered Pseudoscience« (»Als die Kontinentalverschiebung als Pseudowissenschaft angesehen wurde«):[214]

> »Ältere Geologen warnten Neulinge davor, dass jeder Hinweis auf ein Interesse an der Kontinentaldrift ihre Karriere gefährden könne.«

Der bedeutende englische Statistiker und Geophysiker Harold Jeffreys (Professor an der Universität Cambridge) war ein weiterer vehementer Gegner der Theorie der Kontinentalverschiebung. Seiner Ansicht nach war die Kontinentaldrift »ausgeschlossen«, da keine Kraft ausreichen konnte, um Kontinentalplatten über die Oberfläche des Globus zu bewegen. Dies war keine leere Vermutung. Wie auf der biografischen Seite für Jeffreys auf der Website der Penn State University erläutert, hatte Jeffreys umfangreiche Berechnungen durchgeführt, um seine Ansichten zu untermauern:[215]

> »Sein Hauptproblem mit der Theorie war Wegeners Vorstellung davon, wie sich die Kontinente bewegten. Wegener erklärte, dass die Kontinente einfach durch die ozeanische Kruste pflügen, wenn sie sich bewegen. Jeffreys berechnete, dass die Erde einfach zu starr ist, als dass dies hätte passieren können. Jeffreys Berechnungen zeigten: Wäre die Erde für die Bewegung der Platten durch die ozeanische Kruste weich genug, würden Berge unter ihrem eigenen Gewicht zerbröckeln.
>
> Wegener stellte auch fest, dass sich die Kontinente aufgrund von Gezeitenkräften, die auf das Innere des Planeten einwirken, in westlicher Richtung bewegen. Auch hier zeigen Jeffreys Berechnungen, dass so starke Gezeitenkräfte die Rotation der Erde innerhalb eines Jahres stoppen würden. Grundsätzlich, so Jeffreys, ist die Erde einfach zu starr, um eine nennenswerte Bewegung der Kruste zuzulassen.«

Die Gegner der Kontinentalverschiebung hatten ihre eigenen Vorschläge, wie in manchen Fällen die Flora und Fauna weit voneinander entfernter Kontinente bemerkenswerte Ähnlichkeiten aufweisen könne. Zum Beispiel könnten die fraglichen Kontinente einst durch schmale Landbrücken verbunden gewesen sein, ähnlich der, die einst Alaska und Sibirien über die

Beringstraße verband. Ein Gegner – der bereits erwähnte Chester Longwell – äußerte sogar folgende verzweifelte Vermutung:[216]

> »Wenn die Passung zwischen Südamerika und Afrika nicht genetisch bedingt ist, dann ist sie sicherlich eine Erfindung Satans, um uns zu frustrieren.«

Kurz gesagt: Es gab zwei gegensätzliche Meinungen – zwei konkurrierende Paradigmen. Jedes Paradigma stand vor Fragen, die es nicht vollständig zufriedenstellend beantworten konnte – Fragen der Wahrscheinlichkeit und Fragen der Funktionsweise. In einem solchen Fall hingen die Meinungen, die führende Wissenschaftler vertraten, zumindest teilweise von ihren Lebensphilosophien und Einstellungen ab und nicht von der eigentlichen Bedeutung eines einzelnen Beweisstücks. Die Wissenschaftshistorikerin Naomi Oreskes weist auf eine Reihe von Faktoren hin, die zumindest für einige führende, amerikanische Geologen besonders wichtig waren:[217]

> »Für die Amerikaner war die richtige wissenschaftliche Methode empirisch, induktiv und erforderte das Untersuchen von Indizien im Hinblick auf andere Erklärungsmöglichkeiten. Eine gute Theorie war auch bescheiden und hielt sich eng an den Untersuchungsgegenstand ... Gute Wissenschaft war antiautoritär, wie die Demokratie. Gute Wissenschaft war pluralistisch, wie eine freie Gesellschaft. Wenn gute Wissenschaft ein Beispiel für eine gute Regierung war, dann bedrohte schlechte Wissenschaft diese. In amerikanischen Augen war Wegeners Arbeit schlechte Wissenschaft: Sie stellte zuerst die Theorie auf und suchte dann nach Beweisen für sie. Sie legte sich zu schnell auf einen einzigen Interpretationsrahmen fest. Sie war zu groß, zu vereinheitlichend, zu ambitioniert. Kurz gesagt, sie wurde als *autokratisch* angesehen ...
>
> Die Amerikaner lehnten [auch] die Kontinentalverschiebung wegen des [Prinzips des] Uniformitarismus ab. Ab dem frühen 20. Jahrhundert war das methodische Prinzip, die Gegenwart zu nutzen, um die Vergangenheit zu interpretie-

ren, tief in der Praxis der historischen Geologie verankert. Viele hielten dies für den einzigen Weg, die Vergangenheit zu interpretieren, und glaubten der Uniformitarismus mache die Geologie zu einer Wissenschaft. Welche Beweise gebe es ansonsten dafür, dass Gott die Erde nicht in sieben Tagen erschaffen hatte, mit Fossilien und allem Drum und Dran … Aber nach der Drifttheorie hatten Kontinente in tropischen Breiten nicht notwendigerweise eine tropische Fauna, weil die Umgestaltung von Kontinenten und Ozeanen die Dinge völlig verändern konnte. Wegeners Theorie warf das Schreckgespenst auf, die Gegenwart sei nicht der Schlüssel zur Vergangenheit, sondern nur ein Moment in der Erdgeschichte, nicht mehr oder weniger charakteristisch als jeder andere. Diese Vorstellung wollten die Amerikaner nicht akzeptieren.«

VERÄNDERUNGEN IM DENKEN ÜBER DIE BEWEGUNG DER KONTINENTE

Der Deep-Learning-Pionier Geoffrey Hinton liefert eine weitere Erklärung für den hartnäckigen Widerstand gegen die Idee der Kontinentalverschiebung. Er erzählt von der Erfahrung seines Vaters, der Entomologe (ein Spezialist für das Studium von Insekten) war:[218]

»Mein Vater war Entomologe und Verfechter der Kontinentalverschiebung. Anfang der 1950er-Jahre galt sie als Unsinn. Erst Mitte des Jahrzehnts kam die Debatte wieder auf. Jemand namens Alfred Wegener hatte sie 30 oder 40 Jahre zuvor aufgebracht, seine These aber nicht durchsetzen können. Sie basierte auf einigen sehr naiven Ideen, wie zum Beispiel, dass Afrika mehr oder weniger mit Südamerika zusammenpasste, also haben die Geologen sie einfach abgeschmettert. Sie taten sie als *völligen Blödsinn, reine Fantasie* ab.

Ich erinnere mich an eine sehr interessante Debatte, an der mein Vater beteiligt war. Es ging um Wasserkäfer, die

> nicht sehr weit reisen und nicht fliegen konnten. Sie wurden an der Nordküste von Australien gefunden und waren auch im Laufe von Millionen von Jahren nicht in der Lage, sich von einem Fluss zum anderen zu bewegen. Aber es stellte sich heraus, dass es an der Nordküste von Neuguinea den gleichen Wasserkäfer gibt, mit leichten Variationen. Die einzige Erklärung dafür war, dass sich Neuguinea von Australien losgelöst und umgedreht hat, das heißt dass die Nordküste Neuguineas mit der Küste von Australien verbunden gewesen war. Die Reaktion der Geologen auf dieses Argument war sehr interessant zu hören, denn sie lautete: ›Käfer können keine Kontinente bewegen.‹ Sie weigerten sich, das Offensichtliche zu sehen.«

Das oben Beschriebene kann zu dem Schluss führen, dass eine unlösbare Pattsituation erreicht war, in der die Verfechter der verschiedenen Paradigmen die Beweise, die sie nicht erklären konnten, nicht einmal zur Kenntnis nehmen wollten. In der Tat befand man sich mehrere Jahrzehnte in einer Sackgasse. Dann setzte sich zum Glück die gute alte Wissenschaft durch. Trotz der Hartnäckigkeit einiger einzelner »Experten« blieb die wissenschaftliche Gemeinschaft als Ganzes offen für die Möglichkeiten bedeutender neuer Beweise. Und bedeutende neue Beweise tauchten auf.

Zunächst begannen Geologen in den 1950er-Jahren, dem aufkommenden Gebiet des Paläomagnetismus mehr Aufmerksamkeit zu schenken.[219] Dieses Gebiet befasst sich mit der Ausrichtung von magnetischem Material in Gesteinen oder Sedimenten. Es wurde festgestellt, dass diese Ausrichtung in prähistorischen Gesteinen von der in jüngeren Gesteinen abweicht, mit interessanten Variationsmustern, die durch verbesserte Messtechniken sichtbar wurden. Die Wissenschaftler kamen zu dem Schluss: Entweder befanden sich die magnetischen Pole der Erde an einer anderen Stelle, als diese Gesteine entstanden, oder die Gesteine haben sich in den dazwischen liegenden Äonen über große Teile der Erde bewegt. Je genauer die Geologen diese Daten untersuchten, desto wahrscheinlicher erschien ihnen das Prinzip der Kontinentalverschiebung.

Zum Beispiel deuteten Gesteinsproben aus Indien stark darauf hin, dass Indien früher südlich des Äquators gelegen hatte (während es heute vollständig nördlich dieser Linie liegt).

Des Weiteren lieferte die Untersuchung der Gräben auf dem Meeresboden, zusammen mit tiefen thermischen Schloten und unterseeischen Vulkanen, weitere Beweise für bedeutende unterirdische Flüssigkeitsaktivitäten. Dies half, das Konzept zu etablieren, dass die Kontinentalplatten durch die Dispersion, also die wellenförmige Bewegung des Meeresbodens auseinandergetrieben wurden. Was die Sache für viele Wissenschaftler entschied, war das Ergebnis eines bestimmten Tests. Oreskes greift die Geschichte auf:

> »Inzwischen hatten Geophysiker nachgewiesen, dass sich das Erdmagnetfeld wiederholt und häufig umgepolt hat. Magnetische Umkehrungen plus Dispersion des Meeresbodens ergaben eine testbare Hypothese ... Wenn sich der Meeresboden ausbreitet, während sich das Magnetfeld der Erde umkehrt, zeichnen die Basalte, die den Meeresboden bilden, diese Ereignisse in Form einer Reihe paralleler ›Streifen‹ aus normal und umgekehrt magnetisierten Gesteinen auf.
>
> Seit dem Zweiten Weltkrieg unterstützte das United States Office of Naval Research Meeresbodenuntersuchungen für militärische Zwecke, und es wurden große Mengen magnetischer Daten gesammelt. Amerikanische und britische Wissenschaftler untersuchten die Daten, und bis 1966 war die ... Hypothese bestätigt worden. In den Jahren 1967 bis 1968 wurden die Beweise für driftende Kontinente und den sich ausbreitenden Meeresboden in einem globalen Rahmen vereinheitlicht.«

Schließlich stellte sich der wissenschaftliche Konsens schnell ein, als immer mehr Daten mit verfeinerten, ausgefeilteren Modellen der Meeresbodenausbreitung und der daraus resultierende Kontinentaldrift verknüpft wurden.

Parallel dazu verloren die starken philosophischen Positionen an Einfluss, die zuvor einige Wissenschaftler dazu veranlasst hatten, die Theorie der Kontinentalverschiebung abzulehnen – Positionen wie die Vorliebe für »bescheidene« Theorien und die Bevorzugung des Uniformitarismus gegenüber jeder Art von Katastrophismus. Man erkannte, dass diese Philosophien vielleicht nützliche allgemeine Leitfäden waren, aber nicht die Allgemeingültigkeit besaßen, um Theorien zu widerlegen, die selbst eine starke Erklärungs- und Vorhersagekraft hatten.

HÄNDE WASCHEN

Was für die Kontinentalverschiebung galt, galt auch für die Händedesinfektion im Krankenhaus. Im ersten Fall war Alfred Wegener das traurige Opfer: Er starb 1930 im Dunkeln in Grönland, lange bevor der Wert seiner Hypothese allgemein anerkannt wurde. Im zweiten Fall war Ignaz Semmelweis das Opfer.

Semmelweis hatte experimentelle Daten zugunsten einer verbesserten Hygiene in Krankenhäusern gesammelt, aber seine Theorien fanden seinerzeit wenig Beachtung. Er wurde schwer depressiv und kam in eine Nervenheilanstalt, wo er von Wärtern geschlagen und in eine Zwangsjacke gesteckt wurde. Er starb innerhalb von zwei Wochen nach seinem Eintritt in die Anstalt mit nur 47 Jahren.[220]

Etwa 20 Jahre zuvor, im Jahr 1846, war der junge Semmelweis zu einer wichtigen medizinischen Assistenzfunktion in der Entbindungsabteilung des Wiener Allgemeinen Krankenhauses berufen worden. Das Krankenhaus hatte zwei Entbindungskliniken, und die Bürger wussten bereits, dass die Sterblichkeitsrate in einer dieser Kliniken (10 Prozent und mehr) wesentlich höher war als in der zweiten (4 Prozent). In der ersten Klinik starben viele Frauen nach der Entbindung am Kindbettfieber. Semmelweis gab sich große Mühe, diese Varianz zu verstehen. Er beobachtete schließlich, dass Medizinstudenten, die in der ersten Klinik arbeiteten, häufig auch Obduktionen an Leichen durchführten, bevor sie die Entbindungsstation aufsuchten und dort Frauen untersuchten; in der zweiten Station arbeiteten keine solchen Studenten. Es war ein scharfsinniges Stück empirischer Beobachtung.

Aufgrund seiner Beobachtungen vermutete Semmelweis, dass eine Art mikroskopisches Material toter Körper, das auf den Händen der angehenden Ärzte getragen wurde, die Ursache für die hohe Sterblichkeitsrate in der ersten Klinik war. Er führte ein System des rigorosen Händewaschens unter Verwendung von Chlorkalk ein. Dieser Prozess entfernte den Leichengeruch von den Händen der Ärzte, was durch herkömmliches Waschen mit Wasser und Seife nicht erreicht werden konnte. Die Sterblichkeitsrate sank drastisch und erreichte innerhalb eines Jahres null.

Aus unserer modernen Sicht sind wir geneigt zu sagen: »Natürlich!« Wir wundern uns über das mangelnde Händewaschen in früheren Zeiten. All dies geschah jedoch mehrere Jahrzehnte, bevor Louis Pasteur die Keimtheorie der Krankheiten bekannt machte. Damals glaubte man allgemein, Krankheiten würden durch »schlechte Luft« (Miasma) übertragen. In der Tat widersetzte sich die damalige medizinische engstirnige Lehrmeinung in Ermangelung jeglichen Bewusstseins für Keime dem Rat von Semmelweis, rigoroses Händewaschen auf breiter Basis einzuführen.

In Anlehnung an die Kritik, die 100 Jahre später an Alfred Wegener geübt werden sollte, wurden die Ideen von Semmelweis als zu allumfassend, zu weitreichend und zu störend angesehen. Semmelweis behauptete, eine einzige Ursache – mangelnde Sauberkeit – sei für einen großen Teil der Krankenhauskrankheiten verantwortlich. Das widersprach der herrschenden medizinischen Doktrin, die davon ausging, jeder einzelne Krankheitsfall habe seine eigenen, einzigartigen Ursachen und benötige daher eine eigene, maßgeschneiderte Untersuchung und Behandlung. Alles auf mangelnde Hygiene zu schieben, war eine zu singuläre Idee.

Die Praxis des sorgfältigen Händewaschens schien einige Ärzte auch zu beleidigen. Sie empfanden die Vorstellung, ihr Gentleman-Niveau der Körperhygiene könne nicht genügen, als beleidigend. Sie konnten nicht akzeptieren, dass sie persönlich für den Tod der Patienten, die sie untersuchten, verantwortlich waren.

Im Jahr 1848, dem Jahr der vielen Revolutionen in ganz Europa, verlor Semmelweis seine Stelle am Wiener Allgemeinen Krankenhaus. Der Leiter der Abteilung war politisch konservativ und misstraute Semmelweis zunehmend, da einige seiner Brüder aktiv an der Bewegung für die ungarische Unabhängigkeit von Österreich beteiligt waren. Diese politische Meinungsverschiedenheit verschärfte einen ohnehin schon belasteten Persönlichkeitskonflikt. Semmelweis verließ die Klinik und wurde in seiner Funktion durch Carl Braun ersetzt. Bezeichnenderweise machte Braun einen Großteil der Fortschritte in der Klinik wieder rückgängig. Er veröffentlichte später ein Lehrbuch, das 30 verschiedene Ursachen des Kindbettfiebers auflistete. Der von Semmelweis identifizierte Mechanismus, die Vergiftung durch mikroskopisches Material aus Leichen, stand als Nummer 28 auf der Liste,[221] ohne große Bedeutung zu haben. Die Müttersterblichkeitsrate stieg in der Klinik wieder an, da der Fokus auf richtige Hygiene durch die Vorliebe für verbesserte Lüftungssysteme ersetzt wurde, die zum vorherrschenden Miasma-Paradigma (»schlechte Luft«) für die Ursache vieler Krankheiten passte.

Daher führte selbst in dem Krankenhaus, in dem es zu der bahnbrechenden Erkenntnis gekommen war, das schwere Gewicht der engstirnigen Tradition dazu, dass zahlreiche Frauen in der Folge einen unnötigen Tod starben. Ähnliche düstere Muster wurden in ganz Europa verfolgt, bis sich unabhängige Beweise für die Keimtheorie von Krankheiten durch die Arbeit von (unter anderem) John Snow, Joseph Lister und Louis Pasteur angesammelt hatten. In den 1880er-Jahren wurde gründliches antiseptisches Waschen zur Standardpraxis, und die Keimtheorie löste das Miasma-Paradigma ab.

Dies war nicht das erste (und auch nicht das letzte) Mal, dass eine etablierte Praxis in der Ärzteschaft dem Grundprinzip des Berufsstands nicht gerecht wurde: *Erstens, nicht schaden*. Fehlerhaftes Denken von Ärzten führte zu mangelnder Hygiene und damit zu einer Lawine unnötiger Schäden. Diese Abweichung vom Hippokratischen Eid war zum Teil auf mangelndes Wissen zurückzuführen (die Keimtheorie der Krankheiten gab es noch nicht), aber auch auf den Überhang früherer Gewohnheiten und früherer Denkstile.

Unserer Ansicht nach passt das Alterungs-Akzeptanz-Paradigma in dasselbe Muster. Es hält sich zum Teil aufgrund mangelnden Wissens (die Fortschritte der Verjüngungs-Biotechnologie), aber auch aufgrund des Überhangs früherer Gewohnheiten und früherer Denkstile. Diejenigen, die in dieses Paradigma eingetaucht sind, neigen natürlich dazu, die Dinge anders zu sehen.

WIDERSTAND VON »EXPERTEN« GEGEN PARADIGMENWECHSEL IN DER MEDIZIN

Ignaz Semmelweis wird oft als wichtiger Wegbereiter des breiteren Prinzips der evidenzbasierten Medizin identifiziert. Er testete seine Hypothesen zu den Ursachen des Kindbettfiebers, indem er die Praxis des medizinischen Personals variierte und die darauffolgenden Veränderungen der Sterblichkeit beobachtete. Seine Beobachtungen hatten zuvor eine Reihe möglicher Ursachen für die Unterschiede in der Sterblichkeit in den beiden Kliniken ausgeschlossen – unterschiedlicher sozioökonomischer Status, unterschiedliche Körperhaltungen der Mütter bei der Geburt et cetera. Als die neue antiseptische Handwaschroutine eingeführt wurde, waren die Ergebnisse dramatisch.

Wie wir gesehen haben, ergab dieser Beweis jedoch keinen Sinn innerhalb des konkurrierenden Paradigmas, das »schlechte Luft« als die wahrscheinlichere Ursache von Krankheiten ansah. Die Befürworter dieses Paradigmas deuteten die veränderten Sterblichkeitsraten so um, dass sie wahrscheinlich andere Ursachen hatten – wie etwa eine bessere Belüftung. Leider wurden keine strengen Tests durchgeführt, um zwischen diesen verschiedenen Theorien zu unterscheiden. Die Prinzipien, die wir heute bei Studien zur medizinischen Wirksamkeit erwarten, waren damals trotz der Erkenntnisse von Semmelweis noch nicht bekannt. Zu diesen Prinzipien gehören:

- Kontrolle: Patienten, die eine neue Behandlung erhalten, werden mit einer »Kontrollgruppe« verglichen, die diese Behandlung nicht erhält (sie können stattdessen ein Placebo bekommen), die aber ansonsten der ersten Gruppe so ähnlich wie möglich ist.
- Randomisierung: Die Zuordnung der Patienten zwischen den beiden Gruppen, Kontrolle und Behandlung, erfolgt nach dem Zufallsprinzip, um (bewusste oder unbewusste) Verzerrungen bei der Auswahl zu vermeiden, die das Ergebnis verfälschen würden.
- Statistische Signifikanz: Das Design von Tests, um zu vermeiden, dass sie durch zufällige Abweichungen, die von Zeit zu Zeit auftreten, fehlge-

leitet werden. Insbesondere haben Tests mit kleinen Stichprobengrößen wenig Wert.

- Reproduzierbarkeit: Wiederholung von Studien, wobei jedes Mal andere klinische Praktiker beteiligt sind: Wenn die gleichen Ergebnisse auftreten, gibt dies einen größeren Hinweis auf die zugrunde liegende Zuverlässigkeit einer vorgeschlagenen Behandlung.

Tatsächlich ist der Begriff »evidenzbasierte Medizin« erst ein paar Jahrzehnte alt. Die erste akademische Arbeit, die darüber veröffentlicht wurde, stammt aus dem Jahr 1992.[222] Der Begriff wurde in Abgrenzung zur vorherrschenden Praxis des »klinischen Urteils« eingeführt, die sich darauf bezieht, dass Ärzte Entscheidungen über mögliche Behandlungen auf der Grundlage ihrer eigenen Ahnungen und Intuitionen treffen, die wiederum durch die langjährige Erfahrung einzelner Ärzte geschult wurden. Ein alternativer Begriff für »klinisches Urteilsvermögen«, der häufig verwendet wurde, war »die Kunst der Medizin«.

Die Nachteile des Verlassens auf »klinisches Urteilsvermögen« hob 1972 das Buch *Effectiveness and Efficiency: Random Reflections on Health Services* des schottischen Arztes Archie Cochrane eindringlich hervor.[223] Cochrane äußerte sich über viele Denkweisen und Praktiken seiner medizinischen Fachkollegen leidenschaftlich kritisch. Er wies auf Folgendes hin:

- Ein erheblicher Teil der früheren Verbesserung der öffentlichen Gesundheit ist auf die Verbesserung von Umweltfaktoren wie zum Beispiel Hygiene zurückzuführen, und nicht auf medizinische Behandlungen an sich.
- Ärzte stehen unter großem Druck seitens ihrer Patienten, ihnen ein Rezept oder eine andere Behandlung zu verschreiben, und tun dies vielleicht auch, obwohl es keine klinischen Beweise für die Wirksamkeit dieser Behandlung gibt.
- Die Tatsache, dass einige Patienten nach einer bestimmten Behandlung wieder gesund werden, ist kein Beweis für die Wirksamkeit dieser Behandlung. Ihre Genesung könnte stattdessen durch andere Faktoren verursacht wor-

den sein (einschließlich der Tendenz des Körpers, sich mit der Zeit von selbst zu erholen).

- Die Tatsache, dass Patienten glauben, eine Behandlung habe ihnen gutgetan, ist wiederum kein Beweis für die Wirksamkeit dieser Behandlung.

Cochrane wies darauf hin, dass die Menschen zu der Zeit, als er das Buch schrieb, in einer Kultur lebten, die sich im Allgemeinen eher von einer »Meinung« als von einem »Experiment« beeindrucken ließ: [224]

> »In der Öffentlichkeit und bei einigen Medizinern scheint es immer noch ein erhebliches Missverständnis über den relativen Wert von Meinung, Beobachtung und Experiment beim Testen von Hypothesen zu geben.
>
> Zwei der auffälligsten Veränderungen im Wortgebrauch der vergangenen 20 Jahre sind die Aufwertung von ›Meinung‹ im Vergleich zu anderen Arten von Beweisen und die Herabstufung des Wortes ›Experiment‹. Die Aufwertung von ›Meinung‹ hat zweifellos viele Ursachen, aber eine der stärksten ist sicherlich der Fernsehinterviewer und -produzent. Sie wollen, dass alles kurz, dramatisch und schwarz-weiß ist. Jede Diskussion über Beweise wird als langatmig, langweilig und grau abgetan. Ich habe selten gehört, dass ein Fernsehinterviewer jemanden gefragt hat, was seine Beweise für eine bestimmte Aussage waren. Glücklicherweise spielt das normalerweise keine Rolle; die Interviewer wollen nur unterhalten (daher das Interesse an den Ansichten von Popsängern über Theologie), aber wenn sie sich mit medizinischen Fragen beschäftigen, kann es wichtig sein.
>
> Das ›Experiment‹ hat ein ganz anderes Los. Journalisten haben den Begriff übernommen und entwertet ... und jetzt wird ›Experiment‹ in seiner archaischen Bedeutung der ›Aktion, um etwas zu versuchen‹ verwendet, daher die endlosen Verweise auf ›experimentelle‹ Theater, Kunst, Architektur und Schulen.«

Cochrane hatte viel Gutes über die medizinische Praxis zu sagen. Er beschrieb einige positive Beispiele, die als Vorlagen für künftige Untersuchungen dienen könnten, zum Beispiel die Entwicklung wirksamer Behandlungen für Tuberkulose, bei der in den Jahren nach dem Zweiten Weltkrieg in großem Umfang randomisierte Kontrollstudien eingesetzt wurden. Er lobte Ärzte dafür, dass sie anderen Berufsgruppen wie Richtern und Schulleitern weit voraus sind, wenn es darum geht, experimentelle kontrollierte Studien zu verschiedenen »therapeutischen« oder »abschreckenden« Behandlungen zu organisieren. Wie Cochrane jedoch betonte, gibt es in der Medizingeschichte zahlreiche Beispiele, bei denen sich die vorherrschende Meinung dank gewissenhaft ausgeführter Experimente schließlich als falsch erwies:

- Die Tonsillektomie, vor allem bei Kindern, galt einst nahezu als ein Allheilmittel und wurde weithin praktiziert, aber nach einer kritischen Überprüfung der Beweise im Jahr 1969 (in einem Artikel mit dem Titel »Rituelle Chirurgie – Beschneidung und Tonsillektomie«) wird sie heute viel seltener durchgeführt.
- Die auf Gold basierende Verbindung »Sanocrysin« wurde in den 1920er- Jahren in Amerika als Mittel gegen Tuberkulose populär. Ein Arzt veröffentlichte 1931 die Ergebnisse einer Studie mit 46 Patienten, in der er erklärte, das Medikament sei »hervorragend«. Allerdings enthielt diese Studie keine Kontrollpatienten; alle 46 Patienten erhielten das Medikament. Im selben Jahr testeten andere Ärzte aus Detroit das Medikament an einer zufällig ausgewählten Untergruppe von 12 aus 24 Tuberkulosekranken. Der jeweils andere Patient eines Paares erhielt stattdessen eine Injektion, die nur steriles Wasser enthielt, ohne dass er es wusste. Das Ergebnis war diesmal entscheidend: Die Kontrollpatienten überlebten mit größerer Wahrscheinlichkeit. Das zuvor als Wundermittel gepriesene Sanocrysin erwies sich als untauglich.
- Erzwungene Bettruhe war eine weitere Behandlung für Tuberkulose, die lange Zeit populär war, bis Tests in den 1940er- und 1950er-Jahren zeigten, dass eine solches Verordnung tatsächlich eher schädlich als nützlich war: Patienten in Rückenlage hatten zusätzliche Komplikatio-

nen durch ihren Husten. Sanatorien auf der ganzen Welt wurden im Zuge dieser Forschungen geschlossen.

Parallel dazu zeigte Cochrane Fälle auf, in denen vermeintliche klinische Expertise keineswegs so unfehlbar war, wie ihre Praktiker behaupteten. Druin Burch erzählt die folgende Episode in seinem 2009 erschienenen Buch *Taking the Medicine: A Short History of Medicine's Beautiful Idea, and our Difficulty Swallowing It*:[225]

> »Elektrokardiogramme (EKGs) sind Aufzeichnungen der elektrischen Aktivität des Herzens ... Kardiologen beanspruchen Fähigkeiten im Lesen dieser Aufzeichnungen, die das Maß anderer Ärzte übersteigen. Cochrane nahm zufällig ausgewählte EKGs und schickte Kopien an vier verschiedene leitende Kardiologen und fragte sie, was die Aufzeichnungen zeigten. Er verglich ihre Meinungen und fand heraus, dass diese Experten nur in 3 Prozent der Fälle übereinstimmten. Das Vertrauen in ihre Fähigkeit, die EKGs zu betrachten und die ›Wahrheit‹ zu sehen, schien nicht gerechtfertigt. In mindestens 97 von 100 Fällen hatte jemand etwas falsch verstanden.
>
> Als Cochrane einen ähnlichen Test mit Professoren der Zahnmedizin durchführte und sie bat, dieselben Münder zu beurteilen, stellte er fest, dass ihre diagnostischen Fähigkeiten nur in einem einzigen Punkt übereinstimmten: der Anzahl der Zähne.«

Nach seinem Tod im Jahr 1988 wurde Cochranes Nachname 1993 in den Namen der neu gegründeten Cochrane Collaboration aufgenommen. Die Collaboration beschreibt ihre Arbeit wie folgt:[226]

> »Die Cochrane Collaboration existiert, damit Entscheidungen im Gesundheitswesen besser werden.
>
> In den vergangenen 20 Jahren hat Cochrane dazu beigetragen, die Art und Weise, wie Gesundheitsentscheidungen getroffen werden, zu verändern.

> Wir sammeln und fassen die besten Erkenntnisse aus der Forschung zusammen, um Ihnen zu helfen, informierte Entscheidungen über die Behandlung zu treffen ...
>
> Cochrane richtet sich an alle, die daran interessiert sind, qualitativ hochwertige Informationen zu nutzen, um Gesundheitsentscheidungen zu treffen. Egal, ob Sie Arzt oder Krankenschwester, Patient oder Pfleger, Forscher oder Geldgeber sind, die Evidenz von Cochrane bietet ein leistungsfähiges Werkzeug, um Ihr Wissen im Gesundheitswesen und Ihre Entscheidungsfindung zu verbessern.
>
> Cochrane-Mitarbeiter – 37 000 aus mehr als 130 Ländern – arbeiten zusammen, um glaubwürdige, zugängliche Gesundheitsinformationen zu erstellen, die frei von kommerziellem Sponsoring und anderen Interessenkonflikten sind.«

Die Cochrane Collaboration, die die von Archie Cochrane und anderen entwickelte Vision einer evidenzbasierten Medizin umsetzt, erfüllt heute eine äußerst wichtige Aufgabe. Im Jahr 2009 wurde alle drei Sekunden ein *Cochrane-Review* von ihrer Website heruntergeladen.[227] Zu den derzeit beliebtesten Downloads gehören Reviews zur Evidenz zu Themen wie:[228]

- Akupunktur bei Kopfschmerzen vom Spannungstyp
- hebammengeleitete Kontinuitätsmodelle im Vergleich zu anderen Modellen der Versorgung von Frauen im gebärfähigen Alter
- Interventionen zur Sturzprävention bei älteren Menschen, die in der Gemeinde leben
- Impfstoffe zur Vorbeugung von Influenza bei gesunden Erwachsenen

Dies sind alles Bereiche, in denen das intuitive »klinische Urteil« durch eine sorgfältige Untersuchung der experimentellen Evidenz sehr nützlich ergänzt wird, eine Evidenz, die oft die Erwartungen der Experten durchkreuzt.

Ohne die Geschichte zu kennen, kann man sich nur schwer vorstellen, welches Ausmaß an Feindseligkeit das Konzept der evidenzbasierten Medizin hervorgerufen hat, bevor es allgemein akzeptiert wurde. Ihre Kritik am klinischen Urteilsvermögen stieß auf breite Ablehnung:

- Ältere Mediziner, die »Experten«, befürchteten, dass ihr hart erarbeitetes implizites Wissen durch den Trend hin zur Objektivität der evidenzbasierten Medizin abgewertet werden würde.
- Dieselben Fachleute hatten oft darauf bestanden, ihre Patienten individuell zu behandeln, statt sie mit der kleinen Zahl von Stereotypen abzugleichen, die in den neuen medizinischen Lehrbüchern dargestellt wurden.

ADERLASS

Schauen wir uns ein letztes aufschlussreiches Beispiel an. Der Aderlass – die Entfernung von Blut aus dem Körper eines Patienten, oft unter Verwendung von Blutegeln – wurde als medizinische Behandlung mehr als 2000 Jahre lang weithin befürwortet. Er wurde bei einer ganzen Reihe von Krankheiten empfohlen, darunter Akne, Asthma, Diabetes, Gicht, Herpes, Lungenentzündung, Skorbut, Pocken und Tuberkulose. Zu den frühen prominenten Befürwortern gehörten Hippokrates von Kos (460–370 v. Chr.) und Galen von Pergamon (129–200 n. Chr.). Die Praxis hatte im Verlauf der Jahrhunderte ihre gelegentlichen prominenten Kritiker, darunter William Harvey, der in den 1620er-Jahren den Weg des Blutkreislaufs durch den Körper entdeckte. Aber sie wurde weiterhin in großem Umfang angewendet. DP Thomas schrieb 2014 im Journal of the *Royal College of Physicians Edinburgh*:[229]

> »Die Inbrunst, mit der Ärzte in früheren Zeiten den Aderlass durchführten, erscheint heute außergewöhnlich. Guy Patin (1601–1672), Dekan der Pariser Medizinischen Fakultät, ließ seine Frau zwölfmal wegen einer ›Fluxion‹ der Brust bluten, seinen Sohn 20-mal wegen eines anhaltenden Fiebers und sich selbst siebenmal wegen einer ›Erkältung im Kopf‹. Karl II. (1630–1685) wurde nach einem Schlaganfall zur Ader

gelassen, und General George Washington (1732–1799), der an einer schweren Halsentzündung litt, wurde innerhalb weniger Stunden viermal zur Ader gelassen. Die Menge des ihm entnommenen Bluts wird auf fünf bis neun Pints geschätzt. Obwohl er ein starker Mann war, konnte selbst seine Konstitution den fehlgeleiteten Bemühungen seiner Ärzte nicht standhalten, und es scheint wahrscheinlich, dass eine solche Behandlung sein Ende beschleunigte.«

Des Weiteren erwähnt Thomas den Fall von Benjamin Rush:

> »Benjamin Rush (1746–1813), ein bedeutender amerikanischer Arzt und Unterzeichner der Unabhängigkeitserklärung, war davon überzeugt, dass das Ausbluten seiner Patienten die beste Behandlung sei ... Während der Gelbfieberepidemie in Philadelphia im Jahr 1793 ließ Rush seine Patienten ausbluten und ausspülen ...
>
> Rushs Ansatz ist eine heilsame Erinnerung an die Gefahren des aufrichtigen Glaubens an den Wert traditioneller Methoden und unterstreicht die Notwendigkeit einer kritischen, evidenzbasierten Bewertung aller Behandlungsformen.«

Systematische Beweise für die Wirkung des Aderlasses wurden erst im 19. Jahrhundert gesammelt. Der Franzose Pierre Charles Alexandre Louis analysierte 1828 die Daten von 77 Patienten mit Lungenentzündung und zeigte, dass der Aderlass bestenfalls geringe Auswirkungen auf die Heilungsaussichten hatte. Viele praktizierende Ärzte verdrängten jedoch seine Ergebnisse und verließen sich lieber auf das, was sie durch ihre eigenen Erfahrungen bestätigt *sahen*. Sie vertrauten auf das Gewicht der ehrwürdigen Tradition, die bis zu Hippokrates und Galen zurückreicht.

In der zweiten Hälfte des 19. Jahrhunderts überprüfte John Hughes Bennett an der Universität Edinburgh weitere Daten zu Überlebensraten in Krankenhäusern in Amerika und in Großbritannien. Er wies darauf hin, dass zum Beispiel über einen Zeitraum von 18 Jahren am Edinburgh Royal Infirmary von 105 Standardfällen der Lungenentzündung, die er selbst ohne jeglichen Aderlass behandelte, kein einziger Patient starb. Im Gegensatz dazu starb später mindestens ein Drittel der Patienten, die unter der Behandlung anderer Ärzte des Krankenhauses einen Aderlass erhielten. Doch trotz dieser Daten sah sich Hughes Bennett heftiger Kritik innerhalb seines eigenen Berufsstands ausgesetzt. DP Thomas kommentiert:

> »Aus heutiger Sicht war der vielleicht überraschendste Aspekt der Pionierarbeit von Louis und Hughes Bennett, wie zögerlich die Ärzteschaft ihre überzeugenden Beweise akzeptierte, insbesondere in Bezug auf die Behandlung von Lungenentzündung. Hughes Bennett versuchte, einen wissenschaftlicheren Ansatz zur Identifizierung und Behandlung von Krankheiten einzuführen, der sowohl Laborbeobachtungen als auch statistische Analysen der Ergebnisse einschloss. Dieser Ansatz geriet jedoch in Konflikt mit dem der traditionelleren Kliniker, die sich weiterhin auf ihre eigenen Erfahrungen verließen, die ausschließlich auf klinischen Beobachtungen beruhten. Trotz wachsender Skepsis gegenüber der Behandlung hielt die Kontroverse um den Aderlass in der zweiten Hälfte des 19. und bis weit ins 20. Jahrhundert an.«

Im *British Columbia Medical Journal* von 2010 schreibt Gerry Greenstone über die Frage, warum der Aderlass noch so lange, bis Mitte des 20. Jahrhunderts, praktiziert wurde:[230]

> »Wir müssen uns fragen, warum die Praxis des Aderlasses so lange überlebt hat, besonders als die Erkenntnisse von Vesalius und Harvey im 16. und 17. Jahrhundert die bedeutenden Fehler der galenischen Anatomie und Physiologie aufdeckten. IH Kerridge und M. Lowe stellten jedoch fest: ›Dass der Aderlass so lange überlebte, ist keine intellektuelle Anomalie, sondern resultierte aus dem dynamischen Zusammenspiel von sozialem, wirtschaftlichem und intellektuellem Druck, einem Prozess, der die medizinische Praxis weiterhin bestimmt.‹

> Mit unserem heutigen Verständnis der Pathophysiologie könnten wir versucht sein, über solche Therapiemethoden zu lachen. Aber was werden Mediziner in 100 Jahren über unsere heutige medizinische Praxis denken? Sie werden vielleicht über unseren übermäßigen Einsatz von Antibiotika erstaunt sein, über unsere Tendenz zur Polypharmazie und die Stumpfheit von Behandlungen wie Strahlen- und Chemotherapie.«

Vergessen wir, was »in 100 Jahren« sein wird. Unserer Meinung nach ist es wahrscheinlich, dass Ärzte in zehn bis 20 Jahren mit Erstaunen zurückblicken werden und sich wundern, dass dem Phänomen des Alterns so wenig Aufmerksamkeit geschenkt wurde und dass die Verjüngungsbiotechnologie so geringes Interesse weckte.

Aber wie wir bereits gesehen haben, zeitigen Paradigmen eine tiefe Wirkung. Der oben zitierte Satz von IH Kerridge und M. Lowe drückt dasselbe Gefühl aus: Medizinische Praxis entsteht »aus dem dynamischen Zusammenspiel sozialer, wirtschaftlicher und intellektueller Zwänge«.

Jeder kann sich irren, nicht nur die Experten, versteht sich. Um dieses Kapitel ironisch abzuschließen, erinnern wir uns an die tiefgründige Reflexion der amerikanischen Schönheitskönigin Heather Whitestone, die 1994 Miss Alabama und 1995 Miss America wurde. Als sie während des Schönheitswettbewerbs gefragt wurde, ob sie ewig leben wolle, antwortete sie:[231]

> »Ich will nicht ewig leben, denn wir sollten nicht ewig leben, denn wenn wir ewig leben würden, dann würden wir ewig leben, aber wir können nicht ewig leben, deshalb will ich nicht ewig leben.«

KAPITEL 8

PLAN B: KRYOKONSERVIERUNG

Nach dem Tod kryokonserviert zu werden, ist das Zweitschlimmste, was passieren kann. Das Schlimmste ist, zu sterben, ohne kryokonserviert zu sein

BEN BEST, 2005

Wenn Kryonik Betrug wäre, hätte sie ein viel besseres Marketing und wäre viel populärer

ELIEZER YUDKOWSKY, 2009

Kryonik ist ein Experiment. Wollen Sie sich der Kontrollgruppe oder der Versuchsgruppe anschließen

RALPH MERKLE, 2017

Wir schätzen, dass die ersten biotechnologischen Behandlungen zur Verjüngung des Menschen in den 2020er-Jahren auf den Markt kommen werden, gefolgt von nanotechnologischen Behandlungen im Jahr 2030 und anschließend der vollständigen Kontrolle und der Umkehrung des Alterns bis 2045. Bis dahin werden die Menschen leider weiterhin sterben. Für die meisten Menschen, die jemals gelebt haben, kommt die Verjüngungskur zu spät. Entweder weil sie bereits alt geworden und in diesem oder in einem der vielen vorangegangenen Jahrhunderte gestorben sind oder weil sie, obwohl sie noch leben, wahrscheinlich sterben werden, bevor wirksame Verjüngungstherapien auf breiter Basis verfügbar sind. So oder so gehören sie zur BR-Ära (Before Rejuvenation), der Vor-Verjüngungsära.

Innerhalb der breiten Verjüngungs-Gemeinschaft wagen es jedoch einige Forscher, vorzuschlagen, dass es Hoffnung für die Verjüngung von Menschen aus der Vor-Verjüngungsära geben könnte. Zusammengenommen bilden diese Ideen eine Reihe von radikalen Alternativen und Ergänzungen zu den Plan-A-Methoden, die wir in den vorherigen Kapiteln behandelt haben.

EINE BRÜCKE IN DIE EWIGKEIT

Wie bereits erläutert, wird eine unbegrenzte Lebensspanne in einigen Jahrzehnten möglich sein, aber was können wir bis dahin tun? Die traurige Wahrheit ist, dass die Menschen noch viele Jahre lang sterben werden, und die einzige Möglichkeit, die wir heute kennen, um uns relativ gut zu erhalten, ist die Kryokonservierung. Man könnte sagen, dass die Kryokonservierung ein Plan B für eine unbegrenzte menschliche Lebensspanne ist, bis Plan A eintritt.

Die moderne Ära der menschlichen Kryokonservierung, oder einfach Kryonik, begann 1962, als der amerikanische Physiker Robert Ettinger in *The Prospect of Immortality* die Überlegung anstellte, Patienten in Erwartung künftiger viel fortschrittlicherer medizinischer Technologien zur Heilung aktueller Krankheiten, einschließlich des Alterns einzufrieren (eigentlich: die Kryokonservierung).[232] Obwohl die Kryokonservierung eines Menschen damals tödlich erschien, argumentierte Ettinger, dass das, was zum damaligen Zeitpunkt tödlich war, in der Zukunft durchaus reversibel sein könnte. Das gleiche Argument galt für ihn für den Sterbeprozess selbst, das heißt, die frühen Stadien des klinischen Todes könnten in der Zukunft reversibel sein. Als Kombination dieser Ideen schlug Ettinger vor, kürzlich verstorbene Menschen einzufrieren, um Leben zu retten. Und so gründeten Ettinger und vier weitere Kollegen 1976 das *Cryonics Institute* in Detroit, Michigan. Die erste Patientin war Ettingers Mutter, die 1977 kryokonserviert wurde. Ihr Körper wird bei der Siedetemperatur von flüssigem Stickstoff (-196 °C) gefroren gehalten.

Währenddessen gründeten Fred und Linda Chamberlain 1972 in Kalifornien eine weitere Kryokonservierungseinrichtung unter dem Namen *Alcor Life Extension Foundation* (bis 1977 *Alcor Society for Solid State Hypothermia* genannt). Ihr erster Patient 1976 war Fred Chamberlains Vater, der sich einer Neurokonservierung unterzog, bei der nur der Kopf kryokonserviert wurde. Alcor zog schließlich 1993 nach Scottsdale in Arizona um, weit weg vom erdbebengefährdeten Kalifornien. Ihr emeritierter Präsident ist der englische Philosoph und Futurist Max More, der erklärt:[233]

> »Wir sehen es als eine Erweiterung der Notfallmedizin ... Wir übernehmen nur, wenn die heutige Medizin einen Patienten aufgibt. Stellen Sie sich das so vor: Wenn Sie vor 50 Jahren auf der Straße waren und jemand wäre vor Ihnen umgekippt und hätte aufgehört zu atmen, dann hätten Sie ihn untersucht, für tot erklärt und entsorgt. Heute tun wir das nicht, sondern beleben ihn wieder und unternehmen alles uns Mögliche. Menschen, die wir vor 50 Jahren für tot hielten, wissen heute, dass sie es nicht waren. Kryonik ist das Gleiche, wir müssen nur verhindern, dass es ihnen schlechter geht, und eine fortschrittlichere Technologie in der Zukunft das Problem beheben lassen.«

Einige Patienten entscheiden sich dafür, ausschließlich den Kopf einfrieren zu lassen. Einige entscheiden sich aus wirtschaftlichen Gründen dafür, andere glauben, dass die menschliche Identität und das Gedächtnis im Gehirn gespeichert sind und es daher nicht notwendig sei, den gesamten Körper zu kryokonservieren, der auch dank diverser Technologien rekonstruiert werden könne.

Das *Cryonics Institute* führt nur Kryokonservierungen des gesamten Körpers durch, während *Alcor* sowohl Neurokonservierungen als auch vollständige Kryokonservierungen realisiert. Bis heute hat das *Cryonics Institute* beinahe 2000 kryokonservierte Patienten und über 1000 Mitglieder, während *Alcor* eine ähnliche Anzahl von Patienten (davon etwa drei Viertel Neuropatienten) und Mitglieder aufweist. Jeden Monat bekommen die beiden wichtigsten Kryokonservierungszentren in den Vereinigten Staaten neue Patienten und Mitglieder. Beide Einrichtungen halten auch viele eingefrorene DNA-Proben, Gewebe, Haustiere und andere Tiere unter Kryokonservierung. Das *Cryonics Institute* berechnet zwischen 28.000 und 35.000 US-Dollar (abzüglich der hohen Kosten für SST: *Standby/Stabilization/Transport*) für Ganzkörper-Kryokonservierungen. Alcor berechnet 80.000 US-Dollar für Neurokonservierungen und 200.000 US-Dollar für Ganzkörper-Kryokonservierungen (einschließlich der hohen Kosten für *SST*).[234]

Da die Zahl der Patienten und Mitglieder noch relativ klein ist, waren das *Cryonics Institute* und *Alcor* bis 2005, als *KrioRus* außerhalb Moskaus gegründet wurde, praktisch die einzigen beiden Kryokonservierungsorganisationen der Welt. Heute gibt es auch kleine Gruppen in Argentinien, Australien, Kanada, China, Deutschland und den Bundesstaaten Kalifornien, Florida und Oregon in den USA, die planen, neue Einrichtungen für die Kryokonservierung von Menschen zu schaffen oder bereits geschaffen haben. Das *Shandong Yinfeng Life Science Research Institute* wurde 2015 gegründet und hat bereits ein Dutzend Patienten in China. *Southern Cryonics* in Australien und die *European Biostasis Foundation* in der Schweiz eröffneten kryonische Zentren, die zum Zeitpunkt der Erstellung dieses Buches noch keine Patienten haben.

WIE FUNKTIONIERT KRYONIK?

Bisher wurde niemand wiederbelebt, nachdem er kryokonserviert wurde. Allerdings liegt das auch daran, dass wir immer noch nicht wissen, wie die Ursachen der unheilbaren Krankheit der jeweiligen Patienten zu heilen sind. Dank des exponentiellen technologischen Fortschritts ist es jedoch sehr wahrscheinlich, dass wir in den nächsten Jahrzehnten in der Lage sein werden, Patienten wiederzubeleben. Der amerikanische Futurist Ray Kurzweil spricht von den 2040er-Jahren für die erste Wiederbelebung kryokonservierter Patienten, beginnend mit den letzten, die sich dieser Technik unterzogen haben, die mit besseren Technologien kryokonserviert wurden, und endend mit den ersten Patienten.[235]

Der Beweis für das Konzept ist, dass die Kryokonservierung bereits mit verschiedenen lebenden Zellen, Geweben und kleinen Organismen durchgeführt wurde. Winzige Bärtierchen sind mikroskopisch kleine mehrzellige Organismen, die überleben können, wenn der größte Teil ihres inneren Wassers durch Trehalose-Zucker ersetzt wird, der die Kristallisation der Zellmembranen verhindert. Mehrere Wirbeltiere tolerieren auch das Einfrieren, und einige Organismen überleben den Winter, indem sie zu Eis erstarren und ihre Lebensfunktionen einstellen. Einige Arten von Fröschen, Schildkröten, Salamandern, Schlangen und Eidechsen können das Einfrieren überleben und sich nach der Überwinterung in kalten Klimazonen vollständig erholen. Einige Arten von Bakterien, Pilzen, Pflanzen, Fischen, Insekten und Amphibien, die in der Nähe der Pole leben, haben Kryoprotektoren entwickelt, die es ihnen ermöglichen, unter eisigen Bedingungen zu überleben.

Der britische Wissenschaftler James Lovelock, der für die Gaia-Hypothese über das Leben auf der Erde bekannt ist, war vielleicht der erste Mensch, der versuchte, Tiere einzufrieren und zu reanimieren. Im Jahr 1955 fror Lovelock einige Ratten bei 0 Grad Celsius ein und reanimierte sie dann erfolgreich mit Mikrowellen-Diathermie. Kürzlich hat die DARPA (Defense Advanced Research Projects Agency) damit begonnen, Forschungen zur Suspended Animation (Scheintod durch Kühlung) zu finanzieren, bei der Herz und Gehirn im Wesentlichen »deaktiviert« werden, damit bestimmten Patienten später eine geeignete Behandlung angeboten werden kann, was als ein Schritt zur Kryokonservierung von Menschen angesehen werden kann.

Eizellen, Spermien und sogar Embryonen werden heute kryokonserviert, um in der Zukunft wiederbelebt zu werden. Gefrorene Eizellen und Spermien wurden für die Reproduktion von Tieren verwendet, und sogar menschliche Embryonen wurden kryokonserviert und anschließend ohne angeborene oder andere Probleme entwickelt. Auch Blut, Nabelschnüre, Knochenmark, Pflanzensamen und verschiedene Gewebeproben werden inzwischen eingefroren und aufgetaut. Einer der großen jüngsten Erfolge der Kryonik war 2017 die Geburt eines fast 25 Jahre lang kryokonservierten Embryos.

Wir glauben, dass Menschen, die heute kryokonserviert werden, in der Zukunft durch den Einsatz fortschrittlicher Techniken wiederbelebt werden können. Es gibt immer mehr wissenschaftliche Publikationen, die die Durchführbarkeit der Kryonik untermauern. Einige renommierte Wissenschaftler haben einen offenen Brief zur Befürwortung der Kryonik unterzeichnet, darunter Aubrey de Grey und der amerikanische Wissenschaftler Marvin Minsky, der als einer der »Väter« der künstlichen Intelligenz gilt und nach seinem Tod 2016 kryokonserviert wurde:[236]

> »Kryonik ist ein legitimes, wissenschaftlich fundiertes Unterfangen, das darauf abzielt, den Menschen, insbesondere das menschliche Gehirn, mit der besten verfügbaren Technologie zu erhalten. Für die Zukunft sind Technologien zur Wiederbelebung denkbar, die molekulare Reparaturen durch Nanomedizin, hochentwickelte Berechnungen, detaillierte Kontrolle des Zellwachstums und Geweberegeneration beinhalten.
>
> Mit Blick auf diese Entwicklungen besteht die glaubwürdige Möglichkeit, dass die Kryonik unter den besten heute erreichbaren Bedingungen genügend neurologische Informationen bewahren kann, um eine eventuelle Wiederherstellung der vollen Gesundheit einer Person zu ermöglichen.
>
> Die Rechte von Menschen, die sich für Kryonik entscheiden, sind wichtig und sollten respektiert werden.«

Im Jahr 2015 gründete eine Gruppe von Wissenschaftlern der Universitäten Liverpool, Cambridge und Oxford ein Kryonik-Forschungsnetzwerk in Großbritannien, um die Kryonik-Forschung und ihre Anwendungen, einschließlich der Kryokonservierung von Menschen, zu unterstützen und zu fördern.[237] Dank dieser Fortschritte beginnen mehr und mehr Menschen auf der ganzen Welt zu erkennen, dass die Kryokonservierung von Menschen möglich ist, zumal nun ein Proof of Concept vorliegt. Im Jahr 2016 wurde auch die *Cryonics Society* als Verein zur Unterstützung und Förderung der Kryonik in Spanien, Argentinien und Mexiko eingeweiht.[238]

KRYONIK IN RUSSLAND: EIN BESUCH BEI KRIORUS

Diejenigen, die mit Kryonik vertraut sind, werden schon vor der Lektüre dieses Buches von den beiden großen Kryokonservierungseinrichtungen in den Vereinigten Staaten gehört haben: Das *Cryonics Institute* in der Nähe von Detroit, Michigan, und *Alcor* in Scottsdale, Arizona. Weniger bekannt ist jedoch, dass außerhalb von Moskau unter der Leitung des russischen Futuristen Daniel Medvedev 2005 eine neue Organisation gegründet wurde.

Während eines Treffens mit Medwedew im Jahr 2015 konnten wir die Einrichtung von *KrioRus* in Sergijew Posad besuchen, einer schönen alten Stadt etwa 70 Kilometer nordöstlich von Moskau. Sergiyev Posad ist als religiöses und touristisches Ziel bekannt, wo sich eines der größten russischen Klöster befindet, das Dreifaltigkeits-Kloster, im 14. Jahrhundert vom Heiligen Sergius von Radonezh gegründet. Sergiyev Posad scheint ein sehr geeigneter Ort für die Kryokonservierung zu sein, da es die traditionelle Ruhestätte russischer Heiliger und Monarchen war. *KrioRus* wächst schnell und erwägt, seine Einrichtungen zu erweitern oder an einen anderen Standort, ebenfalls in der Nähe von Moskau, umzuziehen, wo sie neben einer Kryokonservierungsanlage mit mehr Forschungskapazität auch ein Hospiz und weitere Betreuungsmöglichkeiten für Patienten im Endstadium einrichten können.

Das Wachstum von *KrioRus* war im Vergleich zu *Alcor* und dem *Cryonics Institute* spektakulär. In etwas mehr als einem Jahrzehnt hat *KrioRus* es geschafft, über 50 Menschen und Dutzende von Haustieren zu kryokonservieren, darunter viele Hunde, Katzen und Vögel sowie ein Chinchilla-Nagetier. Die erste Patientin von *KrioRus* war Lidiya Fedorenko im Jahr 2005, die zunächst für einige Monate auf Trockeneis kryokonserviert wurde, bis der erste Behälter oder »Kryostat« fertig war. Medvedevs Großmutter ist eine weitere Patientin, die derzeit neurokonserviert wird. Wie das Kryonik-Institut verwendet auch *KrioRus* Kryostate, große Behälter aus Glasfaser/Harz, die mit flüssigem Stickstoff gefüllt sind, anstelle der teureren individuellen Dewar-Gefäße, die *Alcor* verwendet. Alle Patienten, Haustiere und Gewebe, die in *KrioRus* kryokonserviert werden, werden in zwei großen Kryostaten aufbewahrt, die speziell von *KrioRus* entwickelt wurden.

Das Unternehmen hat genug Erfahrung gesammelt, um neue Kryostaten für seine neuen Einrichtungen zu bauen, sowie Pläne, ein neues Zentrum in der Schweiz zu installieren.

KrioRus berechnet 12.000 Euro für Neurokonservierungen und 36.000 Euro für Ganzkörper-Kryokonservierungen, ohne Bereitschafts-/Stabilisierungs-/Transportkosten, die je nach Herkunftsort des Patienten stark variieren. Die Kryokonservierung von Tieren und Geweben ist günstiger, abhängig von der Größe und anderen speziellen Bedingungen. In den vergangenen zehn Jahren ist es *KrioRus* gelungen, Patienten nicht nur aus Russland zu gewinnen, sondern auch aus anderen europäischen Ländern wie Italien, den Niederlanden und der Schweiz sowie aus viel weiter entfernten Ländern wie Australien, Japan und den Vereinigten Staaten. Wie bei *Alcor* sind mehr als die Hälfte der Fälle Patienten mit neurologischen Erkrankungen. Das schnelle Wachstum von *KrioRus* zeigt, dass ein effektiver und erschwinglicher Service zur Popularisierung der Kryokonservierung beitragen kann.

Noch einmal: Wir bestehen darauf, dass das Leben um des Lebens willen entstanden ist, nicht um des Todes willen. Wir erwarten eine Heilung des Alterns bis Mitte des Jahrhunderts, aber dafür ist es unerlässlich, dem Altern den Krieg zu erklären. In der Zwischenzeit ist die Kryonik Plan B. Es gibt bereits Konzeptbeweise, dass eine unbegrenzte Lebensdauer möglich ist (Plan A) und dass auch die Kryonik (Plan B) möglich ist. Jetzt brauchen wir weitere wissenschaftliche Fortschritte, um die technischen Probleme zu lösen, weil wir wissen, dass es möglich ist, und je früher wir Erfolg haben, desto besser für die Menschheit. Jedes Leben, das verloren geht, ist eine Tragödie, zweifellos eine persönliche Tragödie, wie auch ein Verlust für die Gesellschaft als Ganzes, aber wir können es aufhalten. Wenn wir den Tod besiegen, bewegen wir uns auf eine unendliche menschliche Lebensspanne zu: Es lebe die Kryokonservierung!

EIN KRANKENWAGEN FÜR DIE ZUKUNFT

Eine der wichtigsten Innovationen in der Medizingeschichte ist die Erfindung des Krankenwagens. Wenn jemand verletzt ist oder einen medizinischen Notfall erleidet, kann das rechtzeitige Eintreffen eines Krankenwagens den Unterschied zwischen Leben und Tod ausmachen. Jemand kann ein Opfer »am falschen Ort sein«. Die Person braucht medizinische Hilfe, ist aber nicht an einem Ort, wo medizinische Hilfe sofort verfügbar ist. Ein Krankenwagen gewährleistet jedoch den Transport zu einer Einrichtung mit den nötigen Ressourcen zur Behandlung: Geräte, Medikamente und geschultes medizinisches Fachpersonal.

Manche mögen die Kosten bestimmter Rettungsdienste kritisieren. Einige Kritiker könnten fordern, ein Rettungsdienst solle zu geringeren Kosten bereitgestellt werden und immer noch in der Lage sein, die meisten Anforderungen zu erfüllen. Es ist jedoch selten, dass sich jemand über die Idee eines Rettungsdienstes an sich beschwert. Man hört niemanden sagen, es sei einfach Pech, wenn jemand einen medizinischen Notfall außerhalb eines Krankenhauses erlebt – er sollte sein Schicksal stoisch akzeptieren. Es wird auch nicht gesagt, Familienmitglieder, die einen Krankenwagen für ihre verletzten Eltern, Kinder oder Geschwister anfordern, seien egoistisch oder unreif. Stattdessen ist es in der Gesellschaft selbstverständlich, einen schnellen und sicheren Transport aus der ursprünglichen Gefahrenzone an einen Ort zu fordern, an dem der medizinische Notfall angemessen behandelt werden kann. Auf diese Weise hat die verletzte Person eine Chance, behandelt zu werden und weiterzuleben, möglicherweise noch viele Jahrzehnte lang.

Aber bedenken Sie unsere Haltung gegenüber jemandem, der einen medizinischen Notfall zur »falschen Zeit« erleidet. Er hat zufällig eine Krankheit, die ihn umzubringen droht, die aber von der medizinischen Wissenschaft wahrscheinlich in, sagen wir, 30 Jahren geheilt werden kann. Was sollten wir über die Bereitstellung eines möglichen »Krankenwagens in die Zukunft« für eine solche Person denken? Nehmen wir einmal an, es bestünde eine Chance von mindestens 5 Prozent, dass eine solche »Ambulanz« funktionieren könnte. Um genau zu sein, handelt es sich bei dem in Erwägung gezogenen Mechanismus um die kryonische Konservierung der Person bei niedriger Temperatur, sodass sie in eine Art tiefes Koma versetzt wird, in dem alle normalen physiologischen Prozesse ausgesetzt sind. Sollten wir die Möglichkeit eines solchen Rettungsmittels annehmen? Oder sollten wir stattdessen das Opfer dieser medizinischen Krise dazu drängen, nicht über eine solche Möglichkeit nachzudenken? Sollten wir der Person mit anderen Worten sagen, sie solle ihr Schicksal (ihren bevorstehenden Tod) stoisch akzeptieren? Und wenn Familienangehörige sich wünschen, auch in Zukunft mit dem Sterbenden sprechen und interagieren zu können, und einen solchen »Krankenwagen der Zukunft« anfordern, sollten wir sie dann als egoistisch oder unreif tadeln?

Natürlich ist die Analogie alles andere als perfekt. Täglich gibt es genügend Fälle, in denen »normale« Krankenwagen Patienten erfolgreich in ein Krankenhaus transportieren. Ein erfolgreicher Transport eines kryokonservierten Patienten mit jahrzehntelanger Aufbewahrung seines Körpers bei niedrigen Temperaturen hat noch nicht stattgefunden. Wir können Fotos von den Aufbewahrungszylindern sehen, in denen Kryonik-Patienten konserviert werden – manchmal ihre ganzen Körper, manchmal nur ihre Köpfe (in der Erwartung, dass die Wissenschaft der Zukunft in der Lage sein wird, einen neuen Körper um das Gehirn der Person herum wachsen zu lassen). Aber es gibt keine Garantie, dass die medizinische Wissenschaft jemals so weit fortschreiten wird, dass diese Patienten erfolgreich reanimiert werden können.

Die Argumente gegen die Idee der Kryonik spiegeln die Argumente gegen die Verjüngungskur wider. Einige Kritiker sagen, dass Kryonik *nicht erfolgreich sein kann*: Die technischen Herausforderungen, jemanden aus einem solch niedrigen Temperaturzustand zu erwecken, seien unglaublich hoch. Der Prozess der Absenkung des Körpers auf ultratiefe Temperaturen könnte ihn irreparabel geschädigt haben, trotz des sorgfältigen Einsatzes von Frostschutzmitteln, Kryoprotektoren und anderen hoch entwickelten Chemikalien. Schließlich seien diese Chemikalien selbst Giftstoffe, und der Prozess der Kühlung großer Organe könne zu Rupturen führen. Andere Kritiker sagen, Kryonik solle *nicht einmal in Betracht gezogen werden*, weil sie moralisch falsch sei. Sie behaupten, es sei ein Missbrauch wertvoller Ressourcen, ein böser Wahn, ein finanzieller Betrug oder Schlimmeres.

Unsere Antwort auf diese Kritik wie auch auf die Kritik an der Verjüngung ist, dass wir ihr entschieden widersprechen. In beiden Fällen sind wir der Ansicht, dass die Mehrheit der Kritiken auf Fehlinformationen beruhen oder durch falsches Denken motiviert sind, wenn nicht sogar durch andere, oft verborgene Ursachen. In beiden Fällen – Verjüngungskur und Kryonik – akzeptieren wir, dass die technische Aufgabe schwierig wird. Aber wir sehen in beiden Fällen keinen Grund, warum sie unmöglich sein sollte. Mit der Zeit können qualitativ hochwertige Lösungen geschaffen werden. In beiden Fällen sehen wir eine Reihe von Vorstufen, die bereits erklommen wurden und den Weg zu einer umfassenden technischen Lösung weisen.

Ein Vorläufer der Kryonik ist die sogenannte therapeutische Hypothermie. Im Jahr 1999 stürzte die angehende Ärztin Anna Bågenholm beim Skifahren abseits der Piste in einer abgelegenen Region Nordnorwegens in einen gefrorenen Bergbach. Als ein Rettungshubschrauber eintraf, befand sie sich bereits seit 80 Minuten im eiskalten Wasser, und ihr Blutkreislauf war seit 40 Minuten zum Stillstand gekommen, wie in einem späteren Artikel im *The Lancet* berichtet wurde: »Resuscitation from accidental hypothermia of 13,7 Grad Celsius with circulatory arrest«.[239] In einem Artikel im *The Guardian* mit dem Titel »Zwischen Leben und Tod – die Macht der therapeutischen Hypothermie« liefert David Cox weitere Details:[240]

> »Als Bågenholm in das Universitätskrankenhaus von Nordnorwegen in Tromsø gebracht wurde, hatte ihr Herz für mehr als zwei Stunden aufgehört zu schlagen. Ihre Kerntemperatur war auf 13,7 Grad Celsius gesunken. Sie war in jeder Hinsicht klinisch tot.
>
> Aber in Norwegen gibt es seit drei Jahrzehnten ein altes Sprichwort, das besagt, dass man erst tot ist, wenn man warm und tot ist. Mads Gilbert, der Leiter der Notfallmedizin im Krankenhaus, wusste aus Erfahrung, dass eine geringe Chance bestand, dass die extreme Kälte sie tatsächlich am Leben gehalten hatte.
>
> ›In den vergangenen 28 Jahren gab es 34 Opfer versehentlicher Unterkühlung mit Herzstillstand, die an einem kardiopulmonalen Bypass wieder aufgewärmt wurden, und 30 Prozent überlebten‹, sagte er. ›Die Schlüsselfrage ist: Werden Sie gekühlt, bevor Sie den Herzstillstand haben, oder haben Sie zuerst einen Kreislaufstillstand und werden dann gekühlt?‹«

Cox erklärt dazu einige weitere wichtige biologische Zusammenhänge:

> »Durch das Absenken der Körpertemperatur wird zwar das Herz gestoppt, aber auch der Sauerstoffbedarf des Körpers und vor allem der Gehirnzellen reduziert. Wenn die lebenswichtigen Organe ausreichend gekühlt wurden, bevor der Herzstillstand eintritt, wird der unvermeidliche Zelltod aufgrund der fehlenden Durchblutung hinausgezögert, was den Rettungskräften ein zusätzliches Zeitfenster verschafft, um zu versuchen, das Leben der Person zu retten.
>
> ›Hypothermie ist so faszinierend, weil sie ein zweischneidiges Schwert ist‹, sagte Gilbert. ‚Auf der einen Seite kann sie dich schützen, aber auf der anderen Seite kann sie dich auch töten. Aber alles hängt davon ab, wie kontrolliert die Unterkühlung ist. Anna wurde wahrscheinlich langsam, aber effizient gekühlt, sodass, als ihr Herz aufhörte zu schlagen, ihr Gehirn bereits so kalt war, dass der Sauerstoffbedarf in den Gehirnzellen auf null gesunken war. Eine gute Herz-Lungen-Wiederbelebung kann bis zu 30 bis 40 Prozent der Blutzirkulation zum Gehirn wiederherstellen, und das reicht in diesen Fällen oft aus, um die Person für manchmal sieben Stunden am Leben zu erhalten, während wir versuchen, das Herz wieder in Gang zu setzen.«

Glücklicherweise erholte sich Bågenholm fast vollständig. Zehn Jahre später arbeitete sie als Radiologin in dem Krankenhaus, in dem ihr das Leben gerettet worden war. Bågenholm war »versehentlich« unterkühlt worden. In zunehmendem Maße führen Ärzte absichtlich Unterkühlungen herbei, um Zeit für komplizierte medizinische Eingriffe zu gewinnen. In seinem Buch *Extreme Medicine*[241] erzählt Kevin Fong die Geschichte der Behandlung von Esmail Dezhbod im Jahr 2010:[242]

> »Esmail Dezhbods Symptome hatten begonnen, ihn zu beunruhigen. Er spürte Druck in der Brust, zeitweise große Schmerzen. Ein Körperscan zeigte, dass Esmail ein ernsthaf-

tes gesundheitliches Problem hatte: ein Aneurysma seiner thorakalen Aorta, eine Schwellung des arteriellen Hauptzuflusses, der von seinem Herzen ausging. Dieses Gefäß hatte sich in seiner Größe verdoppelt, auf die Breite einer Cola-Dose.

Esmail hatte eine Bombe in seiner Brust, die jeden Moment hochgehen konnte. Aneurysmen an anderen Stellen können normalerweise relativ einfach repariert werden. Aber an dieser Stelle, so nahe am Herzen, gibt es keine einfachen Möglichkeiten. Die thorakale Aorta führt das Blut vom Herzen in den Oberkörper und versorgt unter anderem das Gehirn mit Sauerstoff. Um das Aneurysma zu reparieren, hätte der Blutfluss unterbrochen werden müssen, indem das Herz angehalten wird. Bei normalen Körpertemperaturen würde dies und der damit einhergehende Sauerstoffmangel das Gehirn schädigen, was zu dauerhafter Behinderung oder zum Tod innerhalb von drei oder vier Minuten führen würde.

Esmails Chirurg, der Herzspezialist John Elefteriades, entschied, den Eingriff unter den Bedingungen eines tiefen Unterkühlungs-Herzstillstands durchzuführen. Er verwendete eine Herz-Lungen-Bypass-Maschine, um Esmails Körper auf nur 18 Grad Celsius abzukühlen, bevor er sein Herz vollständig anhielt. Während Herz und Kreislauf zum Stillstand kamen, führte Dr. Elefteriades dann in einem Rennen gegen die Zeit die komplizierte Reparatur durch, während sein Patient auf dem Operationstisch im Sterben lag …«

Es war eine heikle Operation:

»Obwohl Dr. Elefteriades viel Erfahrung mit dem Unterkühlungs-Herzstillstand hat, sagt er, dass es sich jedes Mal wie ein Vertrauensvorschuss anfühlt. Sobald der Kreislauf von Esmail zum Stillstand gekommen war, blieben ihm nur noch etwa 45 Minuten, bevor irreversible Schäden am Gehirn des

> Patienten auftreten würden. Ohne die induzierte Unterkühlung hätte er nur vier Minuten Zeit.
>
> Der Arzt setzte die Stiche mit Eleganz und Effizienz, jeder Handgriff saß. Er musste den erkrankten Abschnitt der Aorta herausschneiden, der etwa sechs Zentimeter lang war, und ihn dann durch ein künstliches Transplantat ersetzen. Die elektrische Aktivität in Esmails Gehirn war zu diesem Zeitpunkt nicht nachweisbar. Er atmete nicht und hatte keinen Puls. Physisch und biochemisch war er nicht von einem Toten zu unterscheiden.«

Dieser Satz ist es wert, betont zu werden: »Physisch und biochemisch war er nicht von einem Toten zu unterscheiden.« Allerdings konnte er noch wiederbelebt werden. Fong berichtet weiter:

> »Nach 32 Minuten war die Reparatur abgeschlossen. Das Team wärmte Esmails gefrorenen Körper auf, und sehr schnell erwachte sein Herz wieder zum Leben, pumpte wunderbar und versorgte sein Gehirn zum ersten Mal seit über einer halben Stunde wieder mit Sauerstoff.«

Fong berichtet auch von seiner Visite bei dem Patienten am nächsten Tag auf der Intensivstation:

> »Er war wach und gesund. Seine Frau stand an seinem Bett und war überglücklich, dass er wieder da war.«

Wer würde der Ehefrau des Patienten die Chance verwehren wollen, dieses freudige Wiedersehen mit ihrem Mann zu erleben? Dennoch wollen die Kritiker der Kryonik vielen anderen Menschen die Chance auf ein ähnlich freudiges Wiedersehen mit ihren geliebten Familienmitgliedern und Freunden am Ende einer kryonischen Suspension nicht gewähren. Einige halten die Kluft zwischen therapeutischer Hypothermie und Kryonik für unüberwindbar. Die für die Kryonik erforderliche Temperatur des flüssigen Stickstoffs sei viel niedriger – und die Zeitspanne der Suspendierung sei sehr viel länger. Wir sind der Meinung, dass es vielversprechende Gründe dafür gibt, daran zu glauben, dass diese Kluft tatsächlich überbrückt werden kann.

NICHT EINFRIEREN

Ein zweiter Ansatzpunkt für den möglichen Erfolg der Kryonik-Technologie ist die Tatsache, dass einige Organismen bereits verschiedene Arten des Winterschlafs bei Minusgraden überleben können. Das arktische Erdhörnchen zum Beispiel hält jedes Jahr einen bis zu achtmonatigen Winterschlaf. In dieser Zeit sinkt seine Kerntemperatur von 36 Grad Celsius auf –3 Grad Celsius, während die Außentemperaturen bis zu –30 Grad Celsius erreichen können. Dazu berichtet der *New Scientist*:[243]

> »Um zu verhindern, dass ihr Blut gefriert, befreien die Eichhörnchen es von allen Partikeln, um die Wassermoleküle Eiskristalle bilden könnten. Dadurch kann das Blut auch unter dem Gefrierpunkt flüssig bleiben, ein Phänomen, das als Unterkühlung bekannt ist.«

Verschiedene Fische in den Polarregionen können in Salzwasser überleben, das unter dem Gefrierpunkt von Süßwasser liegt. Sie scheinen dies mithilfe sogenannter Antifreeze-Proteine (AFPs) zu schaffen, ohne dass ihr Blut gefriert. AFPs verhindern die Bildung von Eiskristallen. Auch Insekten-, Bakterien- und Pflanzenarten nutzen die Vorteile von AFPs.[244] Verblüffenderweise überleben die Larven des Alaskakäfers Temperaturen von bis zu –150 Grad Celsius, indem sie in einem glasartigen Zustand erstarren.[245]

Der Meister im Überleben bei extrem niedrigen Temperaturen ist jedoch das Bärtierchen, das auch als »Wasserbär« bezeichnet wird. Es ist tatsächlich winzig: Es wird weniger als 2 mm groß. Die Spezies ist evolutionär sehr alt, sie existierte bereits vor etwa 500 Millionen Jahren im Kambrium. Ein Bericht von *BBC Earth* beschreibt ihre Toleranz gegenüber Temperaturen, die sogar unter denen von flüssigem Stickstoff liegen, wie er in der

Kryonik verwendet wird (–196 Grad Celsius). Der Beitrag bezieht sich auf Experimente, die in den 1920er-Jahren von dem Benediktinermönch Gilbert Franz Rahm durchgeführt wurden:[246]

> »Rahm ... tauchte [Bärtierchen] 21 Monate lang in flüssige Luft bei –200 Grad Celsius, 26 Stunden lang in flüssigen Stickstoff bei –253 Grad Celsius und 8 Stunden lang in flüssiges Helium bei –272 Grad Celsius. Danach erwachten die Bärtierchen wieder zum Leben, sobald sie mit Wasser in Berührung kamen.
>
> Wir wissen jetzt, dass einige Bärtierchen eine Temperatur von –272,8 Grad Celsius, also knapp über dem absoluten Nullpunkt, ertragen können ... Die Bärtierchen haben eine tiefe Kälte verkraftet, die in der Natur nicht vorkommt und im Labor erzeugt werden muss, bei der Atome quasi zum Stillstand kommen.
>
> Die größte Gefahr für Bärtierchen in der Kälte ist Eis. Wenn sich Eiskristalle in ihren Zellen bilden, können sie wichtige Moleküle wie die DNA zerreißen.
>
> Einige Tiere, darunter auch einige Fische, stellen Frostschutzproteine her, die den Gefrierpunkt ihrer Zellen senken und so dafür sorgen, dass sich kein Eis bildet. Aber diese Proteine wurden bei Bärtierchen nicht gefunden.
>
> Stattdessen scheint es, dass Bärtierchen tatsächlich Eisbildung innerhalb ihrer Zellen tolerieren können. Entweder können sie sich vor den Schäden schützen, die durch Eiskristalle verursacht werden, oder sie sind in der Lage, sie zu reparieren.
>
> Bärtierchen können Chemikalien produzieren, die Eiskeimbildner genannt werden. Diese regen die Eiskristalle dazu an, sich außerhalb ihrer Zellen zu bilden statt im Inneren, wodurch die lebenswichtigen Moleküle geschützt werden. Trehalose-Zucker kann auch diejenigen schützen, die ihn produzieren, da er die Bildung von großen Eiskristallen verhindert, die die Zellmembranen durchlöchern würden.«

Der Fadenwurm *C. elegans*, dessen variable Langlebigkeit in vielen Experimenten, die in früheren Kapiteln dieses Buches behandelt wurden, eine wichtige Rolle spielt, hat auch in diesem Kapitel einen wichtigen Auftritt. Diesmal geht es um die Erhaltung des Gedächtnisses während des Kryo-Suspensionsprozesses, bei dem *C. elegans*-Individuen auf die Temperatur von flüssigem Stickstoff gebracht und dann wiederbelebt werden. Das Experiment führten Natasha Vita-More von der University of Advancing Technology, Tempe, Arizona, und Daniel Barranco von der Universidad de Sevilla, Spanien, durch. Hier folgt die Beschreibung des Experiments aus der Zusammenfassung (Abstract) ihres Artikels mit dem Titel »Persistence of Long-Term Memory in Vitrified and Revived *Caenorhabditis elegans*«, der im Oktober 2015 in *Rejuvenation Research* veröffentlicht wurde.[247]

> »Kann das Gedächtnis nach einer Kryokonservierung erhalten bleiben? Unsere Forschung hat versucht, diese seit Langem bestehende Frage zu beantworten, indem wir den Fadenwurm *Caenorhabditis elegans* verwendet haben, einen bekannten Versuchsorganismus für die biologische Forschung, der revolutionäre Erkenntnisse hervorgebracht hat, aber noch nicht auf Gedächtniserhalt nach Kryokonservierung getestet wurde. Ziel unserer Studie war es, den Gedächtnisabruf von *C. elegans* nach Vitrifikation und Wiederbelebung zu testen. Mithilfe einer Methode der sensorischen Prägung im jungen *C. elegans* stellen wir fest, dass das durch olfaktorische Hinweise erworbene Lernen das Verhalten des Tieres prägt und das Gelernte im Erwachsenenstadium nach der Vitrifikation beibehalten wird. Unsere Forschungsmethode umfasste die olfaktorische Prägung mit der Chemikalie Benzaldehyd für die olfaktorische Prägung mit Phasensinn im L1-Stadium, die schnell kühlende SafeSpeed-Methode für die Vitrifikation im L2-Stadium, die Wiederbelebung und einen Chemotaxis-Assay zur Prüfung der Gedächtnisretention des Gelernten im Erwachsenenstadium. Unsere Ergebnisse beim Testen der Gedächtniserhaltung nach der Kryo-

> konservierung zeigen, dass die Mechanismen, die die Geruchseinprägung (eine Form des Langzeitgedächtnisses) in *C. elegans* regulieren, weder durch den Prozess der Vitrifikation noch durch das langsame Einfrieren verändert wurden.«

In »The Science Surrounding Cryonics«, einem von Vita-More mitverfassten Artikel in der *MIT Technology Review*, wird die Bedeutung dieses *C. elegans*-Ergebnisses in einen Kontext gestellt. Diskutiert wird die Frage, ob es eine Möglichkeit gibt, dass menschliches Gedächtnis und Bewusstsein die kryonische Suspension überleben könnten. Vita-More und Kollegen schreiben dazu:[248]

> »Die genauen molekularen und elektrochemischen Eigenschaften des Gehirns, die dem Bewusstsein zugrunde liegen, sind noch lange nicht vollständig erforscht. Die vorliegenden Erkenntnisse stützen jedoch die Möglichkeit, dass Gehirnmerkmale, die Erinnerungen kodieren und das Verhalten bestimmen, während und nach der Kryokonservierung erhalten bleiben können.
>
> Die Kryokonservierung wird bereits in Laboren auf der ganzen Welt eingesetzt, um tierische Zellen, menschliche Embryonen und einige organisierte Gewebe für Zeiträume von bis zu drei Jahrzehnten zu erhalten. Wenn eine biologische Probe kryokonserviert wird, werden kryoprotektive Chemikalien wie DMSO oder Propylenglykol hinzugefügt und die Temperatur des Gewebes unter die Glasübergangstemperatur (typischerweise etwa –120 Grad Celsius) gesenkt. Bei diesen Temperaturen werden die molekularen Aktivitäten um mehr als 13 Größenordnungen verlangsamt, wodurch die biologische Zeit effektiv angehalten wird.
>
> Obwohl niemand jedes Detail der Physiologie einer Zelle versteht, können Zellen praktisch jeder denkbaren Art erfolgreich kryokonserviert werden. In ähnlicher Weise mag die neurologische Basis für Gedächtnis, Verhalten und andere

> Merkmale der Identität einer Person atemberaubend komplex sein, aber das Verständnis dieser Komplexität ist ein von der Möglichkeit der Konservierung weitgehend unabhängiges Problem.«

Vita-More und Kollegen heben des Weiteren die Versuchsergebnisse mit *C. elegans* hervor, die darauf schließen lassen, dass Erinnerungen die Kryokonservierung überleben können:

> »Seit Jahrzehnten werden *C. elegans* üblicherweise bei Temperaturen von flüssigem Stickstoff kryokonserviert und später wiederbelebt. In diesem Jahr hat einer von uns mithilfe eines Assays für Erinnerungen an langfristige Geruchseinprägungsassoziationen Erkenntnisse veröffentlicht, dass *C. elegans* gelernte Verhaltensweisen, die vor der Kryokonservierung erworben wurden, beibehalten. In ähnlicher Weise wurde gezeigt, dass die Langzeitpotenzierung von Neuronen, ein Mechanismus des Gedächtnisses, in Kaninchengehirngewebe nach der Kryokonservierung intakt bleibt.
>
> Die reversible Kryokonservierung großer menschlicher Organe wie Herzen oder Nieren ist schwieriger als die Konservierung von Zellen, aber sie stellt ein aktives Forschungsgebiet mit wichtigen Vorteilen für die öffentliche Gesundheit dar, da sie das Angebot an Organen für die Transplantation stark erhöhen würde. Forscher haben auf diesem Gebiet Fortschritte gemacht, indem sie erfolgreich Eierstöcke von Schafen und Gliedmaßen von Ratten kryokonserviert und später transplantiert und routinemäßig Nieren von Kaninchen nach Kühlung auf –45 Grad Celsius wiederhergestellt haben. Die Bemühungen zur Verbesserung dieser Technologien unterstützen indirekt die Idee, das Gehirn könne, wie jedes andere Organ auch, mit den derzeitigen oder in der Entwicklung befindlichen Methoden angemessen kryokonserviert werden.«

Beachten Sie, dass die Kryoniker sehr deutlich machen, dass die von ihnen verwendeten Konservierungsmethoden als »Vitrifikation« und nicht als »Einfrieren« bezeichnet werden sollten. Der Unterschied wird auf der Website von *Alcor*, einem der führenden Anbieter von Kryonik-Dienstleistungen, einfach und mit leicht verständlichen Grafiken erklärt. Das wichtigste Fazit daraus lautet:[249]

> »Da kein Eis gebildet wird, kann die Vitrifikation Gewebe ohne strukturelle Schäden verfestigen.«

Da ist es (fast) bemerkenswert, dass verschiedene prominente Kritiker der Kryonik versuchen, das ganze Konzept zu diskreditieren, indem sie theatralisch die strukturellen Schäden an Obst und Gemüse wie Erdbeeren und Karotten demonstrieren, die entstehen, wenn sie eingefroren und dann aufgetaut werden. Die Kritiker spötteln geradezu: *Wie können die Kryoniker nur so dumm sein?* Wir sind versucht, spöttisch zu erwidern: *Wie können diese Kritiker so grundlegende Fakten so sehr falsch verstehen?* Wissen diese Kritiker wirklich nichts von der erfolgreichen Kryokonservierung menschlicher Embryonen (die bei In-vitro-Fertilisationen (IVF) eine zentrale Rolle spielt)? Haben sie nicht von der 2002 von Greg Fahy und Kollegen bei 21st-Century Medicine durchgeführten Vitrifikation einer Kaninchenniere gehört, die auf –122 Grad Celsius heruntergekühlt und nach dem Auftauen erfolgreich als funktionsfähiges Organ in ein anderes Kaninchen transplantiert wurde?[250]

Wie wir gesehen haben, geht es hier um mehr als eine rationale Debatte. Es ist ein weiteres Beispiel für eine Kluft zwischen zwei Paradigmen. Der Druck, den die negative Psychologie ausübt, macht es einigen Beobachtern schwer, die Möglichkeit der Kryokonservierung ernst zu nehmen. Die Möglichkeit, dass Kryonik funktionieren könnte, stellt eine starke Bedrohung für das Gedankengerüst dar, das viele Menschen um sich aufgebaut haben. Es besagt, dass »normale Menschen die Unvermeidlichkeit des Alterns und des Todes akzeptieren und nicht gegen diese Tatsache rebellieren sollten«. Daher sind Menschen, die sich bequem in diesem Gedankengebäude eingerichtet haben, dazu geneigt, die kryonische Weltanschauung anzugreifen. Das kann erklären, warum sie munter technische Einwände, wirtschaftliche Einwände oder soziologische Einwände nachplappern, die einer ernsthaften Prüfung offen gesagt nicht standhalten. Dazu erklärt der britische Philosoph Max More:[251]

> »Wir werden in 50 bis 100 Jahren zurückblicken, den Kopf schütteln und sagen: Was haben sich die Leute nur dabei gedacht? Statt sie zu kryokonservieren, begruben sie fast lebensfähige, kaum funktionsgestörte Menschen unter der Erde oder steckten sie in einen Ofen. Ich denke, wir werden dies dann so betrachten wie heute die Sklaverei, die Misshandlung von Frauen oder Menschenopfer und sagen: Was für ein Wahnsinn, was für eine Tragödie.«

DER KOMMENDE DURCHBRUCH DER KRYONIK UND WEITERER TECHNOLOGIEN

Es gibt sehr viel mehr, das man über Kryonik sagen kann, und zwar aus verschiedenen Blickwinkeln. Es braucht beträchtliche Zeit, um all die Einwände und Missverständnisse zu sortieren, die sich um die Kryonik gebildet haben. Für eine ansprechende Einführung empfehlen wir den umfassenden Artikel »Why Cryonics Makes Sense«, den der US-amerikanische Blogger Tim Urban im März 2016 digital auf *Wait But Why* veröffentlichte.[252]

Dieser Artikel wiederum verweist auf eine Vielzahl zusätzlicher Quellen zur Kryonik. Einer Wertschätzung durch die Leser erfreuen sich auch die zahlreichen Perspektiven, die das Buch *Preserving Minds, Saving Lives* darstellt, das kostenlos über die *Alcor*-Website erhältlich ist.[253]

Im Folgenden machen wir einige abschließende Bemerkungen zur Kryonik und erläutern, warum wir glauben, dass sie nicht nur machbar ist, sondern in den nächsten Jahren auch große Fortschritte machen wird:

- Die wirtschaftlichen Kosten für die kryonische Konservierung, die Langzeitlagerung und (wenn alles gutgeht) eine eventuelle Reanimation könnten bereits in Lebensversicherungspolicen berücksichtigt werden.

- Die wirtschaftlichen Kosten für einen einzelnen Kryo-Patienten könnten um Größenordnungen sinken, wenn die Zahl der Patienten deutlich steigt, was dem bekannten Prinzip der Skaleneffekte (Economics of scale) entspricht.
- Solange das Alterungs-Akzeptanz-Paradigma in der Gesellschaft vorherrscht, wird von der Gesellschaft starker sozialer und psychologischer Druck ausgeübt gegen die Kryonik-Forschung und viele werden daher zögern, Kryokonservierungsverträge zu unterzeichnen. In dem Maße jedoch, in dem sich dieses Paradigma auflöst (und wir glauben, dass dies der Fall sein wird), weil die Fortschritte bei der Verjüngung und bei der Kryokonservierung eine gute Werbung darstellen, werden immer mehr Menschen für die Möglichkeit der Kryonik offen sein.
- Das gesteigerte Interesse an dem Thema wird auch dazu führen, dass mehr Menschen an Verbesserungen in der Kryonik forschen. Dazu gehören Verbesserungen der Technologie, der Technik, der Unterstützungsnetzwerke, der Geschäftsmodelle, der organisatorischen Rahmenbedingungen und der Methoden, um das Thema einem breiteren Publikum zu vermitteln. Die daraus resultierenden Innovationen wiederum werden die Attraktivität der Kryonik-Option beschleunigen.
- Wenn relevante Persönlichkeiten aus der Unterhaltungsbranche, der Wirtschaft, der Wissenschaft und der Kunst diese Idee zunehmend unterstützen, wird dies der breiten Öffentlichkeit erlauben, sich als Kryoniker oder Kryokonservierer zu erkennen zu geben.

Aber Kryonik ist bei Weitem nicht die einzige Idee, mit der Menschen sozusagen aus der gegenwärtigen BR-(Before Rejuvenation-)Ära in die AR-(After Rejuvenation-)Ära befördert werden könnten. Sicher ist, dass sich die Kryonik weltweit weiter verbreiten wird, vor allem jetzt, wo wir der Umkehrung des Alterns so nahe sind. Wir haben es mit der letzten Generation von Sterblichen und der ersten Generation von Unsterblichen zu tun. Die Menschen werden nicht sterben und eingeäschert oder beerdigt werden wollen, wenn sie wissen, dass es Alternativen gibt, sie in der Zukunft zu reanimieren, wenn auch bisher noch mit geringer Wahrscheinlichkeit.

Die hier vorwiegend diskutierte »radikale Alternative« ist die Kryokonservierung, aber sie ist nicht die einzige Möglichkeit, die uns die Zukunft bietet. Was die Kryokonservierung befördert, ist die Möglichkeit, dass die Medizin irgendwann so weit fortgeschritten sein wird, dass extrem wirksame Verjüngungstherapien zur Verfügung stehen. Der Einsatz dieser zukünftigen Therapien würde vor allem das heilen, was das Leben der Patienten bedrohte, bevor sie durch Kryonik suspendiert wurden. Im Prinzip würden diese Therapien die Patienten wieder in einen hervorragenden Gesundheitszustand versetzen. Wir denken, es ist möglich, sie in der Zwischenzeit relativ kostengünstig auf unbestimmte Zeit in flüssigem Stickstoff zu halten. Darüber hinaus erforschen einige Wissenschaftler neben der Kryokonservierung auch andere Möglichkeiten wie die Chemokonservierung und verschiedene Arten der Plastination, die ihre eigenen Schwierigkeiten haben.[254]

Die Wissenschaftler führen auch Experimente durch, um das Gehirn auf andere Weise zu konservieren. Wir glauben, dass das Wesentliche darin besteht, die Struktur der Synapsen in dem Moment zu erhalten, in dem die Person stirbt. Es ist auch möglich, dass wir den Inhalt der Gehirnverbindungen mit anderen Methoden und Technologien auslesen können, noch bevor die Person stirbt. Es gibt bereits Geräte, die Informationen von mehr als 500 einzelnen Neuronen erfassen, eine Zahl, die weiter exponentiell wachsen wird.

Aus rechnerischer Sicht beginnen wir gerade erst, die Komplexität des menschlichen Gehirns zu verstehen. Unser Gehirn, das fast 100 Milliarden Neuronen enthält, ist die komplexeste Struktur im Universum, die bisher bekannt ist. Wissenschaftler arbeiten jedoch an der Schaffung von künstlichen Gehirnen. Sie schätzen, dass wir in zwei bis drei Jahrzehnten in der Lage sein werden, komplexere Strukturen als das menschliche Gehirn zu erzeugen. Dank Kurzweils *The Law of Accelerating Returns* (eine Erweiterung des Moore'schen Gesetzes), das das exponentielle Wachstum der Computerleistung aufzeigt, wird prognostiziert, dass die künstliche Intelligenz im Jahr 2029 den Turing-Test bestehen und im Jahr 2045 die »technologische Singularität« erreichen wird. Zu diesem Zeitpunkt wird es unmöglich sein, zwischen künstlicher und menschlicher Intelligenz zu unterscheiden. Dann wird es auch möglich sein, alles Wissen, alle Erinnerungen, Erfahrungen und Gefühle in Computer oder das Internet (die »Cloud«) hochzuladen, die sogar ein erweiterbares und dem Menschen überlegenes Gedächtnis haben werden.

Auch das künstliche Gedächtnis wird sich verbessern und wachsen, ebenso wie die Kapazität und Verarbeitungsgeschwindigkeit der künstlichen Intelligenz. All dies wird dank der kontinuierlichen technologischen Evolution Teil eines beschleunigten Prozesses der Verbesserung der menschlichen Intelligenz sein. Die Menschheit beginnt gerade erst, den faszinierenden Weg von der biologischen Evolution zur technologischen Evolution zu beschreiten, einer neuen bewussten und intelligenten Evolution. Laut Kurzweil hat ein Kilogramm Computronium (die hypothetische maximale Recheneinheit der Materie) die theoretische Kapazität, etwa 5×10^{50} Operationen pro Sekunde zu verarbeiten. Die wahre Dimension wird klar, wenn wir es mit einem menschlichen Gehirn vergleichen, das zwischen 10^{17} und 10^{19} Berechnungen (Gleitkommaoperationen) pro Sekunde verarbeiten kann (je nach unterschiedlichen Schätzungen). Wir haben also noch ein enormes Entwicklungspotenzial, das sich über mehrere Größenordnungen erstreckt, um die menschliche und später die posthumane Intelligenz weiter zu steigern und von konventionellen biologischen Gehirnen zu augmentierten, post-biologischen Gehirnen zu gelangen. All dies ist Teil der Ideen der Erweiterung und Ausdehnung des Lebens. Daher schlussfolgert Kurzweil in seinem Buch *Das Geheimnis des menschlichen Denkens*:[255]

> »Das Universum aufzuwecken und dann auf intelligente Weise über sein Schicksal zu entscheiden, indem wir ihm unsere menschliche Intelligenz in ihrer nichtbiologischen Form einflößen, ist unsere Bestimmung.«

KAPITEL 9

DIE ZUKUNFT HÄNGT VON UNS AB

Der schnelle Fortschritt, den die wahre Wissenschaft jetzt macht, lässt mich manchmal bedauern, dass ich so früh geboren wurde. Es ist unmöglich, sich die Höhe vorzustellen, zu der in 1000 Jahren die Macht des Menschen über die Materie getragen werden kann [...]. Alle Krankheiten können durch sichere Mittel verhindert oder geheilt werden, nicht einmal mit Ausnahme der des Alters, und unser Leben verlängert sich nach Belieben sogar über den antediluvianischen Standard hinaus

BENJAMIN FRANKLIN, 1780

Dies ist aber nicht das Ende. Es ist nicht einmal der Anfang des Endes. Aber es ist vielleicht das Ende des Anfangs

WINSTON CHURCHILL, 1942

Wir wollen ewig leben, und wir sind auf dem Weg dorthin

BILL CLINTON, 1999

Ja, ich wurde für den Tod ausgesucht; nein, ich habe nicht wirklich vor zu sterben

SERGEY BRIN, 2017

Das Projekt der Verjüngung hat in den vergangenen drei Jahrzehnten große Fortschritte gemacht. Das Altern wird heute viel besser verstanden als in jeder früheren Ära. Darüber hinaus gibt es, wie die vorangegangenen Kapitel gezeigt haben, viele Gründe, die eine Beschleunigung des Fortschritts in den nächsten zwei bis drei Jahrzehnten erwarten lassen. Dieser Fortschritt sollte dazu führen, dass praktische biotechnologische Therapien entwickelt werden, die zunehmend von unserem wachsenden theoretischen Wissen profitieren. Es gibt glaubwürdige Szenarien für das Erreichen eines Zustands um das Jahr 2040, in dem die schrecklichen Krankheiten des Alterns so selten geworden sind wie heute beispielsweise Polio und Pocken.

Dennoch liegen viele Unwägbarkeiten vor uns. Dabei handelt es sich nicht nur um Unsicherheiten im Detail, etwa darüber, welches Medikament kurzfristig den größten Einfluss auf eine gesunde Lebensspanne haben wird oder welcher KI-Algorithmus die wichtigsten Erkenntnisse über Veränderungen in den Genwegen liefert. Vielmehr sind es Unsicherheiten über Grundsätzliches – Probleme, die das gesamte Verjüngungsprojekt gefährden könnten.

Es ist an der Zeit, genauer hinzuschauen, was die größten Hindernisse auf dem Weg zur Abschaffung des Alterns sein könnten. Von allen Fragen, die uns die Zuhörer stellen, wenn wir mit ihnen über das Potenzial der Verjüngung sprechen, sind die folgenden am schwersten zu beantworten.

KÖNNTE ES AUSSERGEWÖHNLICHE TECHNISCHE KOMPLIKATIONEN GEBEN?

Manchmal erweisen sich Probleme als viel schwieriger zu lösen, als man erwartet hat. Nehmen Sie die Kernfusion. Es heißt immer noch, die Kernfusion sei in 30 Jahren machbar. »Why Nuclear Fusion Is Always 30 Years Away«, ein Artikel von Nathaniel Scharping in *Discover*, fasst die Erfahrungen der Kernfusionsindustrie zusammen:[256]

> »Die Kernfusion gilt seit Langem als der ›Heilige Gral‹ der Energieforschung. Sie stellt eine nahezu unbegrenzte Ener-

giequelle dar, die sauber, sicher und selbstversorgend ist. Seit der britische Physiker Arthur Eddington in den 1920er-Jahren zum ersten Mal eine Theorie zu ihrer Existenz vorstellte, hat die Kernfusion die Fantasie von Wissenschaftlern und Science-Fiction-Autoren gleichermaßen beflügelt.

Die Fusion ist im Kern ein einfaches Konzept. Man nehme zwei Wasserstoffisotope und schlage sie mit überwältigender Kraft zusammen. Die beiden Atome überwinden ihre natürliche Abstoßung und verschmelzen, wodurch eine Reaktion entsteht, die eine enorme Menge an Energie erzeugt.

Aber ein großer Gewinn erfordert eine ebenso große Investition, und seit Jahrzehnten ringen wir mit dem Problem der Gewinnung und Konservierung von Wasserstoffbrennstoff, wenn er Temperaturen von über 65,6 Millionen Grad Celsius erreicht …

Die jüngsten Fortschritte kommen aus Deutschland, wo die Wendelstein 7-X-Fusionsanlage kürzlich mit einem erfolgreichen Testlauf bei fast 83 Millionen Grad Celsius ans Netz ging, und aus China, wo der EAST-Reaktor ein Fusionsplasma 102 Sekunden lang aufrechterhielt, allerdings bei niedrigeren Temperaturen.

Doch trotz dieser Fortschritte sagen Forscher seit Jahrzehnten, dass wir noch 30 Jahre von einem funktionierenden Fusionsreaktor entfernt sind. Selbst während die Wissenschaftler Schritte in Richtung ihres Heiligen Grals unternehmen, wird es immer deutlicher, dass wir noch nicht einmal wissen, was wir nicht wissen.«

Das Problem ist, dass jeder Schritt nach vorn neue Probleme aufzuwerfen scheint, die genauso schwer lösbar sind wie die vorherigen. Das heißt, jede Antwort erzeugt neue Fragen:

»Die Reaktorexperimente Wendelstein 7-X und EAST wurden als bahnbrechend bezeichnet, ein Adjektiv, das häufig auf Fusionsexperimente angewendet wird. So aufregend diese Bei-

> spiele auch sein mögen: Wenn man sie in der Größenordnung des Problems betrachtet, sind sie nur Babyschritte. Es ist klar, dass mehr als einer und auch mehr als ein Dutzend solcher ›Durchbrüche‹ erforderlich sind, um die Fusion zu erreichen.
>
> ›Ich glaube nicht, dass wir an dem Punkt sind, wo wir wissen, was wir tun müssen, um über die Schwelle zu kommen‹, sagt Mark Herrmann, Direktor der National Ignition Facility in Kalifornien. ›Wir sind immer noch dabei zu lernen, was die Wissenschaft ist. Wir haben vielleicht einige Hindernisse beseitigt, aber wird es noch etwas geben, was sich dahinter versteckt, nachdem wir sie alle ausgeschaltet haben? Das wird sicher so sein, und wir wissen nicht, wie schwer es sein wird, das in den Griff zu bekommen.‹«

Könnte eine ähnliche Reihe immer schwierigerer Probleme vor dem Verjüngungsprojekt liegen? Vielleicht hat jeder neue Eingriff in die menschliche Biologie, der einen Aspekt der gesunden Langlebigkeit verbessert, seine eigenen Nachteile? Zum Beispiel könnten wir das Immunsystem stärken, aber diese Verbesserung könnte dazu führen, dass das Immunsystem Zellen angreift, die der Körper für sein normales, gesundes Funktionieren braucht? Ähnlich wie Typ-1-Diabetes durch ein überaggressives Immunsystem entstehen kann, das die Inselzellen in der Bauchspeicheldrüse zerstört, die sonst Insulin produzieren. Und ein zweiter technischer Eingriff, um diese unbeabsichtigte Nebenwirkung abzuwehren, könnte wiederum weitere Komplikationen hervorrufen. In ähnlicher Weise könnten verlängerte Telomere einen Anstieg der Krebsinzidenz verursachen. Das ist zwar nicht wahrscheinlich, aber möglich.

Ein Grund, daran zu zweifeln, dass der Verjüngungstechnologie eine so tiefe Stagnation bevorsteht, ist die Tatsache, dass wir von Tieren wissen, die eine viel höhere Lebenserwartung haben als der Mensch, darunter auch solche, die keinerlei Seneszenz aufweisen. Nichtsdestotrotz ist es prinzipiell möglich, dass unsere einzigartigen menschlichen Eigenschaften den technischen Modifikationen im Weg stehen, die uns eine vernachlässigbare Alterung ermöglichen würden. Auf eine Art und Weise, die wir noch nicht verstehen, könnte es sein, dass die Verjüngung das gleiche Schicksal erleidet wie die Kernfusion, deren Realisierung immer wieder verschoben wird.

Denn manchmal kann ein Problem, das vergleichsweise einfach zu formulieren ist, für seine Lösung enorme Rechenleistung erfordern. Ein Beispiel dafür ist das mathematische Problem, das als »Großer Fermatscher Satz« bekannt ist. Das Theorem wurde 1637 am Rand einer Kopie eines Lehrbuches von Pierre de Fermat formuliert. Er ist sehr kurz: »Die Gleichung $a^n + b^n = c^n$ hat keine Lösungen in positiven ganzen Zahlen, wenn n eine ganze Zahl größer als 2 ist.« Trotzdem brauchte die gesamte mathematische Gemeinschaft insgesamt 358 Jahre, um das Theorem zu beweisen. Der Beweis von Andrew Wiles nahm über 120 Seiten ein, als er 1995 in zwei Artikeln in den *Annals of Mathematics* veröffentlicht wurde, einschließlich fast zehn Seiten Verweise auf frühere mathematische Arbeiten.[257] Diese jahrhundertelange Entwicklungsgeschichte hätte Fermat sicherlich schockiert, wenn er davon gewusst hätte. Tatsächlich hatte Fermat angenommen, den Beweis für das Theorem bereits ausgearbeitet zu haben, der jedoch zu lang war, um ihn an den Seitenrand des Buches zu schreiben.

Trotz der möglichen Analogie zur Kernfusion und zum Großen Fermatschen Satz halten wir es für unwahrscheinlich, dass unlösbare technische Hürden auf dem Weg zur Verjüngung vor uns liegen. Es ist ja nicht so, als gebe es nur eine einzige Technik. Vielmehr können zahlreiche verschiedene Arten von Verjüngungseingriffen in Betracht gezogen werden.

Darüber hinaus kann der langsame Fortschritt bei der Kernfusion auch auf andere Faktoren als die bloßen technischen Schwierigkeiten zurückgeführt werden. In seinem *Discovery*-Artikel stellt Scharping fest, da es dem Fusionsprojekt an ausreichender Finanzierung mangele und es durch die politischen Schwierigkeiten der internationalen Zusammenarbeit aufgehalten werde, sei es »mehr als ein wissenschaftliches Problem«:

> »Letztlich ist die Frage vielleicht eine der Finanzierung. Mehrere Quellen sagten, sie seien zuversichtlich, dass ihre Forschung schneller voranschreiten könne, wenn sie mehr Unterstützung erhielten. Herausforderungen bei der Finanzierung sind in der wissenschaftlichen Forschung sicherlich

nicht neu, aber die Finanzierung der Kernfusion ist aufgrund ihres Zeitrahmens, der fast eine ganze Generation umfasst, besonders schwierig. Obwohl die potenziellen Vorteile offensichtlich sind und in der Tat Fragen der Energieknappheit und des Klimawandels angehen würden, die heute relevant sind, liegt der Tag, an dem wir einen Gewinn aus der Fusionsforschung sehen, noch weit in der Zukunft.

›Unser Wunsch nach einer sofortigen Rendite dämpft unseren Enthusiasmus für die Fusionsforschung‹, sagt Laban Coblentz, der Leiter der Kommunikationsabteilung des Fusionsreaktors ITER in Frankreich.

›Wir wollen, dass unsere Fußballtrainer in zwei Jahren Leistung bringen oder sie sind raus, unsere Politiker haben zwei oder vier oder sechs Jahre und sie sind raus – im Allgemeinen ist die Zeit, in der nach einer Investition Gewinne erzielt werden, sehr kurz‹, sagte er. ›Wenn also jemand sagt, dass etwas in zehn Jahren fertig sei, ist das eine schwierige Geschichte.‹

In den USA wird die Fusionsforschung mit weniger als 600 Millionen US-Dollar pro Jahr gefördert, einschließlich der Zuschüsse zu ITER. Das ist eine relativ kleine Summe, wenn man sie mit den 3 Milliarden US-Dollar vergleicht, die das Energieministerium für die Energieforschung im Jahr 2013 beantragt hat. Insgesamt machte die Energieforschung 8 Prozent der gesamten Forschungsmittel aus, die die USA in diesem Jahr für die Forschung ausgaben.

›Wenn wir diese Zahlen für die Energiebudgets mit den Ausgaben für das Verteidigungsministerium vergleichen, wird deutlich, wie wenig Geld in Energie fließt‹, sagt Thomas Pedersen, Abteilungsleiter am Max-Planck-Institut für Plasmaphysik. ›Vergleicht man unser Projekt mit anderen Forschungsprojekten, scheint es sehr teuer zu sein, aber wenn man es mit den Summen vergleicht, die in die Ölförderung oder in Windmühlen oder in Subventionen für erneuerbare Energien fließen, bekommen wir viel, viel wenige.‹«

Sharping kommt zu dem Schluss, der Fortschritt der Kernfusion reduziere sich auf die Frage des politischen Willens:

> »Fusionsenergie ist immer noch 30 Jahre entfernt. Die Ziellinie ist jedoch schon seit einiger Zeit in Sicht, ein Gipfel, der mit jedem Schritt, den wir nach vorne machen, zurückzuweichen scheint. Der Weg liegt im Dunklen, versperrt durch Hindernisse, die nicht nur technologischer, sondern auch politischer und wirtschaftlicher Natur sind. Coblentz, [Hutch] Neilson und [Duarte] Borba erklärten, sie zweifelten nicht daran, dass die Fusion ein erreichbares Ziel sei. Die Frage, wann wir es erreichen werden, hängt jedoch sehr stark davon ab, wie sehr wir es wollen.
>
> Der sowjetische Physiker Lev Artsimovich, der ›Vater des Tokamak‹, brachte es vielleicht am besten auf den Punkt: ›Die Fusion wird bereit sein, wenn die Gesellschaft sie braucht.‹«

Unter diesem Aspekt ist der Vergleich zwischen Fusion und Verjüngung tatsächlich treffend:

- Die technischen Herausforderungen sind in beiden Fällen sehr hart, aber keineswegs unlösbar.
- Der Fortschritt bei der Lösung dieser Herausforderungen wird von einer umfangreichen internationalen Zusammenarbeit abhängen, die mit viel politischer Unterstützung einhergeht.
- Die Geschwindigkeit, mit der diese große internationale Zusammenarbeit geschaffen und unterstützt werden kann, hängt wiederum davon ab, wie groß die öffentliche Nachfrage nach einer Lösung ist.

Wäre das Überleben der Menschheit vom Beweis des Großen Fermatschen Satzes abhängig gewesen, so ist stark anzunehmen, dass ein solcher Beweis schon viel früher erbracht worden wäre. Eine Belagerungsmentalität in Kriegszeiten kann Wunder bewirken – *solange noch eine ausreichende*

Infrastruktur vorhanden ist, die die Zusammenarbeit brillanter Köpfe unterstützt.

KÖNNTE DER MARKT VERSAGEN?

Die Notwendigkeit einer wirksamen Regulierung und, allgemeiner, einer fundierten staatlichen Steuerung der technologischen Entwicklung wird durch eine Reihe von Beobachtungen unterstrichen. Gemeinsam haben diese Beobachtungen, dass ein freier Wirtschaftsmarkt, wenn er sich selbst überlassen wird, Ergebnisse hervorbringen kann, die alles andere als optimal sind (und in der Tat katastrophale Folgen haben können).

Ein Beispiel ist die Art und Weise, wie Pharmaunternehmen routinemäßig die Entwicklung von Medikamenten für Krankheiten zurückstellen, die nur einkommensschwache Bevölkerungsgruppen betreffen. Die Organisation *Drugs for Neglected Diseases initiative* (DNDi) wurde im Jahr 2003 gegründet, um dieses Problem anzugehen. Auf der DNDi-Webseite sind ernüchternde Details zu einigen dieser »vernachlässigten Krankheiten« zu finden:[258]

- Malaria: Tötet jede Minute ein Kind in Afrika südlich der Sahara (etwa 1300 Kinder pro Tag)
- Pädiatrische HIV: 2,6 Millionen Kinder unter 15 Jahren leben weltweit mit HIV, hauptsächlich in Afrika südlich der Sahara, und 410 von ihnen sterben jeden Tag.
- Filariose: 120 Millionen Menschen sind mit Elephantiasis und 25 Millionen mit Flussblindheit infiziert.
- Schlafkrankheit: Endemisch in 36 afrikanischen Ländern mit 21 Millionen gefährdeten Menschen.
- Leishmaniose: Kommt in 98 Ländern vor, 350 Millionen Menschen sind weltweit gefährdet.
- Chagas-Krankheit: Endemisch in 21 Ländern Lateinamerikas; tötet mehr Menschen in der Region als Malaria.

Zusammengefasst:

> Vernachlässigte Krankheiten verursachen in den Entwicklungsländern nach wie vor eine erhebliche Morbidität und Mortalität. Dennoch waren von den 850 neuen therapeutischen Produkten, die zwischen 2000 und 2011 zugelassen wurden, nur 4 Prozent (und nur 1 Prozent aller zugelassenen NCEs [New Chemical Entities]) für vernachlässigte Krankheiten indiziert, obwohl diese Krankheiten 11 Prozent der globalen Krankheitslast ausmachen.«

Diese Situation sollte nicht überraschen, wenn man den Druck der Aktionäre bedenkt, unter dem Pharmaunternehmen arbeiten. Die erklärte Politik des Pharmariesen Bayer wurde zum Beispiel in einem Artikel von Glyn Moody Anfang 2014 beschrieben. Der Artikel trug die Überschrift »Bayer-CEO: Wir entwickeln Medikamente für reiche Westler, nicht für arme Inder«. Er zitierte den Bayer-Vorstandsvorsitzenden Marijn Dekkers, der dieses Prinzip so äußerte:[259]

> »Wir haben dieses Medikament nicht für Inder entwickelt. Wir haben es für westliche Patienten entwickelt, die es sich leisten können.«

Diese Politik steht im Einklang mit der gewinnorientierten Motivation, die das Unternehmen im Dienst der Bedürfnisse seiner Aktionäre zur Maximierung der Rendite verfolgt. Aus diesem Grund befürwortet DNDi ein »alternatives Modell« und formuliert seine organisatorische Vision wie folgt:

> »Verbesserung der Lebensqualität und der Gesundheit von Menschen, die an vernachlässigten Krankheiten leiden, durch ein alternatives Modell der Arzneimittelentwicklung für diese Krankheiten und die Gewährleistung eines gerechten Zugangs zu neuen und zuverlässigen medizinischen Methoden.
>
> In diesem gemeinnützigen Modell, das vom öffentlichen Sektor vorangetrieben wird, arbeiten verschiedene Akteure

> zusammen, um das Bewusstsein für die Notwendigkeit der Erforschung und Entwicklung von Medikamenten für jene vernachlässigten Krankheiten zu schärfen, die nicht in den Bereich der kommerziellen Forschung und Entwicklung (F&E) fallen. Das Eingehen auf die Bedürfnisse dieser Patienten fördert auch die Verantwortlichkeit und Führung des öffentlichen Sektors.«

Nachdem er die oben erwähnten schockierenden Äußerungen von Bayer-CEO Dekkers zur Kenntnis genommen hat, weist Glyn Moody darauf hin, dass Pharmaunternehmen in der Vergangenheit eine breitere Motivation gezeigt haben. Er verweist auf folgendes Zitat aus dem Jahr 1950 von George Merck:[260]

> »Wir versuchen, nie zu vergessen, dass die Medizin für die Menschen da ist. Und nicht, um Profite zu generieren. Die Gewinne folgen, und wenn wir uns daran erinnert haben, sind sie nie ausgeblieben. Je besser wir uns an diese Prämisse erinnert haben, desto größer waren sie …
>
> Wir können nicht zur Seite treten und sagen, dass wir unser Ziel erreicht haben, wenn wir ein neues Medikament erfunden haben oder einen neuen Weg, um derzeit unheilbare Krankheiten zu behandeln, um jenen zu helfen, die an Unterernährung leiden, oder wenn wir eine ideale, ausgewogene Ernährung im weltweiten Maßstab erreichen. Wir werden nicht eher ruhen, bis mit unserer Hilfe ein Weg gefunden wird, allen Menschen Zugang zu unseren besten Leistungen zu verschaffen.«

Wovon hängt es ab, ob die engen finanziellen Anreize des Marktes das Verhalten von Unternehmen bestimmen, die über eine (möglicherweise einzigartige) Technologie verfügen, um bedeutende Verbesserungen für die Menschheit zu ermöglichen? Wir müssen andere Faktoren berücksichtigen, nicht nur finanzielle Anreize.

Selbst innerhalb ihrer eigenen Parameter – der Förderung eines optimalen Handels und der Anhäufung von Wohlstand – versagen freie Märkte oft. Das Argument für eine wirksame Aufsicht und Regulierung der Märkte wird in dem 2009 erschienenen Buch *How markets fail: the logic of economic calamities* des New Yorker Journalisten John Cassidy gut dargelegt.[261]

Das Buch enthält eine weitreichende, aber überzeugende Analyse eines Begriffs, den Cassidy als »utopische Ökonomie« bezeichnet, bevor er Schicht für Schicht pointierte Kritik an diesem Begriff liefert. Als solches stellt das Buch einen nützlichen Leitfaden für die Geschichte des wirtschaftlichen Denkens dar, der von Adam Smith, Friedrich Hayek, Milton Friedman, John Maynard Keynes und Arthur Pigou bis zu Hyman Minsky reicht.[262]

Das Schlüsselthema in diesem Buch ist, dass Märkte von Zeit zu Zeit versagen, möglicherweise auf katastrophale Weise, und dass ein gewisses Maß an staatlicher Aufsicht und Intervention sowohl entscheidend als auch notwendig ist, um Unheil zu vermeiden. Dieses Thema ist kaum neu, aber viele Menschen wehren sich dagegen, und Cassidys Buch hat das Verdienst, die Argumente umfassend zusammenzufassen.

Wie Cassidy es beschreibt, ist »utopische Ökonomie« die weit verbreitete Ansicht, dass das Eigeninteresse von Individuen und Agenturen, das sich über eine freie Marktwirtschaft ausdrücken darf, unweigerlich Ergebnisse hervorbringen wird, die gut für die gesamte Wirtschaft sind. Das Buch beginnt mit acht Kapiteln, die auf sympathische Weise die Geschichte des Denkens über utopische Ökonomie skizzieren. Dabei weist er immer wieder auf Fälle hin, in denen Befürworter der freien Marktwirtschaft selbst an die Notwendigkeit öffentlicher Eingriffe und Kontrollen appellieren. Anschließend widmet Cassidy weitere acht Kapitel der Geschichte der Kritik an der utopischen Ökonomie. Dieser Teil des Buches trägt den Titel »Realitätsbasierte Ökonomie« und behandelt Themen wie:

- Spieltheorie (»das Gefangenendilemma«),
- Verhaltensökonomie (Pionierarbeit von Daniel Kahneman und Amos Tversky), einschließlich Katastrophenmyopie,

- Probleme mit Spillover-Effekten und externen Effekten (zum Beispiel Umweltverschmutzung), die nur durch zentralisierte kollektive Maßnahmen vollständig gelöst werden können,
- Nachteile versteckter Informationen und das Versagen der »Signalwirkung der Preise«,
- Verlust der Wettbewerbsfähigkeit bei Annäherung an Monopolbedingungen,
- Fehler in der Risikomanagementpolitik der Banken (die die Folgen größerer Abweichungen vom »business as usual« drastisch unterschätzten),
- Probleme mit asymmetrischer Bonusstruktur,
- die perverse Psychologie von Investitionsblasen.

All diese Faktoren hindern die Märkte daran, optimale Lösungen zu finden.

Zusammenfassend listet Cassidy vier »Illusionen« der utopischen Ökonomie auf:

1. Die Illusion der Harmonie: Dass freie Märkte immer gute Ergebnisse hervorbringen.
2. Die Illusion der Stabilität: Dass die freie Marktwirtschaft stabil ist.
3. Die Illusion der Vorhersagbarkeit: Dass die Verteilung der Erträge vorhersehbar ist.
4. Die Illusion des *Homo oeconomicus:* Dass Individuen rational sind und aufgrund perfekter Informationen handeln.

Diese Illusionen sind nach wie vor in vielen Teilen des ökonomischen Denkens allgegenwärtig. Sie stecken auch hinter dem technoliberalen Optimismus, die Technik sei ohne staatliche Eingriffe in der Lage, soziale und klimatische Probleme wie Terrorismus, Überwachung, Umweltzerstörung, extreme Wetterschwankungen, Bedrohungen durch neue Krankheitserreger und die wachsenden Kosten von Alterskrankheiten zu lösen.

In der Tat stellen freie Märkte und innovative Technologien in der jüngeren Geschichte eine enorme Kraft für den Fortschritt dar. Sie brauchen jedoch eine intelligente Aufsicht und Regulierung, wenn sie ihr volles Potenzial ausschöpfen wollen. Ohne eine wirksame Aufsicht und Regulierung könnten sie die Gesellschaft in ein neues dunkles Zeitalter führen statt in ein Zeitalter des nachhaltigen Überflusses und der gesunden Langlebigkeit für alle.

SIND DAS SCHLECHTE WEGE, UM GUTES ZU TUN?

Für Leser, für die die politische Diskussion der letzten Abschnitte über ihre Komfortzone hinausging, bewegt sich die Erzählung nun von der Politik weg zu einem Bereich, den man als »philosophisch« bezeichnen kann.

Eine der größten Bedrohungen für das Verjüngungsprojekt ist, dass in der öffentlichen Meinung ein verworrenes Denken darüber vorherrscht, welche Art von Handlungen unsere Anerkennung verdienen. Menschen, die sich bewundernswert verhalten wollen, lassen sich vielleicht trotzdem von Ideen leiten, die am Ende eher schaden als nutzen. Als Opfer von sozialem und psychologischem Druck stecken sie, bewusst oder unbewusst, in Alterungs-Akzeptanz fest. Ihre persönlichen Philosophien werden sie zu Handlungen verleiten, die tatsächlich Schaden anrichten, bei ihnen selbst und bei ihren Mitbürgern.

Insbesondere Menschen, die davon überzeugt sind, dass es lobenswert sei, das fortschreitende Altern und den bevorstehenden Tod als eine Art »natürliche Ordnung der Dinge« zu akzeptieren, werden dazu neigen, sich Maßnahmen zu widersetzen, die eine radikal verlängerte Lebenserwartung ermöglichen würden. Bewusst oder unbewusst sehen sie solche Maßnahmen (fälschlicherweise) als in irgendeiner Weise unfair oder unausgewogen, unverhältnismäßig oder habgierig, egoistisch oder naiv an.

Menschen, die in dieser Denkweise gefangen sind, ziehen es vor, dass die Gesellschaft ihre freie Zeit und ihre Bemühungen in Projekte investiert, die das Altern als gegeben akzeptieren. Zum Beispiel sind sie bereit, Projekte unterstützen, die versuchen, älteren Menschen zu helfen, indem sie ihnen nachbarschaftliche Kontakte, günstigere Transportmöglichkeiten oder verbesserte Einrichtungen für »betreutes Wohnen« bieten. Zu den weiteren Projekten, die sie ebenfalls gerne unterstützen, zählen jene, die gewährleisten, dass mehr Menschen lange genug leben können, um alt zu werden, statt in ihrer Jugend oder im mittleren Alter Unfällen oder Krankheiten zum Opfer zu fallen. Auch eine Ausweitung der Bildungsangebote für Menschen in jedem Alter sind sie zu fördern bereit. Alle diese Projekte betrachten sie als bewundernswerte, akzeptable Wege, Gutes zu tun. Dennoch verschließen sie die Augen vor der Möglichkeit, dass es bessere Wege geben könnte, Gutes zu tun.

Doing good better lautet der Titel eines Buches, das William MacAskill 2015 schrieb, der mit 28 Jahren einer der jüngsten Professoren der Universität Oxford war. Der Untertitel heißt übersetzt *Effektiver Altruismus und wie Sie einen Unterschied machen können.* Auf seiner Website stellt MacAskill das Buch wie folgt vor:[263]

> »Liegt es Ihnen am Herzen, die Welt zu einem besseren Ort zu machen? Vielleicht kaufen Sie ethische Produkte, spenden für wohltätige Zwecke oder engagieren sich ehrenamtlich, um Gutes zu tun. Aber wie oft wissen Sie, welchen Einfluss Sie wirklich haben?
>
> In meinem Buch vertrete ich die Ansicht, dass es viele Möglichkeiten gibt, einen Beitrag zu leisten, der nur sehr wenig bewirkt, aber dass wir ein enormes Potenzial haben, die Welt zu verbessern, wenn wir unsere Bemühungen auf die effizientesten Dinge konzentrieren.«

Manche Menschen empfinden diese Art von kalter Berechnung als beunruhigend. Auf sie kann etwas entmenschlicht wirken. Aber die Befürworter des Effektiven Altruismus bringen starke Argumente dafür vor, dass wir, wenn wir diese Art von Überlegungen nicht durchdenken, hinter unserem eigenen Potenzial zur Verbesserung des menschlichen Daseins zurückbleiben. Wenn unser Ziel wirklich darin besteht, das menschliche Befinden zu verbessern – und nicht nur darin, *uns gut zu fühlen* durch *Gesten*, die wir mit dem impliziten Ziel machen, etwas für die Menschheit zu verbessern – dann müssen wir in der Lage sein, unsere Prioritäten zu überdenken.

Ein solches Umdenken sollte die Möglichkeit abwägen, dass sich die Verlängerung der gesunden Lebenszeit durch die Abschaffung des Alterns als eine noch kosteneffektivere Intervention erweisen könnte, wenn wir erkennen, dass die Bilanz verlorener gesunder Lebensjahre nach dem DALY-Konzept (Disability Adjusted Life Year), das erstmals 1993 im Weltentwicklungsbericht der Weltbank präsentiert wurde, durch erfolgreiche Verjüngungstherapien in der Tat erheblich verbessert werden könnte.

Ähnlich argumentierte Aubrey de Grey in Oxford im Jahr 2012 in seinem Vortrag »The cost-effectiveness of anti-aging research«:[264]

- Wenn es uns wirklich darum geht, Todesfälle zu verhindern, sollten wir dem Faktor, der für etwa zwei Drittel aller Todesfälle weltweit verantwortlich ist, nämlich dem Altern, große Aufmerksamkeit schenken (bedenken Sie, dass diese Zahl alle Todesfälle aufgrund von altersbedingten Krankheiten einschließt, die ohne das Altern nicht auftreten würden).
- Dieser hohe Anteil (der in den Industrieländern auf über 90 Prozent ansteigt) macht die Alterung »eindeutig zum größten Problem der Welt«.
- Die Bedeutung der Abschaffung des Alterns nimmt noch zu, wenn wir zusätzlich die vielen Jahre abnehmender Funktionalität und zunehmender Einschränkung berücksichtigen, die dem Tod durch Alterung vorausgehen.
- Behandlungen, die das Altern verzögern, haben den Vorteil, Gebrechlichkeit und das Auftreten von Alterskrankheiten hinauszuzögern; Behandlungen, die zudem die durch das Altern verursachten körperlichen und zellulären Schäden reparieren, haben das Potenzial, Gebrechlichkeit und Alterskrankheiten auf unbestimmte Zeit zu verhindern – und damit die erwartete DALY-Metrik weiter zu erhöhen.

- Die Kosten, die erforderlich sind, um signifikante Fortschritte mit Verjüngungstherapien zu erzielen, müssen nicht besonders hoch sein. Ein Budget von etwa 50 Millionen US-Dollar pro Jahr über fünf bis zehn Jahre könnte durchaus ausreichen, um die von der SENS vorgeschlagenen Verjüngungstherapien so weit voranzutreiben, dass sie bei Mäusen mittleren Alters mit dramatischem Effekt angewendet werden können.
- Wenn Mäuse mittleren Alters, die zuvor keine spezielle Behandlung erhalten hatten, nach Verjüngungstherapien ihre verbleibende gesunde Lebensspanne um mehr als 50 Prozent erhöht haben, werden schnell viele weitere Fördermittel folgen: Regierungen, Unternehmen und Philanthropen würden dann das große Potenzial dieser Therapien auch für den Menschen verstehen und anerkennen.

Die dringende Aufgabe, so de Grey, bestehe darin, kurzfristig intelligente Lobbyarbeit für die benötigten Forschungsbudgets zu leisten. Wenn eindeutig bewiesen ist, dass eine nachhaltige Verjüngung bei Mäusen erreicht wurde, wird sich die allgemeine Einstellung in großem Umfang ändern. Diese kurzfristige intelligente Befürwortung kann eine Eigendynamik entwickeln, sobald sich mehr Menschen die Zeit nehmen, die Dinge sachlich zu durchdenken und vielleicht die konzeptionellen Methoden des Effektiven Altruismus anzuwenden. Aber es wird immer noch eine Menge Aufwand erfordern – und eine Menge intelligentes Marketing, um die tief in der Öffentlichkeit verwurzelte »Akzeptanz des Alterns-Apathie« zu überwinden.

WIE UMGEHEN MIT DER TEILNAHMSLOSIGKEIT DER ÖFFENTLICHKEIT?

Im Großen und Ganzen gibt es zwei Ansätze, um Apathie zu überwinden und die Welt zu verändern. Entweder Sie ändern die Welt direkt, oder Sie ändern die Meinung der Menschen über die Wichtigkeit, die Welt zu ändern (sodass einer von ihnen stattdessen die Welt ändert). Mit anderen Worten:

Entweder Sie engagieren sich, um tatsächlich etwas zu tun, oder Sie reden darüber, wie gut es wäre, wenn die Menschen bestimmte Dinge tun würden.

Der erste Ansatz beinhaltet Aktionen. Der zweite beinhaltet Ideen. Der erste Ansatz kann von Ingenieuren, Unternehmern, Designern et cetera übernommen werden. Der zweite Ansatz steht im Prinzip jedem zur Verfügung – jedem, der über die Bedeutung einer Idee sprechen kann.

Wir sind Fans beider Ansätze, aber wir erkennen an, dass der zweite stark in die Kritik geraten ist. Im Zeitalter von Instant Messaging, mit Legionen von Menschen, die noch im Schlafanzug oder auf dem Sofa liegend auf einen »Gefällt mir«-Button klicken können, ist es in Mode gekommen, den sogenannten *Slacktivismus* (auch als »Sesselaktivismus« bekannt) zu verurteilen. Der Kritiker Evgeny Morozov äußert sich in seinem NPR-Artikel »*Brave New World of Slacktivism*« (»Schöne neue Welt des Sesselaktivismus« – Aktionen, die wir von der Couch aus angehen können) vernichtend über diese Praxis:[265]

> »Der Begriff *Slacktivismus* ist ein treffender Begriff für Online-Aktivismus, der dazu dient, sich selbst gut zu fühlen, aber keine politischen oder sozialen Auswirkungen hat. Diejenigen, die sich an *Slacktivism*-Kampagnen beteiligen, glauben, sie könnten einen bedeutenden Einfluss auf die Welt haben, ohne etwas anderes zu tun, als einer Facebook-Gruppe beizutreten. Haben Sie schon einmal eine Online-Petition unterschrieben und an Ihre gesamte Kontaktliste weitergeleitet? Das war wahrscheinlich ein Akt des *Slacktivismus.*
>
> *Slacktivismus* ist die ideale Art von Aktivismus für eine faule Generation: Warum sich mit Sit-ins und dem Risiko von Verhaftung, Polizeibrutalität oder Folter herumplagen, wenn man im virtuellen Raum genauso laut sein kann? Angesichts der Fixierung der Medien auf alles Digitale – vom Bloggen über soziale Netzwerke bis hin zu Twitter – ist fast garantiert, dass jeder Mausklick sofortige Medienaufmerksamkeit erhält, solange er auf edle Zwecke ausgerichtet ist. Dass sich die Medienaufmerksamkeit nicht immer in Kampagneneffektivität niederschlägt, ist dabei nur von sekundärer Bedeutung ...

> Wirklich wichtig ist die Frage, ob die einfache Möglichkeit, von der Option des *Slacktivismus* Gebrauch zu machen, diejenigen, die in der Vergangenheit dem System durch Demonstrationen, Flugblätter und Arbeitnehmerorganisationen entgegentraten, dazu bringen kann, Facebook als Ersatz für diese persönliche Präsenz zu akzeptieren und sich schließlich einer der zahlreichen Online-Gruppen anzuschließen. Falls ja, dann hätten uns die vielgepriesenen Werkzeuge der digitalen Befreiung nur weiter weg vom Ziel der Demokratisierung und des Aufbaus einer globalen Zivilgesellschaft entfernt.«

Im Gegensatz zu dieser harschen Kritik sind wir der Meinung, dass Online-Aktivismus eine wichtige Rolle spielt im Kampf darum, die Öffentlichkeit für die tiefgreifenden Chancen der Verjüngung aufmerksam zu machen und auf die Risiken durch den potenziellen Missbrauch der ihnen zugrunde liegenden Technologien. Beispielsweise hatten soziale Netzwerke in den vergangenen zehn Jahren einen großen Einfluss auf den Regierungswechsel in mehreren Ländern des Nahen Ostens und anderen Teilen der Welt.

Neben den sozialen Netzwerken bleiben auch traditionellere Medien wie Print, Radio und Fernsehen wichtig. Andere Formen der Kommunikation wie Film, Musik, Bücher, Vorträge, Poesie und Kunst sind ebenso grundlegend. Selbst YouTube-Videos können helfen, Menschen zu mobilisieren, wie im Fall des großartigen »Why Age? Should We End Aging Forever?«, das in den ersten vier Monaten mehr als vier Millionen Menschen sahen.[266] Das ist zwar weit entfernt von den 4,6 Milliarden Mal, die der Videoclip des Songs »Despacito« aus Puerto Rico im ersten Jahr auf YouTube gesehen wurde, aber es ist besser als nichts.[267]

Es ist auch wichtig, die Ideen des Anti-Aging und der Verjüngung in virale Ideen zu verwandeln, die sowohl die Verlängerung als auch die Erweiterung des menschlichen Lebens beinhalten. Idealerweise sollten Memes geschaffen werden, die dabei helfen, die Ideen des neuen Paradigmas von einer unbegrenzten Jugend ohne Krankheit »viral« zu verbreiten, denn der Nutzen wäre für jeden, ohne Diskriminierung, unermesslich groß.

Eine weitere erwähnenswerte Art der Kommunikation, um Apathie zu reduzieren, ist zum Beispiel die fantastische Kurzgeschichte des schwedischen Philosophen Nick Bostrom, Professor an der Universität Oxford. Die *Fabel des Drachentyrannen* aus dem Jahr 2005 haben wir bereits erwähnt und gelobt. In dieser Fabel wird eine Entsprechung zwischen dem Alterungs-Akzeptanz-Paradigma und den jahrhundertelangen Forderungen eines riesigen Drachen an die Bürger eines Landes dargestellt:[268]

> »Er verlangte von den Menschen einen blutigen Tribut: Um seinen enormen Appetit zu stillen, mussten jeden Abend bei Einbruch der Dunkelheit 10.000 Männer und Frauen an den Fuß des Bergs gebracht werden, wo der Drachentyrann lebte. Manchmal verschlang der Drache diese unglücklichen Seelen bei ihrer Ankunft; manchmal wiederum sperrte er sie in den Berg, wo sie für Monate oder Jahre verdorrten, bevor sie schließlich verzehrt wurden …«

Im Jahr 2018 wandelte der US-amerikanische YouTuber CGP Grey diese Fabel in ein ansprechendes Videoformat um, das bereits mehr als acht Millionen Mal angesehen wurde.[269]

Der britische Philosoph Max More und emeritierte Präsident der *Alcor Life Extension Foundation* ist ein weiterer Visionär mit einer fantasievollen Note. Wir erinnern uns, dass wir von der Nachdenklichkeit seines *Briefs an Mutter Natur* von 1999 beeindruckt waren, der wie folgt beginnt:[270]

> »Liebe Mutter Natur:
> Entschuldige, dass ich dich störe, aber wir Menschen – deine Nachkommen – kommen zu dir und haben dir etwas zu sagen. (Vielleicht könntest du dies an Vater weitergeben, da wir ihn nie zu sehen bekommen.) Wir möchten dir für die vielen wunderbaren Eigenschaften danken, die du uns mit deiner langsamen, aber massiven verteilten Intelligenz verliehen hast. Du hast uns von einfachen, sich selbst reproduzierenden Chemikalien zu Säugetieren mit Billionen von Zellen erzogen. Du hast uns freie Hand auf dem Planeten gegeben.

Du hast uns eine Lebensspanne gegeben, die länger ist als die von fast allen anderen Tieren. Du hast uns mit einem komplexen Gehirn ausgestattet, das uns die Fähigkeit zu Sprache, Vernunft, Voraussicht, Neugier und Kreativität verleiht. Du hast uns die Fähigkeit zur Selbsterkenntnis und zur Empathie für andere gegeben.

Mutter Natur, wahrlich, wir sind dankbar für das, was du aus uns gemacht hast. Zweifellos hast du das Beste getan, was du konntest. Doch bei allem Respekt müssen wir sagen, dass du in vielerlei Hinsicht einen schlechten Job mit der menschlichen Konstitution gemacht hast. Du hast uns anfällig für Krankheiten und Schäden gemacht. Du hast uns gezwungen, zu altern und zu sterben, in dem Moment, in dem wir beginnen, Weisheit zu erlangen. Du warst geizig, indem du uns zu wenig Bewusstsein für unsere somatischen, kognitiven und emotionalen Prozesse mitgegeben hast. Du hast uns übergangen und die schärfsten Sinne anderen Tieren gegeben. Du hast uns nur unter limitierten Umweltbedingungen funktionsfähig gemacht. Du gabst uns ein begrenztes Gedächtnis, schlechte Impulskontrolle und tribalistische, fremdenfeindliche Triebe. Und du hast vergessen, uns die Gebrauchsanweisung für uns selbst zu geben!

Was du aus uns gemacht hast, ist glorreich, aber zutiefst fehlerhaft. Du scheinst vor etwa 100.000 Jahren das Interesse an unserer weiteren Evolution verloren zu haben. Vielleicht hast du aber auch nur darauf gewartet, dass wir selbst den nächsten Schritt machen. So oder so, wir haben das Ende unserer Kindheit erreicht.

Wir haben beschlossen, dass es an der Zeit ist, die menschliche Verfassung zu ändern.

Wir tun dies nicht leichtfertig, nachlässig oder respektlos, sondern umsichtig, intelligent und mit dem Streben nach Exzellenz. Wir wollen, dass du stolz auf uns bist. Im Verlauf der kommenden Jahrzehnte werden wir eine Reihe von Änderungen an unserer eigenen Verfassung vornehmen, die mit den

Werkzeugen der Biotechnologie eingeleitet und von kritischem und kreativem Denken geleitet werden. Insbesondere verkünden wir die folgenden sieben Änderungen der menschlichen Verfassung:

Änderungsantrag Nr. 1: Wir werden die Tyrannei des Alterns und des Todes nicht länger tolerieren. Durch genetische Veränderungen, zelluläre Manipulationen, synthetische Organe und alle notwendigen Mittel werden wir uns mit dauerhafter Vitalität ausstatten und unser Verfallsdatum entfernen. Jeder von uns wird selbst entscheiden, wie lange er leben will …

Wir behalten uns das Recht vor, kollektiv und individuell weitere Änderungen vorzunehmen. Anstatt einen Zustand endgültiger Perfektion anzustreben, werden wir weiterhin neue Formen der Exzellenz gemäß unseren eigenen Werten und im Rahmen der technischen Möglichkeiten verfolgen.

Dein ehrgeiziger menschlicher Nachwuchs.«

GIBT ES EXPONENTIELLES WACHSTUM?

Wenn es richtig gemacht wird, könnte das Zusammentreffen der folgenden Faktoren zu einem grundlegenden Wandel in der Einstellung der Öffentlichkeit beitragen, von der »Akzeptanz des Alterns« hin zur kompletten Unterstützung der »Vorwegnahme der Verjüngung«. Kurze Videos, aussagekräftige Online-Blogposts, gefühlvolle Gedichte, auffällige Animationen, witzige Limericks, clevere Witze, dramatische Darbietungen, Konzeptkunst, Novellen, mitreißende Hymnen, Sprechchöre, Slogans und evokative Memes, die aus einem Bild und einem einprägsamen Zitat bestehen – all dies kann dazu beitragen, die öffentliche Apathie abzubauen und das Wachstum der Verjüngungstechnologien weltweit zu beschleunigen.

Und wenn *Slacktivisten* die besten Beiträge aus den vielen, die entstehen, identifizieren und hervorheben, sodass diese Beiträge mehr Aufmerksamkeit erhalten und die Schwächung der Bastionen des Alterungs-Akzeptanz-Paradigmas beschleunigen, begrüßen wir das von Herzen. Wenn das Denken erst einmal verändert ist, können Taten folgen. Wenn der Grundstein gelegt ist, können sich neue Ideen schnell verbreiten.

Schwierig ist es natürlich, zu wissen, welcher Zeitpunkt der richtige für eine bestimmte Idee ist. Wenn jemand wiederholt zu früh »Wolf« schreit, verliert er seine Glaubwürdigkeit – und sein Publikum. Aber wir sehen viele Gründe, warum die Zeit jetzt reif ist für die Idee, dass wir das Altern abschaffen können und sollten. Diese Idee lässt sich durch eine Vielzahl von Beobachtungen untermauern:

- Beispiele für Tiere, die eine vernachlässigbare Seneszenz erfahren,
- genetische Manipulationen, die die Lebensspanne (und Gesundheit) deutlich verlängern können,
- faszinierende Möglichkeiten von Stammzellentherapien,
- die bahnbrechenden Möglichkeiten des CRISPR-Gene Editing,
- die zunehmende Realisierbarkeit von Nano-Eingriffen, wie Nano-Chirurgie und Nano-Bots,
- erste Hinweise, dass synthetische Organe hergestellt werden können,
- Forschungsprojekte, die auf jede der sieben identifizierten Ursachen des Alterns abzielen,
- Förderung des Fortschritts bei neuen Ideen zur Behandlung von Krebs sowie anderen Krankheiten des Alterns,
- vielversprechende Ergebnisse der Big-Data-Analyse durch immer leistungsfähigere künstliche Intelligenz,
- Finanzmodelle, die den enormen wirtschaftlichen Nutzen der Langlebigkeitsdividende zeigen,
- Beispiele aus anderen Technologiebereichen für unerwartet schnellen Fortschritt,
- Beispiele aus anderen aktivistischen Projekten für schnelle Veränderungen in der sozialen Einstellung.

Diese Beobachtungen bieten das Umfeld, in dem die Idee der Abschaffung des Alterns gedeihen kann. Dennoch bleibt noch die Aufgabe, diese Idee tatsächlich zu vertreten:

- bessere, effektivere Wege zu finden, um die Idee für verschiedene Zielgruppen auszudrücken,
- die Einwände zu analysieren, die Menschen gegen die Idee vorbringen, und gute Antworten auf diese Einwände finden,
- die zugrunde liegenden Umstände zu erkennen, die Menschen dazu bringen, die Idee abzulehnen (oder auch nur zu ignorieren), und wenn möglich Schritte zu unternehmen, um diese Umstände zu verändern.

Wenn diese Aufgaben unerledigt bleiben, vegetiert die Idee vor sich hin und ist nur für eine kleine Minderheit von Interesse. In diesem Fall wird das Alterungs-Akzeptanz-Paradigma dominant bleiben. Investitionen – sowohl öffentliche als auch private – werden in andere Bereiche fließen als in die Verjüngungskur. Es wird weiterhin regulatorische Hürden geben, die die Bemühungen von Innovatoren vereiteln, Verjüngungstherapien zu entwickeln und einzusetzen. Und mehr als 100.000 Menschen werden weiterhin jeden Tag an Alterskrankheiten sterben, die eigentlich vermeidbar wären. Das wären die schrecklichen Kosten des anhaltenden öffentlichen Desinteresses gegenüber dem Potenzial, das Altern abzuschaffen.

VON DER ABSCHAFFUNG DER SKLAVEREI IN DER VERGANGENHEIT ZUR ABSCHAFFUNG DES ALTERNS IN DER ZUKUNFT

Die Abschaffung der Sklaverei kann mit Fug und Recht als einer der Höhepunkte der Menschheitsgeschichte bezeichnet werden. Donald Yerxa von der Boston University stützt sich in dem meisterhaften Buch *Inhuman Bondage: The Rise and Fall of Slavery in the New World*[271] auf das Material des erfahrenen Yale-Historikers David Brion Davis und gibt folgende Einschätzung ab:[272]

> »Nachdem Hunderte von Antisklaverei-Petitionen eingegangen waren und das Thema jahrelang diskutiert wurde, verabschiedete das britische Parlament im März 1807 den Slave

Trade Act zur Abschaffung der Sklaverei. Ab dem 1. Mai 1807 konnte kein Sklavenhändler mehr legal aus einem britischen Hafen auslaufen. Nach den Napoleonischen Kriegen wuchs in Großbritannien die Bereitschaft zur Abschaffung der Sklaverei, und es wurde erheblicher öffentlicher Druck auf das Parlament ausgeübt, alle britischen Sklaven schrittweise zu befreien. Im August 1833 verabschiedete das Parlament den Great Emancipation Act, der die schrittweise Befreiung der Sklaven im gesamten britischen Empire vorsah. Gegner der Sklaverei auf beiden Seiten des Atlantiks feierten dies als eine der großen humanitären Errungenschaften der Geschichte. Der prominente irische Historiker W.E.H. Lecky kam 1869 zu dem berühmten Schluss, dass ›der unermüdliche, unaufdringliche und unrühmliche Kreuzzug Englands gegen die Sklaverei sehr wahrscheinlich als eine der drei oder vier vollkommen tugendhaften Taten angesehen werden kann, die in der Geschichte der Nationen aufgezeichnet sind.‹

Wie der angesehene Historiker David Brion Davis in seiner brillanten Synthese der Sklaverei in der Neuen Welt feststellt, ist der britische Abolitionismus jedoch »umstritten, komplex und sogar verwirrend«. Er löste eine bedeutende historiographische Debatte aus, die über 60 Jahre andauerte. Das Hauptproblem war die Frage, wie die Motive der Gegner der Sklaverei und die breite Unterstützung der Bevölkerung für die Abschaffung der Sklaverei zu erklären sind. Davis weist darauf hin, dass es Historikern schwerfällt zu akzeptieren, dass etwas wirtschaftlich so Bedeutendes wie der Sklavenhandel aus im Wesentlichen religiösen und humanitären Gründen abgeschafft werden konnte. Immerhin machte 1805 ›die koloniale Plantagenwirtschaft‹, so informiert er uns, ›etwa ein Fünftel des gesamten britischen Handels aus‹. Prominente Abolitionisten wie William Wilberforce, Thomas Clarkson und Thomas Fowell Buxton verwendeten christliche Argumente, um die ›unmenschliche Knechtschaft‹ zu bekämpfen, aber sicherlich waren auch andere, materielle Faktoren im Spiel. Es ist viel Tinte vergossen worden, um die Beziehung der Sklavereigegner zum Kapitalismus und zur Ideologie des freien Markts zu untersuchen. Und das Ergebnis dieser Forschung ist, dass der Antisklaverei-Impuls den realen und vermeintlichen britischen Wirtschaftsinteressen zuwiderlief.

Wie erklären wir also die Erfolge einer humanitären Bewegung, die für Reformen eintrat, die eine wirtschaftliche Katastrophe hätten auslösen können? Davis kommt zu dem Schluss, dass es zwar wichtig sei, das komplexe Zusammenspiel wirtschaftlicher, politischer und ideologischer Faktoren zu würdigen, dass wir aber auch die Bedeutung einer moralischen Vision anerkennen müssen, die ›enge Eigeninteressen transzendieren und echte Reformen erreichen konnte‹.

Die Analyse von Davis verdeutlicht Folgendes:

- Die Abschaffung der Sklaverei war keineswegs unvermeidlich oder vorherbestimmt.
- Es gab starke Argumente gegen die Abschaffung der Sklaverei, die von klugen, gläubigen Menschen sowohl in den Vereinigten Staaten als auch im Vereinigten Königreich vorgebracht wurden und unter anderem das wirtschaftliche Wohlergehen betrafen.
- Die Argumente der Abolitionisten wurzelten in der Vorstellung von einer besseren Art und Weise, ein Mensch zu sein, welche die harte Knechtschaft und Unterwerfung des Sklavenhandels vermied und es zu gegebener Zeit vielen Millionen Menschen ermöglichen würde, ein viel größeres Potenzial zu entfalten.
- Die Sache der Abschaffung der Sklaverei wurde maßgeblich durch öffentlichen Aktivismus vorangetrieben, unter anderem durch Pamphlete, Vorträge, Petitionen und Gemeindeversammlungen.«

Nachdem sie im 18. Jahrhundert entstanden war und im Verlauf des 19. Jahrhunderts immer mehr an Dynamik gewann, wurde die Abschaffung der Sklaverei schließlich zu einer Idee, deren Zeit gekommen war – dank des mutigen, klugen und beharrlichen Aktivismus von Männern und Frauen mit tiefer Überzeugung. Der amerikanische Bürgerkrieg hatte viel mit der Sklaverei zu tun, die schließlich 1865 von Präsident Abraham Lincoln in allen Staaten abgeschafft wurde. So verschwand die Sklaverei nach und nach auf der ganzen Welt, bis sie schließlich in den 1960er-Jahren in einigen Arabischen Emiraten abgeschafft wurde, also mehr als anderthalb Jahrhunderte, nachdem das Vereinigte Königreich sie verboten hatte.

Mit Wurzeln im späten 20. Jahrhundert und zunehmender Dynamik im 21. Jahrhundert kann die Abschaffung des Alterns ebenfalls zu einer Idee werden, deren Zeit gekommen ist. Es ist eine Idee über eine überwältigend bessere Zukunft für die Menschheit, eine Zukunft, die es Milliarden von Menschen ermöglichen wird, ein viel größeres Potenzial zu entwickeln. Aber neben exzellenter Technik – der Entwicklung zuverlässiger, zugänglicher Verjüngungstherapien – wird dieses Projekt auch mutigen, klugen und hartnäckigen Aktivismus erfordern, um die öffentliche Landschaft von einer feindlichen (oder apathischen) Haltung gegenüber der Verjüngung in eine zu verwandeln, die sie zutiefst unterstützt.

ÜBERLAGERT RAUSCHEN DAS SIGNAL?

Mit unserem Applaus für den Aktivismus zugunsten der Verjüngung wollen wir nicht all die Rhetorik gutheißen, die man online oder in Büchern zur Befürwortung dieses Projekts finden kann. Weit gefehlt. In der Tat ist vieles, was zur Unterstützung von *Rejuveneering* gesagt wird, wahrscheinlich kontraproduktiv. Dazu gehören:

- vorschnelle, ungerechtfertigte Behauptungen über die Wirksamkeit einzelner Produkte oder Therapien,

- Verzerrungen der Forschungsergebnisse aus bestimmten Experimenten mit dem Ziel, die Marktwahrnehmung von Produkten in der kommerziellen Entwicklung zu verstärken,
- ermüdende Wiederholungen von irreführender Übervereinfachung von anspruchsvolleren Prinzipien,
- verletzende Behauptungen über die Kompetenz oder Motivation von kritischen Forschern, die sorgfältig etablierten wissenschaftlichen Prozessen folgen,
- Behauptungen, von denen man weiß, dass sie falsch sind, die aber trotzdem immer wieder aus Naivität und/oder Unachtsamkeit von wohlmeinenden, aber falsch informierten Personen wiederholt werden,
- Bestrebungen, Menschen dazu zu drängen, sich Behandlungen zu unterziehen, die eigentlich gefährlich sind.

Die Folgen einer solchen falschen Darstellung können zu verschiedenen Gegenreaktionen führen:

- Um Patienten vor Irreführung und Schädigung zu schützen, kann der Gesetzgeber strengere Vorschriften erlassen, die sowohl gute Innovationen als auch Anbieter von vermeintlichem »Schlangenöl« einschränken.
- Fähige Akademiker möchten sich möglicherweise von dem gesamten Bereich distanzieren, um Reputationsschäden zu vermeiden.
- Forscher können viel Zeit damit verschwenden, Arbeiten zu duplizieren, die bereits durchgeführt wurden und deren Ergebnisse im Voraus hätten bekannt sein müssen. Aber dieses Wissen wurde vom Rauschen der minderwertigen Kommunikation übertönt.
- Die Öffentlichkeit könnte müde werden, von bevorstehenden Verjüngungstherapien zu hören, und entscheiden, dass das Feld verdächtig und hypebeladen ist.
- Potenzielle Fördermittel werden möglicherweise aus dem Bereich entfernt und stattdessen an ganz andere Projektarten weitergeleitet.

Aus diesen Gründen muss die Verjüngungsgemeinschaft hart an der Verbesserung ihres eigenen Wissensmanagements arbeiten. Enthusiastische neue Mitglieder sollten willkommen geheißen, dann aber schnell auf den aktuellen Wissensstand gebracht werden. Sie sollten Zugang bekommen zu Online-Wissen über:

- **die besten Gedanken der Community zu glaubwürdigen Fahrplänen** für Fortschritte, die in den kommenden Jahren beim Verjüngungsprojekt gemacht werden können,
- die Stärken und Schwächen der verschiedenen **Theorien des Alterns,**
- die **Behandlungen und Therapien**, die entwickelt oder vorgeschlagen werden,
- **Änderungen des Lebensstils**, die die beste Chance haben, den Einzelnen am Leben und gesund zu erhalten, bis die »Brücke 2«-Therapien verfügbar werden,
- die **Historie** des Gesamtfelds (um unnötige Wiederholungen früherer Fehler zu vermeiden),
- die breiteren **politischen**, **sozialen**, **psychologischen** und **philosophischen** Dimensionen der Verjüngungstechnologie,
- die **Projekte**, die aktiv nach Unterstützung suchen und von der Community als förderungswürdig eingestuft werden,
- die **Memes** verschiedener Art, die zu einem bestimmten Zeitpunkt am effektivsten sind, um neue Anhänger zu gewinnen und auf Kritik zu reagieren,
- die **Fähigkeiten**, an denen es in der Gemeinde mangelt, und die besten Möglichkeiten, wie verschiedene Fähigkeiten zur Unterstützung der Verjüngungsziele eingesetzt werden können,
- die Bereiche, in denen **echte Meinungsverschiedenheiten** bestehen, und die vorgeschlagenen Methoden, wie die Gemeinschaft diese Differenzen lösen kann,
- die **Risiken**, die die Gemeinschaft verfolgt, und die vorgeschlagenen **Abhilfemaßnahmen** für diese Risiken.

Es ist offensichtlich, dass das vorliegende Buch darauf abzielt, viele der oben aufgeführten Themen abzudecken. Die Verjüngungstechnologie ist jedoch ein sich schnell veränderndes Gebiet. Einiges von dem, was wir auf diesen Seiten geschrieben haben, wird veraltet oder anderweitig unvollständig sein, wenn Sie es lesen. Hinweise auf aktuellere und umfassendere Informationen finden Sie auf der Community-Website, die dieses Buch begleitet. Wir empfehlen auch Online-Ressourcen wie Lifespan.io (Crowdsourcing der Heilung des Alterns)[273], Forever Healthy (eine private, humanitäre Initiative mit der Mission, Menschen zu ermöglichen, ihre gesunde Lebensspanne erheblich zu verlängern)[274] und Partei für Gesundheitsforschung (gemeinsam gegen altersbedingte Krankheiten)[275].

Um das klarzustellen: Wir sagen nicht, dass jeder neue Anhänger von Rejuveneering verpflichtet sein sollte, riesige Mengen an Informationen zu verdauen, bevor er oder sie den Mund in einem öffentlichen Forum aufmachen darf. Das beste Wissen der Gemeinschaft über Rejuveneering muss gut archiviert, leicht zugänglich und ansprechend sein. Auf diese Weise sollte jemand, der sich inspiriert fühlt, ein bestimmtes Thema öffentlich anzusprechen, in der Lage sein, schnell die besten Ratschläge der Gemeinschaft zu finden, was er darüber sagen sollte. Sie sollten unterstützende, sachkundige und freundliche Menschen finden können, mit denen Sie alle aufkommenden Fragen diskutieren können. Was auch immer an neuen Erkenntnissen aus diesen Gesprächen entsteht, sollte online festgehalten werden, sodass sich die Wissensbasis verbessert. So kann das Verjüngungsprojekt weiter vorankommen.

WIE KANN MAN WIRKLICH ETWAS BEWIRKEN?

In diesem Kapitel haben wir einige der größten Risiken für ein Verjüngungsprojekt besprochen. Das Projekt könnte sich in enormen technischen Herausforderungen verzetteln, die schwieriger sind, als die Verjünger erwarten. Es könnte durch schlecht gewählte Worte und/oder Taten potenzielle wichtige Unterstützer verprellen und sich dadurch von dringend benötigter Beratung und Finanzierung abkoppeln.

Andere latente Unterstützung könnte aufgrund des vorherrschenden öffentlichen Desinteresses ausbleiben, da das Alterungs-Akzeptanz-Paradigma dominant bleibt. Andere Befürworter könnten sich jedoch als Hindernis für das Projekt erweisen, indem sie die Verwirrung vergrößern, statt tatsächlich zu helfen.

Technokonservative Politiker könnten der Forschung, die für die Entwicklung und den Einsatz von Verjüngungsbehandlungen erforderlich ist, große Hindernisse in den Weg legen. Technoliberale Politiker könnten unwissentlich eine wirtschaftliche Kernschmelze herbeiführen, weil sie die öffentliche Politik in falscher Weise demontieren. Existenzielle Risiken wie ein ausufernder Klimawandel, hochvirulente Krankheitserreger oder der Zugang von Terroristen zu schrecklichen Massenvernichtungswaffen könnten ein furchtbares neues, dunkles Zeitalter einläuten.

Außerdem haben wir in diesem Kapitel Maßnahmen aufgezeigt, die von Befürwortern der Verjüngung ergriffen werden können, um mit den Risiken umzugehen und die positiven Kräfte zu verstärken, die diesen negativen Risiken gegenüberstehen. Wir bitten jeden Leser, sich zu überlegen, welche Handlungen die eigenen persönlichen Stärken am besten ausspielen.

Die Antworten werden von Person zu Person variieren. Wir gehen jedoch davon aus, dass die folgenden sechs Arten von Maßnahmen im Vordergrund stehen werden.

Erstens müssen wir unsere Verbindungen zu Gemeinschaften stärken, die zumindest an Teilen des Verjüngungsprojekts arbeiten. Wir sollten herausfinden, welche Gemeinschaften uns nähren und inspirieren können, und wo wir wiederum helfen können, andere zu nähren und zu inspirieren. Die sich daraus ergebenden Netzwerkverbindungen werden uns allen mehr Kraft geben, um die vor uns liegenden Herausforderungen zu bewältigen.

Zweitens müssen wir unser persönliches Verständnis von Aspekten der Verjüngung verbessern – Wissenschaft, Fahrpläne, Geschichte, Philosophie, Theorien, Persönlichkeiten, Plattformen, offene Fragen et cetera. Mit einem besseren Verständnis können wir klarer sehen, welche Beiträge wir leisten können – und wir können anderen helfen, ähnliche Entscheidungen für sich zu treffen. In einigen Fällen können wir helfen, ein besseres Verständnis für bestimmte Themen zu dokumentieren, indem wir Wissensdatenbanken oder Wikis erstellen oder bearbeiten.

Drittens können sich viele von uns mit Marketing der einen oder anderen Art beschäftigen. Wir können an der Erstellung und Verteilung verschiedener Marketingbotschaften, Präsentationen, Videos, Websites, Artikel, Bücher et cetera arbeiten. Wir können bestimmte Zielgruppen – Gruppen von Menschen – identifizieren und das Verständnis der Gemeinschaft für die Themen vertiefen, die diesen Zielgruppen am Herzen liegen. Wir können uns die Zeit nehmen, um bessere Beziehungen zu wichtigen Einflussnehmern (potenzielle neue Unterstützer der Verjüngung) aufzubauen. Wir können sogar unsere politischen Fähigkeiten weiterentwickeln, indem wir unsere Fähigkeiten verbessern, andere zu beeinflussen, Allianzen zu schmieden, Koalitionen zu vermitteln und Gesetzesentwürfe auf politikerfreundliche Weise zu erstellen.

Viertens können viele von uns Projekte, die wir als besonders lohnenswert erachten, finanziell unterstützen. Wir können uns an bestimmten Spendeninitiativen beteiligen oder einen Teil unseres persönlichen Vermögens spenden. Wir können auch beschließen, unseren Job zu wechseln, um mehr Geld zu verdienen, damit wir mehr für die Projekte spenden können, die uns am meisten am Herzen liegen.

Fünftens können einige von uns originäre Forschung betreiben, zu allen unbekannten Aspekten der Verjüngung. Dies könnte Teil formaler Ausbildungskurse oder ein kommerzielles F&E-Vorhaben sein. Es könnte auch Teil einer dezentralen Aktivität sein, im Stil der »Bürgerwissenschaft«.[276]

Und nicht zuletzt können wir sechstens an unserer persönlichen Effektivität arbeiten, an unserer Fähigkeit, Dinge zu erledigen. Nachdem wir uns der historischen Bedeutung unserer Zeit bewusst geworden sind, in der die menschliche Gesellschaft entweder eine bemerkenswerte Wende zum Besseren oder eine bemerkenswerte Wende zum Schlechteren vollziehen könnte, sollten wir Wege finden, uns über die Ablenkungen und die Trägheit des alltäglichen »normalen Lebens« zu erheben.

Anstatt nur interessierte Beobachter zu sein, die an der Seitenlinie stehen, den Anstrengungen zur Verwirklichung des ältesten Traumes der Menschheit zusehen und gelegentlich Beifall spenden, können wir zu aktiven Teilnehmern an diesem Streben werden. Wenn wir uns gegen unseren gemeinsamen Feind, das Altern, zusammentun, kann jeder von uns einen wirklichen Unterschied ausmachen. Den Unterschied zwischen Leben und Tod!

FAZIT

DIE ZEIT IST GEKOMMEN

Nichts ist stärker als eine Idee, deren Zeit gekommen ist
VICTOR HUGO, 1877

Ob Sie glauben, dass Sie es können, oder ob Sie glauben,
dass Sie es nicht können – Sie haben recht
HENRY FORD, 1946

Krebs, Herzinfarkte und Demenz abzuschaffen, ist nicht
mehr eine Frage des Ob. Es ist eine Frage des Wann
MICHAEL GREVE, 2021

Wir leben in faszinierenden Zeiten. In Zeiten des exponentiellen Wandels, Zeiten des totalen Umbruchs, in einer Periode, die womöglich ohne Beispiel in der gesamten Geschichte der Menschheit ist. Wir befinden uns zwischen der letzten sterblichen Menschengeneration und der ersten unsterblichen Menschengeneration. Die Zeit ist gekommen, den Sieg über den Tod öffentlich zu verkünden. Die Alternative ist ganz klar: Wenn wir den Tod nicht töten, wird der Tod uns töten.

Dies ist ein Aufruf zur wichtigsten Revolution in der Geschichte, einer Revolution gegen das Altern und den Tod, für den großen Traum all unserer Vorfahren. Das Altern war und bleibt der größte Feind der gesamten Menschheit. Es ist der gemeinsame Feind, den wir besiegen müssen.

Leider hatten wir bis jetzt nicht die wissenschaftlichen Erkenntnisse und Technologien, um das Altern zu überwinden. Zum ersten Mal auf dem langen und langsamen Weg der biologischen Evolution, von unseren bescheidenen Ursprüngen als kleine einzellige Organismen vor Milliarden von Jahren, können wir endlich das Licht am Ende des Tunnels in diesem Rennen um das Leben sehen. Wir befinden uns in einem Krieg gegen den Tod, einem Krieg um das Leben, und unsere Waffen sind Wissenschaft und Technologie.

Im Jahr 1861, inmitten der andauernden europäischen Kriege des 19. Jahrhunderts, formulierte der französische Schriftsteller Gustave Aimard in seinem Roman *Die Freibeuter* folgenden Gedanken:[277]

> »Es gibt etwas, das mächtiger ist als die brachiale Gewalt der Bajonette: Es ist die Idee, deren Zeit gekommen ist und deren Stunde geschlagen hat.«

Dieser Gedanke hat sich im Verlauf der Jahre weiterentwickelt und wird gemeinhin Aimards berühmterem Zeitgenossen Victor Hugo zugeschrieben, der 1877 etwas Ähnliches in seiner *Geschichte eines Verbrechens* schrieb:[278]

> »Man wehrt sich gegen die Invasion von Armeen; man wehrt sich nicht gegen die Invasion von Ideen.«

Oder in der paraphrasierten Form, in der es heute häufig zitiert wird:

> »Nichts ist stärker als eine Idee, deren Zeit gekommen ist.«

Es ist an der Zeit, im Kampf gegen das Altern und zugunsten der Verjüngung von der Theorie zur Praxis überzugehen. Es ist unsere moralische Pflicht und unsere ethische Verantwortung, die Hauptursache des Leidens in der Welt zu beenden. Die Zeit ist gekommen, den Tod für tot zu erklären.

Überall auf der Welt entstehen Gruppen, die erkennen, dass dieser lang ersehnte Moment gekommen ist. Wir haben die Technologie, also haben wir eine moralische Pflicht.[279] Es entstehen sogar politische Parteien, deren explizites Ziel es ist, die Überalterung zu bekämpfen, wie es in Deutschland, den Vereinigten Staaten und Russland bereits formell geschehen ist. Aktivismus sollte nicht unterschätzt werden, ebenso wenig wie Aktivisten, auch wenn es sich um kleine Gruppen handelt. Wie die amerikanische Anthropologin Margaret Mead sagte, verändern gerade die bewussten und engagierten Individuen die Menschheit:[280]

> »Zweifle nie daran, dass eine kleine Gruppe engagierter Menschen die Welt verändern kann – tatsächlich ist dies die einzige Art und Weise, in der die Welt jemals verändert wurde.«

Wir erinnern uns an eine weitere wichtige historische Referenz, als der amerikanische Präsident John Fitzgerald Kennedy 1961 seine große Herausforderung startete, in nur einem Jahrzehnt einen Menschen auf den Mond zu bringen. Die Herausforderung war riesig, aber das Ziel wurde 1969 erreicht, also zwei Jahre früher als im besten Fall erwartet, obwohl es anfangs sogar unmöglich schien. Greifen wir eine weitere berühmte Kennedy-Phrase auf, aber ändern wir die Worte »Amerika« und »Amerikaner« in »Unsterblichkeit« und »Immoralisten«:

> »Meine lieben Immoralisten, fragt nicht, was die Unsterblichkeit für euch tun kann, fragt, was ihr für die Unsterblichkeit tun könnt.«

Obwohl wir immer wieder betonen, dass die Begriffe »unendliche Lebensdauer« und »unendliche Lebensverlängerung« präziser sind, wird der Begriff der »Unsterblichkeit« (oder zumindest der »Amortalität«) immer wieder genutzt. Jetzt müssen wir diese Ideen in Angriff nehmen, um ein großes Weltprojekt gegen den gemeinsamen Feind der gesamten Menschheit zu starten. Warum nicht den ganzen Planeten in einem Projekt zur unbegrenzten Jugend vereinen?

Wir brauchen ein umfassendes Projekt, das die gesamte Menschheit eint, basierend auf den Erfahrungen früherer Erfolge wie dem Manhattan-Projekt, dem Marshall-Plan, dem Apollo-Programm, dem Human-Genom-Projekt, der Internationalen Raumstation, dem Human-Brain-Projekt, dem Internationalen Thermonuklearen Versuchsreaktor, dem CERN-Projekt und so vielen anderen großartigen Multi-Millionen-Dollar-Projekten, die die Welt verändert haben und weiterhin verändern.

Wir sind Zeugen der Konvergenz von Wissenschaftlern, Investoren, großen Unternehmen und kleinen Start-ups, die direkt an Fragen der menschlichen Alterung und Verjüngung arbeiten. Wir haben die Wissenschaft, wir haben Geld, und wir haben die ethische Verantwortung, die Hauptursache für menschliches Leiden zu beenden. Zum ersten Mal in der Geschichte können wir es, und wir müssen es tun. Es ist ein historischer Imperativ, den ersten und größten Traum der gesamten Menschheit zu verwirklichen.

Auf die Gefahr hin, uns zu wiederholen, bestehen wir darauf, dass wir nicht vergessen dürfen, dass jeden Tag, Tag für Tag, auf der ganzen Welt etwa 100.000 unschuldige Menschen an altersbedingten Krankheiten sterben. Einer der nächsten könnten Sie oder einer Ihrer Angehörigen sein. Wir können es vermeiden; wir müssen es vermeiden. Je früher, desto besser. Aber wir brauchen Ihre Hilfe, denn es ist der Kampf aller gegen den Tod. Einer allein kann es nicht, alle zusammen können wir es.

Der englische Evolutionsbiologe JBS Haldane beschrieb die typische Entwicklung von Veränderungsprozessen, von großen Revolutionen, die in unseren Köpfen beginnen:[281]

> »Ich nehme an, dass der Prozess der Akzeptanz die üblichen vier Stufen durchläuft:
>
> 1. Dies ist wertloser Blödsinn.
> 2. Dies ist eine interessante, aber perverse Sichtweise.
> 3. Dies ist richtig, aber ziemlich unwichtig.
> 4. Ich habe es doch schon immer gesagt.«

Dies ist eine Revolution für Ihr Leben, und für mein Leben, und für das Leben eines jeden von uns. Wir haben eine einzigartige Gelegenheit vor uns und eine große historische Mission zu erfüllen. Angesichts der Dimension dieses bedeutsamen Projekts ist der schwerste Fehler, den wir begehen könnten, das Rennen aufzugeben, bevor es beginnt. Die Chancen für ein langes und produktives junges Leben sind weitaus größer als die Risiken.

Die Zukunft beginnt heute. Die Zukunft beginnt hier. Die Zukunft beginnt mit uns. Die Zukunft beginnt mit Ihnen heute. Wer, wenn nicht Sie? Wann, wenn nicht jetzt? Wo, wenn nicht hier? Beteiligen Sie sich an der Revolution gegen das Altern und den Tod! Sieg über den Tod!

EPILOG

Der *Sieg über den Tod* ist ein visionäres Werk zur menschlichen Unsterblichkeit. Die Gewissheit um den eigenen Tod und die Suche nach Unsterblichkeit durchzieht die Geschichte der Menschheit wie kaum ein anderes Thema. Schon das erste Epos der Menschheit, das *Gilgamesch*, thematisiert die Suche des mesopotamischen Königs nach dem Elixier der Unsterblichkeit, die ihn an den Rand der Welt bringt und doch hoffnungslos bleiben lässt. Auch der erste Kaiser von China, Qin Shihuangdi, fürchtete sich vor keinem seiner Feinde so sehr wie vor dem eigenen Tod und erlag vermutlich dem quecksilberhaltigen »Unsterblichkeitselixier« seiner Ärzte. Auch in diversen Religionen wird Unsterblichkeit in dieser oder anderer Form in Aussicht gestellt.

Nun aber stellen die Autoren José Cordeiro und David Wood die Frage nach der Unsterblichkeit in einer neuen Ära. Dabei schöpfen sie aus ihren komplementären Expertisen als Ingenieur und Technologieentwickler. Sie beleuchten das Thema unter verschiedenen Perspektiven, technologisch, biologisch, medizinisch, ökonomisch, sozial und ethisch. Dabei kommen sie zu dem eindeutigen Urteil, dass Unsterblichkeit nicht nur wünschenswert, sondern auch gerecht ist. Dass die Zeit reif für ein solches Buch ist, belegt der fulminante Erfolg des spanischen Titels *La Muerte de la Muerte*, das bislang ins Portugiesische (*A Morte da Morte*) und Französische (*La Mort de la Mort*) übersetzt wurde. Denn das Buch bietet nicht nur die Argumente der Autoren für die Unsterblichkeit des Menschen, sondern gibt auch jenen, die zweifeln, Denkanstöße.

Das historische Thema des menschlichen Strebens nach Unsterblichkeit geht dabei von einem traditionell eher philosophischen Konzept zu einer technologischen Fragestellung über. Denn der moderne Mensch stirbt nicht mehr an Infektionen und seiner Umwelt einen frühen Tod, sondern an seinem eigenen Alterungsprozess. Die Lebenserwartung hat sich nunmehr verdoppelt. Heute Geborene haben auf durchschnittlich acht Lebensjahrzehnte zu hoffen. Das bedeutet auch, ein erheblicher Teil wird es bis hundert schaffen. Aber werden sie in Gesundheit oder in Krankheit leben? In der Medizin vollzieht sich derzeit ein Paradigmenwechsel. Stand bislang die Behandlung der chronischen Krankheiten des Alters, seien es Herz-Kreislauf-Erkrankungen, Demenz oder Krebs, im Mittelpunkt, so zeichnet sich nun die Erhaltung der Gesundheit und die Verhinderung altersbedingter Krankheiten ab. Dieser Paradigmenwechsel ist unausweichlich, denn schon heute sind die Kosten des demografischen Wandels immens. Denn solange Altern fast unausweichlich mit chronischer Krankheit verbunden ist, wird es belastend sein, für den Einzelnen wie für die Gesellschaft. Bereits ein kleiner Zugewinn an gesunder Lebensspanne kann die Zahl der schweren Erkrankungen massiv senken. Deshalb ist es von zentraler Bedeutung, den biologischen Alterungsprozess zu verstehen und aufzuhalten.

Derzeit sprießen weltweit Institute für Alternsforschung hervor und im Wochentakt gehen neue Biotechnologieunternehmen an den Start. Denn der Alterungsprozess ist komplex, die Erhaltung der Körperfunktionen ist von einer Vielzahl an Reparatursystemen und Mechanismen zur Regeneration abhängig. Nur sehr langsam wachen Pharmaunternehmen, regulatorische Behörden und politische Entscheidungsträger auf. Die Investitionen in die Gesunderhaltung machen sich vielfach bezahlt.

Die Autoren denken den wissenschaftlichen und technologischen Fortschritt konsequent weiter. Dementsprechend ist nicht linearer, sondern vielmehr exponentieller Zugewinn von Wissen und Anwendung zu erwarten. Erkenntnisse der Mechanismen, die dem Alterungsprozess zugrunde liegen, gepaart mit technologischer Umsetzung werden das menschliche Leben transformieren. Cordeiro und Wood argumentieren passioniert dafür, Grenzen zu überwinden und den Wert des menschlichen Lebens konsequent weiterzudenken. Für das gesunde menschliche Leben die zeitliche Begrenzung aufzuheben, ist die Vision dieses Buches.

Dieses Buch sollte Inspiration bieten, in ein Zeitalter der menschlichen Gesundheit aufzubrechen. Die Vielseitigkeit der Argumente bietet Stoff zum Nachdenken und Diskutieren. Das sprichwörtlich älteste Thema des

Menschen wird nun zum Thema unserer Zeit und sollte jedem einen Denkanstoß geben.

Prof. Dr. Björn Schumacher
Direktor des Instituts für Genomstabilität in Alterung und Erkrankung am CECAD Exzellenzcluster für Alternsforschung, Universität zu Köln

ANHANG

GROSSE CHRONOLOGIE DES LEBENS AUF DER ERDE

Es gibt zwei Möglichkeiten:
Entweder sind wir allein im Universum oder
wir sind es nicht.
Beides ist gleichermaßen erschreckend
SIR ARTHUR C. CLARKE, 1962

Lebe lang und in Frieden.
yIn nI' yISIQ 'ej yIchep (klingonische Aussprache).
dif-tor heh smusma (vulkanische Aussprache)
COMMANDER SPOCK von Vulkan im Raumschiff USS Enterprise, 2260

Um eine vollständige Chronologie und Evolution des Lebens auf unserem winzigen Planeten Erde ins rechte Licht zu rücken, fassen wir hier zusammen, was wir für die relevantesten Informationen von der sehr fernen Vergangenheit bis in unsere unmittelbare Zukunft halten. Ziel ist es, ein besseres Verständnis über die langfristige Evolution des Lebens zu erlangen, wobei auch die Natur der exponentiellen Veränderungen berücksichtigt wird.

Big History ist eine neue Disziplin, die es uns ermöglicht, mit einem multidisziplinären Fokus zu analysieren, wie Ereignisse im Verlauf der Zeit aufeinanderfolgen. Ausgehend von einer riesigen Zeitskala von der fernen Vergangenheit bis zur Gegenwart können wir erkennen, dass sich die Geschwindigkeit von Veränderungen beschleunigt, was sich dank exponentieller Technologien fortsetzen dürfte. Der große Futurist Ray Kurzweil erklärt in seinem Bestseller *Menschheit 2.0: Die Singularität naht* sehr gut die Beschleunigung dieser Veränderungen, und deshalb verwenden wir einige seiner Vorhersagen bis zum Ende des 21. Jahrhunderts.

Interessierte Leser sind eingeladen, sich direkt mit uns in Verbindung zu setzen, um diese Chronologie in Zukunft zu verbessern. Alle Kommentare sind mehr als willkommen, bitte kontaktieren Sie die Autoren direkt.

VOR MILLIONEN VON JAHREN (MJ)

~13.800 MJ	Urknall und Entstehung des bekannten Universums
~12.500 MJ	Galaxienbildung wie der Milchstraße
~4600 MJ	Bildung des Sonnensystems
~4500 MJ	Entstehung der Erde
~4300 MJ	erste Wasserkonzentration auf der Erde
~4000 MJ	erstes einzelliges Leben (Prokaryoten ohne Zellkern)
~4000 MJ	LUCA, unser Last Universal Common Ancestor, wurde geboren
~3500 MJ	die Sauerstoffkonzentration in der Erdatmosphäre steigt an
~3000 MJ	erste Fotosynthese in einfachen einzelligen Organismen
~2000 MJ	Evolution von einzelligen Prokaryoten (ohne Zellkern) zu Eukaryoten (mit Zellkern)
~1500 MJ	erste mehrzellige Eukaryonten-Organismen
~1200 MJ	erste sexuelle Fortpflanzung (Keimzellen und somatische Zellen erscheinen)
~600 MJ	erste wirbellose Meerestiere
~540 MJ	kambrische Explosion und Auftreten einer Vielzahl von Arten
~520 MJ	erste Wirbeltiere im Meer
~440 MJ	Evolution von marinem Leben zu terrestrischem Leben (erste Pflanzen auf dem Festland)
~360 MJ	erste terrestrische Pflanzen mit Samen und erste Krebse

~ 300 MJ	erste Reptilien
~ 250 MJ	erste Dinosaurier
~ 200 MJ	erste Säugetiere und erste Vögel
~ 130 MJ	erste angiosperme Pflanzen (mit Blüten)
~ 65 MJ	Die Dinosaurier sterben aus und die Primaten entwickeln sich.
~ 15 MJ	Die Familie der *Hominidae* (große Primaten) erscheint.
~ 3,5 MJ	erste Werkzeuge aus Stein
~ 2,5 MJ	Die Gattung *Homo* erscheint.
~ 1,5 MJ	erster Einsatz von Feuer
~ 0,8 MJ	Es wird erstmals gekocht.
~ 0,5 MJ	Erstmalig wird Kleidung verwendet.
~ 0,2 MJ	Der *Homo sapiens* erscheint.
~ 0,1 MJ	Der *Homo sapiens* verlässt Afrika und beginnt, den Planeten Erde zu besiedeln.

VOR TAUSENDEN VON JAHREN

~ 40.000 v. Chr.	Felsmalereien tauchen auf, Symbole für Gottheiten, Fruchtbarkeit und Tod
~ 20.000 v. Chr.	hellere Hautentwicklung durch Migration in Regionen mit geringerer Sonneneinstrahlung
~ 5000 v. Chr.	neolithische Proto-Schrift erscheint
~ 4000 v. Chr.	mögliche Erfindung des Rads in Mesopotamien
~ 3500 v. Chr.	Die Ägypter erfinden die Hieroglyphen und die Sumerer die Keilschrift.
~ 3300 v. Chr.	dokumentierte Anwendung von Kräuterkunde und Physiotherapie in China und Ägypten
~ 3000 v. Chr.	Erfindung von Papyrus in Ägypten und Tontafeln in Mesopotamien
~ 2800 v. Chr.	Der chinesische Kaiser Shennong verfasst einen Text zu Akupunkturtechniken.

~ 2600 v. Chr.	Imhotep, Priester und Arzt, gilt in Ägypten als Gott der Medizin.
~ 2500 v. Chr.	dokumentierte Anwendung der Ayurveda-Medizin in Indien
~ 2000 v. Chr.	Der *Kodex von Hammurabi* stellt Regeln zur Ausübung der Medizin in Babylon auf.
~ 650 v. Chr.	Assurbanipal stellt 800 Tafeln über Medizin in der Bibliothek von Ninive zusammen.
~ 450 v. Chr.	Xenophanes von Kolophon untersucht Fossilien und spekuliert über die Evolution des Lebens.
420 v. Chr.	Hippokrates schreibt die *Hippokratischen Verträge* und schafft den *Hippokratischen Eid.*
350 v. Chr.	Aristoteles schreibt über Evolutionsbiologie und versucht, Tiere zu klassifizieren.
300 v. Chr.	Herophilos von Chalkedon führt medizinische Sezierungen am Menschen durch.
100 v. Chr.	Asklepiades von Bithynien importiert griechische Medizin nach Rom und finanziert die methodische Schule der Medizin.

ERSTES JAHRTAUSEND NACH CHRISTUS

180 n. Chr.	Der griechische Arzt Galen von Pergamon untersucht den Zusammenhang zwischen Lähmungen und dem Rückenmark.
219 n. Chr.	Zhang Zhongjing veröffentlicht in China das *Shanghan Lun* (eine Abhandlung über fieberhafte, durch Kälte hervorgerufene Erkrankungen).
250 n. Chr.	Gründung einer Schule für Stammesmedizin in Monte Alban, Mexiko
390 n. Chr.	Oribasius von Pergamon stellt die *Medizinischen Sammlungen* in Konstantinopel zusammen.

400 n. Chr. Die heilige Fabiola gründet in Rom das erste christliche Krankenhaus.

630 n. Chr. Isidor von Sevilla verfasst sein großes enzyklopädisches Werk, die *Etymologiae.*

870 n. Chr. Der persische Arzt Ali ibn Sahl Rabban al-Tabari schreibt eine medizinische Enzyklopädie auf Arabisch.

910 n. Chr. Der persische Arzt Rhazes (auch Rasis) identifiziert den Unterschied zwischen Pocken und Masern.

1000 BIS 1799

1030 Der persische Universalgelehrte Avicenna (auch Ibn Sina) schreibt den Kanon der Medizin, der bis zum 18. Jahrhundert verwendet wird.

1204 Papst Innozenz III. gründet das erste Heilig-Geist-Hospital in Rom.

1403 Quarantäne gegen die Pandemie des Schwarzen Todes in Venedig, nachdem in Europa bereits Millionen Menschen gestorben sind

1541 Der Schweizer Arzt Paracelsus macht große Fortschritte in der Medizin (Chirurgie und Toxikologie).

1553 Der spanische Arzt Miguel Serveto y Reves (auch bekannt als Michael Servetus) untersucht den Lungenkreislauf (und wird wegen Ketzerei auf dem Scheiterhaufen verbrannt).

1590 In den Niederlanden wird das Mikroskop erfunden und bringt die Medizin schneller voran.

1665 Der englische Wissenschaftler Robert Hooke verwendet das Mikroskop, um Zellen zu identifizieren.

1675 Der niederländische Wissenschaftler Antoni van Leeuwenhoek beginnt die Mikrobiologie mit Mikroskopen.

1774 Der englische Wissenschaftler Joseph Priestley entdeckt den Sauerstoff und begründet die moderne Chemie.

1780 Benjamin Franklin schreibt über die Heilung des Alterns und die Erhaltung des Menschen.

1796 Der englische Arzt Edward Jenner entwickelt den ersten wirksamen Impfstoff gegen Pocken.

1798 Der englische Gelehrte Thomas Malthus thematisiert Nahrungsmittelproduktion und menschliche Überbevölkerung.

1800 BIS 1899

1804 Die Weltbevölkerung erreicht die 1-Milliarde-Marke.

1804 Der französische Arzt René Laennec erfindet das Stethoskop.

1809 Der französische Wissenschaftler Jean-Baptiste Lamarck entwirft die erste Evolutionstheorie.

1818 Der englische Arzt James Blundell führt die erste erfolgreiche Bluttransfusion durch.

1828 Der deutsche Naturwissenschaftler Christian Ehrenberg prägt das Wort Bakterium (für Griechisch »Stäbchen« oder »Bazille«).

1842 Der US-amerikanische Arzt Crawford W. Long führt die erste Operation mit Narkose durch.

1858 Der deutsche Arzt Rudolf Virchow veröffentlicht seine Zelltheorie.

1859 Der englische Naturwissenschaftler Charles Darwin veröffentlicht in London *Die Entstehung der Arten*.

1865 Der österreichische Mönch Gregor Mendel entdeckt die Gesetze der Genetik.

1869 Der Schweizer Arzt Friedrich Miescher entdeckt die Dann.

1870 Die Wissenschaftler Louis Pasteur und Robert Koch veröffentlichen die mikrobielle Infektionstheorie.

1882 Der französische Wissenschaftler Louis Pasteur entwickelt einen Impfstoff gegen Tollwut.

1890 Walther Flemming und andere beschreiben die Chromosomenverteilung bei der Zellteilung.

1892 Der deutsche Biologe August Weismann erkennt die »Unsterblichkeit« von Keimzellen.

1895 Der deutsche Physiker Wilhelm Conrad Röntgen entdeckt die Röntgenstrahlen und ihre medizinische Anwendung.

1896 Der französische Physiker Antoine Henri Becquerel entdeckt die Radioaktivität.

1898 Der niederländische Wissenschaftler Martinus Beijerinck entdeckt den ersten Virus und begründet die Virologie.

1900 BIS 1959

1905 Der englische Biologe William Bateson prägt den Begriff »Genetik«.

1906 Der englische Wissenschaftler Frederick Hopkins beschreibt Vitamine und mit ihnen zusammenhängende Krankheiten.

1906 Der deutsche Arzt Alois Alzheimer beschreibt die nach ihm benannte Krankheit.

1906 Santiago Ramón y Cajal erhält den Nobelpreis für seine Studien über das Nervensystem.

1911 Thomas Hunt Morgan weist nach, dass sich die Gene in den Chromosomen befinden.

1922 Der sowjetische Biochemiker Alexander Iwanowitsch Oparin stellt eine Theorie über den Ursprung des Lebens auf der Erde auf.

1925 Der französische Biologe Édouard Chatton prägt die Begriffe »Prokaryote« und »Eukaryote«.

1927 Die Weltbevölkerung erreicht die 2-Milliarden-Marke.

1927 erste Impfstoffe gegen Tetanus und Tuberkulose

1928 Der englische Wissenschaftler Alexander Fleming entdeckt das Penicillin (später das erste Antibiotikum).

1933 Der polnische Wissenschaftler Tadeus Reichstein synthetisiert zum ersten Mal ein Vitamin (Vitamin C, Ascorbinsäure).

1934 Wissenschaftler der Cornell University entdecken die kalorische Restriktion zur Lebensverlängerung bei Mäusen.

1938 Ein Quastenflosser (ein »lebendes Fossil«) wurde im Süden Afrikas aus dem Wasser gefischt.

1950 Ein erstes synthetisches Antibiotikum wird entwickelt.

1951 Beginn der künstlichen Besamung von Rindern mit kryokonserviertem Sperma

1951 Entdeckung der biologischen Unsterblichkeit von HeLa-Zellen (der verstorbenen Patientin Henrietta Lacks)

1952 Der US-Arzt Jonas Salk entwickelt einen Impfstoff gegen Kinderlähmung.

1952 Der US-Chemiker Stanley Miller führt Experimente zum Ursprung des Lebens durch.

1952 erste Klonversuche mit Froscheiern

1953 Die Wissenschaftler James D. Watson und Francis Crick demonstrieren die Doppelhelixstruktur der DNA.

1954 Der US-Arzt Joseph Murray transplantiert die erste menschliche Niere.

1958 Der US-Arzt Jack Steele prägt das Wort »Bionik«.

1959 Die Weltbevölkerung erreicht die 3-Milliarden-Marke.

1959 Der spanische Wissenschaftler Severo Ochoa erhält den Nobelpreis für seine Arbeiten über DNA und RNA.

1960 BIS 1999

1961 Der spanische Biochemiker Joan Oró stellt seine Theorien über den Ursprung des Lebens auf.

1961 Der US-Wissenschaftler Leonard Hayflick entdeckt eine Grenze der Zellteilung.

1967 Der US-Wissenschaftler James Bedford wird der erste Patient in der Kryokonservierung.

1967 Der südafrikanische Arzt Christiaan Barnard führt die erste menschliche Herztransplantation durch.

1972 Entdeckung der zu fast 99 Prozent ähnlichen DNA-Zusammensetzung bei Menschen und Gorillas

1974 Die Weltbevölkerung erreicht die 4-Milliarden-Marke.

1975 Verschiedene Wissenschaftler entdecken die Struktur der Telomere (erstmals 1933 betrachtet).

1978 Der erste Mensch wird dank künstlicher Befruchtung geboren (Louise Brown in England).

1978 Stammzellen werden im Blut einer Nabelschnur entdeckt.

1980 Die Weltgesundheitsorganisation erklärt die Pocken weltweit offiziell für ausgerottet.

1981 Erste Stammzellen (aus Mäusen) werden in vitro entwickelt.

1982 Humulin (ein Medikament gegen Diabetes) wird als erstes Biotech-Produkt von der FDA zugelassen.

1985 Die australisch-amerikanische Biologin Elizabeth Blackburn identifiziert das Enzym Telomerase.

1986 HIV (Human Immunodeficiency Virus) wird als Ursache von AIDS identifiziert.

1987 Die Weltbevölkerung erreicht 5-Milliarden-Marke.

1990 Das Humangenomprojekt startet als große Anstrengung unter der Leitung mehrerer Regierungen.

1990 Die erste Gentherapie wird zur Behandlung einer Immunkrankheit zugelassen.

1990 Die FDA genehmigt den ersten gentechnisch veränderten Organismus (Flavr-Savr-Tomate).

1993 Die US-Biologin Cynthia Kenyon erhöht die Lebensspanne von *C. elegans* um ein Vielfaches.

1995 Der US-Wissenschaftler Caleb Finch beschreibt vernachlässigbare Seneszenz bei einigen Tieren.

1996 Der schottische Wissenschaftler Sir Ian Wilmut klont das Schaf Dolly, das erste geklonte Säugetier.

1998 Erste embryonale Stammzellen in jungen menschlichen Embryonen werden isoliert.

1999 Die Weltbevölkerung erreicht die 6-Milliarden-Marke.

2000 BIS 2019

2001 Der US-Wissenschaftler Craig Venter gibt seine Sequenz des menschlichen Genoms bekannt (basierend auf seiner eigenen DNA).

2002 Das erste künstliche Virus (Polio-Virus) wird von Wissenschaftlern vollständig erzeugt.

2003 Das Humangenomprojekt mit öffentlicher und privater Beteiligung und Projekten wird offiziell beendet.

2003 Der englische Wissenschaftler Aubrey de Grey und seine Kollegen gründen die Methuselah Foundation.

2004 Die SARS-Epidemie ist ein Jahr nach ihrem Ausbruch eingedämmt (das Genom wurde innerhalb weniger Monate sequenziert).

2006 Der japanische Wissenschaftler Shinya Yamanaka erzeugt induzierte pluripotente Stammzellen in Kyoto.

2008 Die spanische Biologin María Blasco verkündet die Lebensverlängerung von Mäusen am CNIO in Madrid.

2009 Der englische Wissenschaftler Aubrey de Grey und seine Kollegen gründen die SENS Research Foundation.

2009 Nobelpreis für Physiologie und Medizin für Studien über Telomere und Telomerase

2010er erste Brücke zu einer unbegrenzten Lebenserwartung mithilfe aktueller Technologien (Ray Kurzweil)

2010 Der US-Wissenschaftler Craig Venter gibt die Schaffung des ersten künstlichen Bakteriums (Synthia) bekannt.

2010 Nobelpreis für Physiologie und Medizin für die Entwicklung der In-vitro-Fertilisation

2011 Die Weltbevölkerung erreicht die 7-Milliarden-Marke.

2011 Französischen Forschern gelingt die Verjüngung menschlicher Zellen in vitro.

2012 Nobelpreis für Physiologie und Medizin für das Klonen und die Reprogrammierung von Zellen (pluripotente Zellen)

2013 erste in vitro hergestellte Rattenniere in den USA

2013 erste mit Stammzellen hergestellte menschliche Leber in Japan

2013 Google kündigt die Gründung von Calico (California Life Company) zur Heilung des Alterns an.

2014 IBM weitet den Einsatz seines intelligenten medizinischen Systems namens »Doctor Watson« aus.

2014 Der koreanisch-amerikanische Arzt Joon Yun gründet den Palo Alto Longevity Prize.

2015 erster Impfstoff gegen das Virus des hämorrhagischen Ebola-Fiebers

2016 Facebook-Chef Mark Zuckerberg verkündet, dass es möglich sein wird, »alle Krankheiten« zu heilen.

2016 Microsoft-Wissenschaftler kündigen an, dass sie innerhalb von 10 Jahren in der Lage sein sollten, Krebs zu heilen.

2016 Der deutsche Unternehmer Michael Greve gründet die Forever Healthy Foundation.

2017 Der spanische Wissenschaftler Juan Carlos Izpisúa gibt bekannt, dass er Mäuse durch epigenetische Veränderungen zu 40 Prozent verjüngen konnte.

2018 erste kommerzielle Behandlung mit Gentherapie mittels CRISPR

2018 Geburt der ersten CRISPR-Babys zur Vermeidung von HIV-Infektionen in China

2019 FDA-Zulassung für die ersten experimentellen senolytischen Behandlungen

2020 BIS 2029 (EINIGE MÖGLICHKEITEN)

2020 Das Genom des Covid19-Virus wird innerhalb von Wochen sequenziert und neue mRNA-Impfstoffe werden innerhalb von Tagen entwickelt.

2020 AlphaFold (von Googles DeepMind entwickelte KI) löst die Proteinfaltung in der Biologie.

2020 Nobelpreis für Physiologie und Medizin für die CRISPR-Forschung

2020 Verjüngung der Augen blinder Mäuse durch epigenetische Umprogrammierung des australischen Biologen David Sinclair an der Harvard University

2021 Der Amerikaner Jeff Bezos, der Russe Juri Milner und andere Milliardäre gründen Altos Labs, um Krankheiten des Alterns zu heilen.

2021 Die erste Transplantation einer Schweineniere in einen hirntoten Menschen zeigt, dass Xenotransplantationen funktionieren können.

2021 größte Impfkampagne der Geschichte zur Eindämmung der COVID-19-Pandemie nach der Produktion von fast 10 Milliarden Impfstoffen innerhalb eines Jahres

2022 Die erste Transplantation eines Schweineherzens in einen Menschen zeigt, dass Xenotransplantationen funktionieren.

2022 Die FDA genehmigt die ersten experimentellen Behandlungen für Hämophilie und Alzheimer-Krankheit.

2023 Die Weltbevölkerung erreicht nach Angaben der Vereinten Nationen die 8-Milliarden-Marke.

2025 Molekulare Assembler (Nanotechnologie) werden möglich (Ray Kurzweil).

2026 Die Weltbevölkerung erreicht laut US Census Bureau die 8-Milliarden-Marke.

2020er zweite Brücke zur unbegrenzten Lebenserwartung durch Biotechnologie (Ray Kurzweil)

2020er klinische Versuche mit Metformin und Rapamycin zur Verlängerung der Lebenserwartung

2020er weltweite Ausrottung der Poliomyelitis

2020er weltweite Ausrottung von Masern

2020er erste experimentelle klinische Versuche mit mRNA-Impfstoffen gegen Krebs

2020er erfolgreiche Impfstoffe gegen Malaria und HIV zugelassen

2020er Heilung für die meisten Krebsarten

2020er Heilung der Parkinson-Krankheit

2020er 3-D-Biodruck von einfachen menschlichen Organen

2020er kommerzielles Klonen von menschlichen Organen mit eigenen Zellen von Patienten

2020er Beginn der kommerziellen Verjüngungsbehandlung mit Stammzellen und Telomerase

2020er KI und Roboterärzte ergänzen und vervollständigen menschliche Ärzte.

2020er Telemedizin breitet sich weltweit aus.

2020er erste bemannte Reisen zum Mars (Elon Musk)

2029 Die Ausbruchgeschwindigkeit der Langlebigkeit (Longevity-Escape-Velocity (LEV) oder Methuselarität) wird erreicht (Ray Kurzweil).

2029 Eine fortgeschrittene KI besteht endlich den Alan-Turing-Test (Ray Kurzweil).

NACH 2030 (WEITERE MÖGLICHKEITEN)

2030 dritte Brücke zur unbegrenzten Lebenserwartung durch Nanotechnologie (Ray Kurzweil)

2030er Heilung der Alzheimer-Krankheit

2030er weltweite Ausrottung von Malaria

2030er weltweite Ausrottung von HIV

2030er Konsolidierung der ersten menschlichen Kolonie auf dem Mars (Elon Musk)

2037 Die Weltbevölkerung erreicht nach Angaben der Vereinten Nationen 9-Milliarden-Marke.

2039 Gedankenübertragung von Gehirn zu Gehirn wird möglich (Ray Kurzweil)

2040er endgültige Brücke zur unbegrenzten Lebensspanne und Unsterblichkeit durch KI (Ray Kurzweil)

2040er Interplanetarisches Internet verbindet Erde, Mond, Mars und Raumschiffe.

2042 Die Weltbevölkerung erreicht nach Angaben des US Census Bureau die 9-Milliarden-Marke.

2045 Das Altern wird geheilt und der Tod wird optional (Ray Kurzweil).

2045 Die Singularität: KI übertrifft alle menschliche Intelligenz (Ray Kurzweil).

2049 Die Unterscheidung zwischen Realität und virtueller Realität verschwindet (Ray Kurzweil).

2050 Humanoide Roboter gewinnen den englischen Fußballpokal (British Telecom).

2050er erste Reanimationen von kryokonservierten Patienten (Ray Kurzweil)

2072 Picotechnologie beginnt (Pico ist tausendmal kleiner als Nano, Ray Kurzweil).

2099 Beginn der Femtotechnologie (Femto ist tausendmal kleiner als Pico, Ray Kurzweil).

2099 Die Lebensspanne wird in einer Welt der »Amortalität« irre.

DANKSAGUNG

Dankbarkeit ist das Zeichen edler Seelen

AESOP, 5. JAHRHUNDERT V. CHR.

Wenn ich weiter gesehen habe, dann deshalb, dass ich auf den Schultern von Riesen stand

ISAAC NEWTON, 1676

Der Sieg hat 100 Väter, aber die Niederlage ist ein Waisenkind

JOHN FITZGERALD KENNEDY, 1961

Dies ist ein Buch über das Leben, für das Leben und zum Leben. Die erste Danksagung geht an unsere Familien, die es uns ermöglicht haben, hierher zu kommen. Doch mehr noch als unseren direkten Familien gilt unsere Dankbarkeit unseren ersten hominiden Vorfahren in Afrika vor Millionen von Jahren und lange davor den ersten einzelligen Organismen, von denen alles Leben auf unserem kleinen Planeten abstammt.

Wir beginnen mit einigen ganz besonderen Danksagungen. Der erste Dank geht an Aubrey de Grey für das Schreiben des Prologs und an Björn Schumacher für das Schreiben des Epilogs. Der zweite Dank geht an unsere Freunde, die diese Übersetzung möglich gemacht und einen unglaublichen Verlag in Deutschland kontaktiert haben: Natalia Karbasova, Boris Bauke und Frederik Cyrus Roeder. Der dritte Dank geht an Christian Jund und Georg Hodolitsch von der ausgezeichneten Münchner Verlagsgruppe, die sich voll und ganz für *Der Sieg über den Tod* einsetzen. Ein weiterer Dank geht an den Herausgeber einiger unserer früheren Bücher, Carlos García

Hernández, der auch die Bücher von Aubrey de Grey und Ray Kurzweil auf Deutsch und Spanisch bei Lola Books in Berlin herausgegeben hat.

Vielen Dank auch an unsere Kollegen und Freunde an Universitäten und Institutionen wie den Spitzenuniversitäten von Barcelona, Berkeley, Berlin, Cambridge, College London, Complutense, Georgetown, Harvard, Higher School of Economics, INSEAD, Kioto, Liverpool, Madrid, MIPT, MIT, München, Oxford, Seoul, Singapur, Singularity, Sophia, Stanford, Tecnológico de Monterrey, Tokio, Westminster, Yonsei und vielen anderen in verschiedenen Teilen der Welt. Wir möchten auch Menschen in anderen visionären Organisationen danken, wie der World Academy of Art and Science, International Longevity Alliance, Club of Rome, Coalition for Radical Life Extension, Alcor Life Extension Foundation, Life Extension Foundation, Lifeboat Foundation, Forever Healthy Foundation, FitTech Summit, Kizoo Technology Ventures, London Futurists, Madrid Singularity, Methuselah Foundation, HumanityPlus, Cryonics Institute, KrioRus, Partei für Gesundheitsforschung, SENS Research Foundation, SingularityNET, The Millennium Project, U. S. Transhumanist Party, SingularityNET, TechCast Global, VitaDAO, World Future Society, World Futures Studies Federation und andere futuristische Gruppen in aller Welt.

Bei den Einzelpersonen möchten wir zunächst den Wissenschaftlern, Forschern, Investoren, Kommunikatoren, Unterstützern, Ökonomen und Politikern, die sich aktiv für die radikale Verlängerung des Lebens einsetzen, unseren Dank aussprechen: Jean Accad, Alper Alsan, Bruce Ames, Bill Andrews, Christian Angermayer, Sonia Arrison, Jacques Attali, Steven Austad, Rafael Badziag, Ronald Bailey, Pavel Bakhtin, Joe Bardin, Nir Barzilai, Mikhail Batin, Bertram Barthel, Sönke Bartling, Nir Barzilai, Kate Batz, Andrea Bauer, Heiner Benking, Marc Bernegger, Jan Bertram, Ben Best, Marcus Beyer, Victor Bjork, Celia Black, María Blasco, Gunter Boden, Felix Bopp, Nick Bostrom, Mariana Bozesan, Alexander Braun, Alon Braun, David Braun, Emma Brooke, Jan Bruch, Sebastian Brunemeier, Marc Buckley, Jean-Christophe Bugeon, Sven Bulterijs, Patrick Burgermeister, Ismael Cala, Judith Campisi, Al Chalabi, Nathan Cheng, Nicolas Chernavsky, Alexander Chulok, George Church, Günter Clar, Vitto Claut, Sven Clemann, James

Clement, Didier Coeurnelle, Margaretta Colangelo, Kristin Comella, Keith Comito, Nichola Conlon, Franco Cortese, Kat Cotter, Attila Csordas, Cornelia Daheim, Michel David, Karsten De Clerck, Hugues de Jouvenel, João Pedro de Magalhães, Heitor Gurgulino de Souza, Bart De Witte, Edouard Debonneuil, Yuri Deigin, Dinorah Delfin, Laura Deming, Bobby Dhadwar, Peter Diamandis, Luiza Dobre, Eric Drexler, George Dvorsky, Daniel Egger, Andrey Egorov, Anastasia Egorova, María Entraigues-Abramson, Terence Ericson, Timothy Evison, Alexandra Ezhkova, Gregory Fahy, Bill Faloon, Peter Fedichev, Grigory Fedorov, Hans-Josef Fell, Gustavo Fernández, Luc Ferry, Kristen Fortney, Michael Fossel, Thomas Frey, Robert Freitas, Petr Fridrich, Patri Friedman, Mercedes Frígols Ballester, Markus Fuhrmann, Garry Jacobs, Michael Gähwiler, Maximilian Gaub, Titus Gebel, Joerg Geier, Anastasiya Giarletta, Sebastian Giwa, Vadim Gladyshev, Jerome Glenn, Claudia Göbel, Ben Goertzel, Tyler Golato, Kai Gondlach, Vera Gorbunova, Ted Gordon, Rodolfo Goya, Michael Greve, Greg Grinberg, Harvey Gross, Dan Grossman, Terry Grossman, Sandro Grundmann, Eric Guichard, Daniel Gutenberg, Barbara Haering, Thomas Hahn, Bill Halal, David Hanson, Frank Harnischfeger, Karl-Friedrich Harter, William Haseltine, Petra Hauser, Jean Hébert, Tobias Heger, Walter Hehl, Boaz Heller, Dagmar Hesse, Steve Hill, Matthias Hornberger, Antonio Horta-Osorio, Steve Horvath, Ted Howard, Min Thura Htun, Barry Hughes, James Hughes, Paul Hynek, Cairn Idun, Tom Ingoglia, Anca Iovita, Salim Ismail, Zoltan Istvan, Juan Carlos Izpisúa Belmonte, Jérôme Jaggi, Sven Gabor Janszky, Andreas Jürgens, Matt Kaeberlein, Ulrich Kaiser, Gerald Kalny, Dmitry Kaminskiy, Andreas Kabus, Alexander Karran, Steve Katz, Sandra Kaufmann, Peter Kaznacheev, David Kekich, Emil Kendziorra, Brian Kennedy, Magomed Khaidakov, Daria Khaltourina, Faraz Khan, Nicolai Killian, Francis Kint, Ron Klatz, Holger Knappenschneider, Randal Koene, Jin Kolesnikov, Maria Konovalenko, Timothy Kotowich, Daniel Kraft, Torsten Kriening, Anton Kulaga, Ray Kurzweil, Marios Kyriazis, Philippe Lang, Miriam Leis, Eugen Leitl, Gerd Leonhard, Kate Levchuk, Martin Lipovsek, Eva Liu, Bruce Lloyd, Carlos López-Otín, Peter Lorange, Hartwin Maas, Shai Machnes, Dip Maharaj, Polina Mamoshina, Djordje Mancev, Angel Marchev, Abelardo Jesús Márquez, Eric Martinot, Rosae Martín Peña, Nuno Martins, Stephen Matlin, John Mauldin, Raymond McCauley, Danila Medvedev, Oliver Medvedik,

Dirk Meissner, Jim Mellon, Ralph Merkle, Bertalan Meskó, Jamie Metzl, Phil Micans, Pero Mićić, Elena Milova, Kesley Moody, Max More, Alexey Moskalev, Wolfgang Müller, Ronjon Nag, Torsten Nahm, Brent Nally, Harald Neidhardt, Phil Newman, Annette Nijs, Simon Nopp, Peter Nygard, Martin O'Dea, Thomas Obermüller, Alejandro Ocampo, David Orban, Erik Ferdinand Øverland, Liz Parrish, Ira Pastor, David Pearce, Kevin Perrott, Steve Perry, Christine Peterson, James Peyer, Bruno Pfeiffer, Calin Popescu, Frances Pordes, Aleksandr Potapov, Valerija (Udalova) Pride, Giulio Prisco, Alain Pujol, Lukas Reinhardt, Joachim Rautler, Reason, Jovan David Rebolledo, Tobias Reichmuth, Robert J. S. Reis, Roman Retzbach, Andreas Ridder, Ramón Risco, Edwina Rogers, Georges Roos, Michael Rose, Gabriel Rothblatt, Martine Rothblatt, Vitaliy Roud, Marc Roux, Avi Roy, Leon Rubinstein, Mark Sackler, Paul Saffo, Ugur Sahin, Michael Sandager, Anders Sandberg, Ozcan Saritas, Nadine Saul, Fabian Alexander Schaper, Matthew Schenk, Isabelle Schiffer, Dominik Schirle, Michael Schönmoser, Christian Schoon, Boris Schmalz, Dominik Schmid, Thilo Schmitz, Frank Schüler, Kenneth Scott, Manuel Serrano, Lena Shagieva, Sonia Simon, Jason Silva, David A. Sinclair, Roman Sitelew, Hannes Sjöblad, Guy Sorman, Petr Sramek, Matthias Stache, Ilia Stambler, Karlheinz Steinmüller, Trude Stene, Fred Stitt, Gregory Stock, Gennady Stolyarov II, Alexandra Stolzing, Jim Strole, Csaba Szabo, Rohit Talwar, Fabian Temme, Peter Thiel, Alexander Tietz-Latza, Mohan Tikku, Didier Tisserand, Mariana Todorova, Alexey Turchin, Roey Tzezana, Manfred Ullrich, Maximilian Unfried, Roland Unfried, Neal VanDeRee, Álvaro Vargas-Llosa, Harold Varmus, Guilhem Velvé-Casquillas, Craig Venter, Karl Venter, Eric Verdin, Jack Vincent, Natasha Vita-More, Dominique Vocat, Martín Volpe, Heiko von der Gracht, Christian von Luebke, Stephan von Perger, Peter Voss, Jörg Wallner, Chip Walter, Kevin Warwick, Denis Weidner, Felix Werth, Michael West, Martin Wezowski, Kristen Willeumier, Sergey Young, Bastian Zarske Bueno, Peter Zemsky, Alex Zhavoronkov und Rainer Zitelmann.

Abschließend möchten wir uns bei allen Lesern dieses Buches für ihr Interesse bedanken und sie bitten, uns Ideen, Vorschläge, Korrekturen oder zusätzliche Kommentare an die Kontaktadresse auf der Website des Buches zu schreiben. Alle Nachrichten sind mehr als willkommen, um das Buch weiter zu verbessern. Ihre Empfehlung dieses Buches an andere ist ebenso wichtig, um den wissenschaftlichen Fortschritt zu fördern.

Dies ist ein Buch so perfekt und unvollkommen wie das Leben selbst. Es ist auch ein »unsterbliches« Buch, das sich in Zukunft weiterentwickeln und verändern wird, wie das »unsterbliche« Leben. Dies ist ein Werk, das sich kontinuierlich verbessern wird, dank Lesern wie Ihnen.

Alle Ihre Vorschläge sind herzlich willkommen!

ÜBER DIE AUTOREN

JOSÉ CORDEIRO, PhD

Dr. José Cordeiro ist ein Fellow der World Academy of Art and Science, Direktor von The Millennium Project, Gründungsfakultät der Singularity University im NASA Research Park, Silicon Valley, und ehemaliger Direktor des Club of Rome (Venezuela Chapter), der World Transhumanist Association und des Extropy Institute. Er war auch Gastdozent am Institute of Developing Economies IDE-JETRO in Tokio, Japan, am Moskauer Institut für Physik und Technologie (MIPT) und an der Higher School of Economics (HSE) in Russland.

Dr. Cordeiro studierte Ingenieurwissenschaften am Massachusetts Institute of Technology (MIT) in Cambridge, MA, Wirtschaftswissenschaften an der Georgetown University in Washington, DC, Management am INSEAD in Fontainebleau, Frankreich, und Naturwissenschaften an der Universidad Simón Bolívar in Caracas, Venezuela. Er ist ein führender Experte für technologischen Wandel und Zukunftstrends und Autor von über zehn Büchern, die in fünf Sprachen veröffentlicht wurden. Cordeiro trat in Sendungen der BBC, CNN, Discovery Channel und History Channel auf, neben vielen anderen internationalen Medieninterviews. Er ist Mitglied der Ehrengesellschaften Sigma Xi (ΣΞ) und Tau Beta Pi (ΤΒΠ) und erhielt mehrere Preise, darunter den Spanischen Gesundheitspreis des Instituto Europeo für die Förderung der Forschung über Langlebigkeit und Lebensverlängerung. Im Jahr 2019 war er mit seinem Vorschlag, eine europäische Anti-Aging-Agentur zu etablieren, Kandidat für Spanien für das EU-Parlament.

DAVID WOOD, ScD

David Wood war als Pionier der Smartphone-Industrie 1998 Mitbegründer und EVP von Symbian, dem weltweit ersten erfolgreichen Smartphone-Betriebssystem. Software, die von seinen Teams geschrieben wurde, war in den folgenden Jahren in einer halben Milliarde Smartphones enthalten, von Firmen wie Nokia, Motorola, Sony Ericsson, Samsung, LG, Fujitsu und Panasonic.

Wood war außerdem drei Jahre lang CTO von Accenture Mobility und mitverantwortlich für dessen internationale Geschäftsinitiative »Mobility Health«.

Heute ist er hauptberuflich Futurist, Redner, Analyst und mehrfacher Buchautor, unter anderen von *Anticipating 2025*, *Smartphones and beyond*, *The Abolition of Aging* und zuletzt *Vital Foresight: The Case for Vital Transhumanism*.

Außerdem leitet er die »London Futurists«, ein gemeinnütziges Networking-Treffen mit fast 10.000 Mitgliedern, und hat über 250 öffentliche Veranstaltungen zu technoprogressiven und futuristischen Themen moderiert. Im Jahr 2009 wurde er in die T3-Liste der »100 einflussreichsten Menschen in der Technologie« aufgenommen. Wood studierte Mathematik an der Cambridge University und erhielt den Ehrendoktortitel in Wissenschaft von der University of Westminster. Er ist Fellow des IEET (Institute for Ethics and Emerging Technology) und war Sekretär der internationalen Organisation HumanityPlus.

BIBLIOGRAFIE

Bücher sprengen die Fesseln der Zeit, der Beweis,
dass Menschen zaubern können
CARL SAGAN, 1980

Manch einer hat durch die Lektüre eines Buches
eine neue Ära in seinem Leben eingeleitet
HENRY DAVID THOREAU, 1854

Alberts, Bruce. (2014). *Molecular Biology of the Cell. 6th Edition*. Garland Science.

Alexander, Brian. (2004). *Rapture: A Raucous Tour of Cloning, Transhumanism, and the New Era of Immortality*. Basic Books.

Alexandre, Laurent. (2011). *La mort de la mort: Comment la technomédicine va bouleverser l'humanité*. Editions Jean-Claude Lattès.

Alighieri, Dante. (2008 [1321]). *Die Göttliche Komödie*. Chartwell Books.

Andrews, Bill & Cornell, Jon. (2017). *Telomere Lengthening: Curing All Disease Including Aging and Cancer*. Sierra Sciences.

Andrews, Bill & Cornell, Jon. (2014). *Curing Aging: Bill Andrews on Telomere Basics*. Sierra Sciences.

Arking, Robert. (2006). *Biology of Ageing: Observations and Principles*. Oxford University Press.

Arrison, Sonia. (2011). *100 Plus: How the Coming Age of Longevity Will Change Everything, From Careers and Relationships to Family and Faith*. Basic Books.

Asimov, Isaac. (1993). *Asimov's New Guide to Science*. Penguin Books Limited.

Austad, Steven N. (1997). *Why We Age: What Science Is Discovering About the Body's Journey Through Life*. John Wiley & Sons, Inc.

Bailey, Ronald. (2005). *Liberation Biology: The Scientific and Moral Case for the Biotech Revolution*. Prometheus Books.

BBVA, OpenMind. (2017). *Der nächste Schritt: Exponential Life.* BBVA, OpenMind.

Becker, Ernest. (1973). *Die Überwindung der Todesfurcht.* Goldmann Verlag.

Blackburn, Elizabeth & Epel, Elissa. (2018). *The Telomere Effect: A Revolutionary Approach to Living Younger, Healthier, Longer.* Grand Central Publishing.

Blasco, María & Salomone, Mónica G. (2016). *Morir joven, a los 140: El papel de los telómeros en el envejecimiento y la historia de cómo trabajan los científicos para conseguir que vivamos más y mejor.* Paidós.

Bostrom, Nick. (2005). "A History of Transhumanist Thought". *Journal of Evolution and Technology*, Vol. 14 Issue 1, April 2005.

Bova, Ben. (1998). *Immortality: How Science is Extending Your Life Span, and Changing the World.* Avon Books.

Broderick, Damien. (1990). *The Last Mortal Generation: How Science Will Alter Our Lives in the 21st Century.* New Holland.

Bulterijs, Sven; Hull, Raphaella S.; Bjork, Victor C. & Roy, Avi G. (2015). "It's Time to Classify Biological Ageing as a Disease". *Frontiers in Genetics* 6:205.

Carlson, Robert H. (2010). *Biology is Technology: The promise, peril, and new business of engineering life.* Harvard University Press.

Cave, Stephen. (2012). *Immortality: The Quest to Live Forever and How It Drives Civilization.* Crown.

Chaisson, Eric. (2005). *Epic of Evolution: Seven Ages of the Cosmos.* Columbia University Press.

Church, George M. und Regis, Ed. (2012). *Regenesis: How Synthetic Biology will Reinvent Nature and Ourselves.* Basic Books.

Clarke, Arthur C. (1984 [1962]). *Profiles of the Future: an Inquiry Into the Limits of the Possible.* Henry Holt and Company.

Comfort, Alex. (1964). *Ageing: The Biology of Senescence.* Routledge & Kegan Paul.

Condorcet, Marie-Jean-Antoine-Nicolas de Caritat. (1979 [1795]). *Sketch for a Historical Picture of the Progress of the Human Mind.* Greenwood Press.

Cordeiro, José (Hrsg.). (2014). *Latinoamérica 2030: Estudio Delphi y Escenarios.* Lola Books.

Cordeiro, José. (2010). *Telephones and Economic Development: A Worldwide Long-Term Comparison.* Lambert Academic Publishing.

Cordeiro, José. (2007). *El Desafío Latinoamericano ... y sus Cinco Grandes Retos.* McGraw-Hill Interamericana.

Coeurnelle, Didier. (2013). *Et si on arrêtait de vieillir!* FYP éditions.

Critser, Greg. (2010). *Eternity Soup: Inside the Quest to End Aging*. Crown.

Danaylov, Nikola. (2016). *Conversations with the Future: 21 Visions for the 21st Century*. Singularity Media, Inc.

Darwin, Charles. (2003 [1859]). *The Origin of the Species*. Fine Creative Media.

Dawkins, Richard. (1976). *The Selfish Gene*. Oxford University Press.

De Grey, Aubrey & Rae, Michael. (2008). *Ending Aging: The Rejuvenation Breakthroughs That Could Reverse Human Aging in Our Lifetime*. St. Martin's Press.

De Grey, Aubrey; Ames, Bruce N.; Andersen, Julie K.; Bartke, Andrzej; Campisi, Judith; Heward, Christopher B.; McCarter, Roger JM & Stock, Gregory. (2002). "Time to talk SENS: critiquing the immutability of human aging." *Annals of the New York Academy of Sciences*. Vol. 959; S. 452-462.

De Grey, Aubrey. (1999). *The mitochondrial free radical theory of aging*. Landes Bioscience.

De Magalhães, João Pedro, Curado, J. & Church, George M. (2009). "Meta-analysis of age-related gene expression profiles identifies common signatures of aging." *Bioinformatics*, 25(7), S. 875-881.

Deep Knowledge Ventures. (2018). *AI for Drug Discovery, Biomarker Development and Advanced R&D*. Deep Knowledge Ventures.

DeLong, J. Brad. (2000). "Cornucopia: The Pace of Economic Growth in the Twentieth Century." *NBER Working Papers* 7602.

Diamandis, Peter H. & Kotler, Steven. (2016). *Bold: How to Go Big, Create Wealth and Impact the World*. Simon & Schuster.

Diamandis, Peter H. & Kotler, Steven. (2012). *Abundance: The Future is Better Than You Think*. Free Press.

Diamond, Jared M. (1997). *Guns, Germs, and Steel: The Fates of Human Societies*. W.W. Norton & Co.

Drexler, K. Eric. (2013). *Radical Abundance: How a Revolution in Nanotechnology Will Change Civilization*. PublicAffairs.

Drexler, K. Eric. (1987). *Engines of Creation: The Coming Age of Nanotechnology*. Anchor Books.

Dyson, Freeman J. (2004 [1984]): *Infinite in All Directions*. Harper Perennial.

Ehrlich, Paul. (1968). *The Population Bomb*. Sierra Club/Ballantine Books.

Emsley, John. *(2011). Nature's Building Blocks: An A–Z Guide to the Elements.* Oxford University Press.

Ettinger, Robert. (1972). *Man into Superman.* St. Martin's Press.

Ettinger, Robert. (1964). *The Prospect of Immortality.* Doubleday.

Fahy, Gregory et al. (Hrsg.). (2010). *The Future of Aging: Pathways to Human Life Extension.* Springer.

Farmanfarmaian, Robin. (2015). *The Patient as CEO: How Technology Empowers the Healthcare Consumer.* Lioncrest Publishing.

Feynman, Richard. (2005). *The Pleasure of Finding Things Out: The Best Short Works of Richard P. Feynman.* Basic Books.

Finch, Caleb E. (1990). *Senescence, Longevity, and the Genome.* University of Chicago Press.

Fogel, Robert William. (2004). *The Escape from Hunger and Premature Death, 1700-2100: Europe, America, and the Third World.* Cambridge University Press.

Fossel, Michael. (2015). *The Telomerase Revolution: The Enzyme That Holds the Key to Human Aging and Will Soon Lead to Longer, Healthier Lives.* BenBella Books.

Fossel, Michael. (1996). *Reversing Human Aging.* William Morrow and Company.

Friedman, David M. (2007). *The Immortalists: Charles Lindbergh, Dr. Alexis Carrel und ihre kühne Suche nach dem ewigen Leben.* Ecco.

Fumento, Michael. (2003). *BioEvolution: How Biotechnology Is Changing the World.* Encounter Books.

García Aller, Marta. (2017). *El fin del mundo Tal y como lo conocemos: Las grandes innovaciones que van a cambiar tu vida.* Planeta.

Garreau, Joel. (2005). *Radical Evolution: The Promise and Peril of Enhancing Our Minds, Our Bodies, and What It Means to Be Human.* Doubleday.

Glenn, Jerome, et al. (2018). *State of the Future 19.1.* Das Millennium-Projekt.

Gosden, Roger. (1996). *Cheating Time.* W. H. Freeman & Company.

Green, Ronald M. (2007). *Babies by Design: The Ethics of Genetic Choice.* Yale University Press.

Gupta, Sanjay. (2009). *Cheating Death: The Doctors and Medical Miracles that Are Saving Lives Against all Odds.* Wellness Central.

Halal, William E. (2008). *Technology's Promise: Expert Knowledge on the Transformation of Business and Society.* Palgrave Macmillan.

Haldane, John Burdon Sanderson. (1924). *Daedalus oder Die Wissenschaft und die Zukunft*. K. Paul, Trench, Trubner & Co.

Hall, Stephen S. (2003). *Merchants of Immortality: Chasing the Dream of Human Life Extension*. Houghton Mifflin Harcourt.

Halperin, James L. (1998). *The First Immortal*. Del Rey, Random House.

Harari, Yuval Noah. (2017). *Homo Deus: A Brief History of Tomorrow*. Harper.

Harari, Yuval Noah. (2015). *Sapiens: A Brief History of Humankind*. Harper.

Hawking, Stephen. (2002). *The Theory of Everything: The Origin and Fate of the Universe*. New Millennium Press.

Hayflick, Leonard. (1994). *How and Why We Age*. Ballantine Books.

Hobbes, Thomas. (2008 [1651]). *Leviathan*. Oxford World's Classics. Oxford University Press.

Hoffman, Rudi. (2018). *The Affordable Immortal: Maybe You Can Beat Death and Taxes*. Createspace Independent Publishing Platform

Hughes, James. (2004). *Citizen Cyborg: Why Democratic Societies Must Respond to the Redesigned Human of the Future*. Westview Press.

Huxley, Julian. (1957). "Transhumanism". *New Bottles for New Wine*. Chatto & Windus.

Institut für Unsterblichkeit (Hrsg.). (2004). *Die wissenschaftliche Eroberung des Todes: Essays über unendliche Lebensspannen*. Libros En Red.

Internationaler Währungsfonds. (Anual). *Weltwirtschaftsausblick*. International Monetary Fund.

Ioviţă, Anca. (2015). *The Aging Gap Between Species*. CreateSpace.

Jackson, Moss A. (2016). *I Didn't Come to Say Goodbye! Navigating the Psychology of Immortality*. D&L Press.

Kahn, Herman. (1976). *The Next 200 Years: A Scenario for America and the World*. Federkiel.

Kaku, Michio. (2018). *The Future of Humanity: Terraforming Mars, Interstellar Travel, Immortality, and Our Destiny Beyond Earth*. Doubleday.

Kaku, Michio. (2012). *Physics of the Future: How Science Will Shape Human Destiny and Our Daily Lives by the Year 2100*. Anchor Books.

Kanungo, Madhu Sudan. (1994). *Genes and Aging*. Cambridge University Press.

Kennedy, Brian K.; Berger, Shelley, L.; Brunet, Anne; Campisi, Judith; Cuervo, Ana Maria; Epel, Elissa S.; Franceschi, Claudio; Lithgow, Gordon J.; Morimoto,

Richard I.; Pessin, Jeffrey E.; Rando, Thomas A.; Arlan Richardson, Arlan; Schadt, Eric E.; Wyss-Coray, Tony & Sierra, Felipe. (2014). "Aging: a common driver of chronic diseases and a target for novel interventions." *Cell*, 2014 Nov 6; 159(4): S. 709-713.

Kenyon, Cynthia J. (2010). "The genetics of aging". *Nature*, 464(7288), S. 504-512.

Kuhn, Thomas S. (1962). *The Structure of Scientific Revolutions.* University of Chicago Press.

Kurian, George T. und Molitor, Graham T.T. (1996). *Encyclopedia of the Future.* Macmillan.

Kurzweil, Ray. (2012). *How to Create a Mind: The Secret of Human Thought Revealed.* Viking Books.

Kurzweil, Ray. (2005). *The Singularity Is Near: When Humans Transcend Biology.* Viking Press Inc.

Kurzweil, Ray. (1999). *Das Zeitalter der spirituellen Maschinen.* Penguin Books.

Kurzweil, Ray & Grossman, Terry. (2009). *TRANSCEND: Nine Steps to Living Well Forever.* Rodale Books.

Kurzweil, Ray & Grossman, Terry. (2004). *Fantastic Voyage: Live Long Enough to Live Forever.* Rodale Books.

Lents, Nathan. (2018). *Human Errors: A Panorama of Our Glitches, from Pointless Bones to Broken Genes.* Houghton Mifflin Harcourt

Lieberman, Daniel E. (2013). *The Story of the Human Body: Evolution, Health, and Disease.* Vintage.

Lima, Manuel. (2014). *The Book of Trees: Visualizing Branches of Knowledge.* Princeton Architectural Press.

Longevity.International. (2017). *Longevity Industry Analytical Report 1: The Business of Longevity.* Longevity.International.

Longevity.International. (2017). *Longevity Industry Analytical Report 2: The Science of Longevity.* Langlebigkeit.International.

López-Otín, Carlos; Blasco, Maria A.; Partridge, Linda; Manuel Serrano, Manuel & Kroemer, Guido. (2013). "The Hallmarks of Aging". *Cell*, 2013 Jun 6; 153(6): S. 1194-1217.

Maddison, Angus. (2007). *Contours of World Economy 1-2030 AD.: Essays in Macro-Economic History.* Oxford University Press.

Maddison, Angus. (2004). *The World Economy: Historical Statistics: 1-2003 AD.* OECD Development Center.

Maddison, Angus. (2001). *The World Economy: A Millennial Perspective.* OECD Development Center.

Malthus, Thomas Robert. (2008 [1798]). *An Essay on the Principle of Population.* Oxford World's Classics. Oxford University Press.

Martinez, Daniel E. (1998). "Mortality Patterns Suggest Lack of Senescence in Hydra". *Experimental Gerontology,* 1998 Mai;33(3), S. 217-225.

Martínez-Barea, Juan. (2014). *El mundo que viene: Descubre por qué las pr□ximas décadas serán las más apasionantes de la historia de la humanidad.* Gestión 2000.

Medawar, Peter. (1952). *Ein ungelöstes Problem der Biologie.* H. K. Lewis.

Mellon, Jim & Chalabi, Al. (2017). *Juvenescence: Investing in the Age of Longevity.* Fruitful Publications.

Miller, Philip Lee & Life Extension Foundation. (2005). *The Life Extension Revolution: The New Science of Growing Older Without Aging.* Bantam Books.

Minsky, Marvin. (1994). "Will robots inherit the Earth?" *Scientific American,* Oktober 1994.

Minsky, Marvin. (1987). *The Society of Mind.* Simon and Schuster.

Mitteldorf, Josh & Sagan, Dorion. (2016). *Cracking the Aging Code: The New Science of Growing Old, and What it Means for Staying Young.* Flatiron Books.

Moore, Geoffrey. (1995). *Crossing the Chasm: Marketing and Selling High-Tech Products to Mainstream Customers.* Harperbusiness.

Moravec, Hans. (1999). *Roboter: Mere Machine to Transcendent Mind.* Oxford University Press.

Moravec, Hans. (1988). *Mind Children.* Harvard University Press.

More, Max. (2003). *The Principles of Extropy. Version 3.11.* The Extropy Institute.

More, Max & Vita-More, Natasha. (2013). *The Transhumanist Reader: Classical and Contemporary Essays on the Science, Technology, and Philosophy of the Human Future.* Wiley-Blackwell.

Mulhall, Douglas. (2002). *Our Molecular Future: How Nanotechnology, Robotics, Genetics, and Artificial Intelligence will Transform our World.* Prometheus Books.

Musi, Nicolas & Hornsby, Peter (Hrsg.). (2015). *Handbook of the Biology of Aging, 8. Auflage.* Academic Press.

Naam, Ramez. (2005). *More Than Human: Embracing the Promise of Biological Enhancement.* Broadway Books.

Navajas, Santiago. (2016). *El hombre tecnológico y el síndrome Blade Runner.* Editorial Berenice.

Ocampo, Alejandro; Reddy, Pradeep; Martinez-Redondo, Paloma; Platero-Luengo, Aida; Hatanaka, Fumiyuki; Hishida, Tomoaki; Li, Mo; Lam, David; Kurita, Masakazu; Beyret, Ergin; Araoka, Toshikazu; Vazquez-Ferrer, Eric; Donoso, David; Roman, José Luis; Xu, Jinna; Rodriguez Esteban, Concepcion; Gabriel Nuñez, Gabriel; Nuñez Delicado, Estrella; Campistol, Josep M.; Guillen, Isabel; Guillen, Pedro & Izpisua Belmonte, Juan Carlos. (2016). "In Vivo Amelioration of Age-Associated Hallmarks by Partial Reprogramming". *Cell.* 2016 Dec 15; 167(7): S. 1719-1733.

Vereinte Nationen. (Jährlich). *Statistisches Jahrbuch.* Vereinte Nationen.

Paul, Gregory S. & Cox, Earl. (1996). *Beyond Humanity: Cyberevolution and Future Minds.* Charles River Media.

Perry, Michael. (2001). *Forever For All: Moral Philosophy, Cryonics and the Scientific Prospects for Immortality.* Universal Publishers.

Pickover, Clifford A. (2007). *A Beginner's Guide to Immortality: Extraordinary People, Alien Brains, and Quantum Resurrection.* Thunder's Mouth Press.

Pinker, Steven. (2018). *Enlightenment Now: The Case for Reason, Science, Humanism, and Progress.* Viking.

Pinker, Steven. (2012). *The Better Angels of Our Nature: Why Violence Has Declined.* Penguin Books.

Entwicklungsprogramm der Vereinten Nationen. (Jährlich). *Bericht über die menschliche Entwicklung.* Entwicklungsprogramm der Vereinten Nationen.

Regis, Edward. (1991). *Great Mambo Chicken and the Transhuman Condition:*

Science Slightly over the Edge. Perseus Publishing.

Ridley, Matt. (1995). *The Red Queen: Sex and the Evolution of Human Nature.* Harper Perennial.

Roco, Mihail C. & Bainbridge, William Sims (eds.). (2003). *Converging Technologies for Improving Human Performance.* Kluwer.

Rogers, Everett M. (2003). *Diffusion of Innovations. 5. Auflage.* Free Press.

Rose, Michael. (1991). *Evolutionary Biology of Aging.* Oxford University Press.

Rose, Michael; Rauser, Casandra L. & Mueller, Laurence D. (2011). *Does Aging Stop?* Oxford University Press.

Sagan, Carl. (1977). *The Dragons of Eden: Speculations on the Evolution of Human Intelligence.* Random House.

Serrano, Javier. (2015). *El hombre biónico y otros ensayos sobre tecnologías, robots, maquinas y hombres*. Editorial Guadalmazán.

Shakespeare, William. (2017 [1601]). *Hamlet*. Amazon Classics.

Shermer, Michael. (2018). *Heavens on Earth: The Scientific Search for the Afterlife, Immortality, and Utopia*. Henry Holt and Co.

Simon, Julian L. (1998). *The Ultimate Resource 2*. Princeton University Press.

Sinclair, David A. (2019). *Lifespan: Why We Age - and Why We Don't Have To*. Thorsons.

Skloot, Rebecca. *(2010). Das unsterbliche Leben der Henrietta Lacks*. Random House.

Stambler, Ilia. (2017). *Longevity Promotion: Multidisciplinary Perspectives*. CreateSpace Independent Publishing Platform.

Stambler, Ilia. (2014). *A History of Life-Extensionism in the Twentieth Century*. CreateSpace Independent Publishing Platform.

Stipp, David. (2010). *The Youth Pill: Scientists at the Brink of an Anti-Aging Revolution*. Aktuell.

Stock, Gregory. (2002). *Redesigning Humans: Our Inevitable Genetic Future*. Houghton Mifflin Company.

Stolyarov II, Gennady. (2013). *Death is Wrong*. Rational Argumentators Press.

Strehler, Bernard. (1999). *Time, Cells, and Aging*. Demetriades Brothers.

Teilhard de Chardin, Pierre. (1964). *The Future of Man*. Harper & Row.

Vereinte Nationen. (2017). *Weltbevölkerungsprognose 2017*. Vereinte Nationen.

Venter, J. Craig. (2014). *Life at the Speed of Light: From the Double Helix to the Dawn of Digital Life*. Penguin Books.

Venter, J. Craig. (2008). *A Life Decoded: My Genome: My Life*. Penguin Books.

Verburgh, Kris. (2018). *The Longevity Code: The New Science of Aging*. Das Experiment.

Vinge, Vernor. (1993). "The Coming Technological Singularity". *Whole Earth Review*, Winter 1993.

Walter, Chip. (2020). *Immortality, Inc: Renegade Science, Silicon Valley Billions, and the Quest to Live Forever*. National Geographic.

Warwick, Kevin. (2002). *I, Cyborg*. Jahrhundert.

Weindruch, Richard & Walford, Roy. (1988). *The Retardation of Aging and Disease by Dietary Restriction*. Charles C. Thomas.

Weiner, Jonathan. (2010). *Long for This World: The Strange Science of Immortality*. HarpersCollins Publishers.

Weismann, August. (1892). *Essays Upon Heredity and Kindred Biological Problems. Volumes 1 & 2*. Claredon Press.

Wells, H.G. (1902). "Die Entdeckung der Zukunft". *Nature*, 65, S. 326-331.

Weltbank. (Jährlich). *Weltentwicklungsbericht*. Weltbank.

West, Michael. (2003). *The Immortal Cell*. Doubleday.

Wood, David W. (2019). *Sustainable Superabundance: A Universal Transhumanist Invitation*. Delta Wisdom.

Wood, David W. (2018). *Transcending Politics: A Technoprogressive Roadmap to a Comprehensive Better Future*. Delta Wisdom.

Wood, David W. (2016). *Die Abschaffung des Alterns: Die bevorstehende radikale Verlängerung der gesunden menschlichen Lebenserwartung*. Delta Wisdom.

Weltgesundheitsorganisation. (2011). *International Statistical Classification of Diseases and Related Health Problems. 10. Revision, Ausgabe 2010.*

Weltgesundheitsorganisation. (2006). *Geschichte der Entwicklung der ICD.*

Weltgesundheitsorganisation. (1992). *Die ICD-10-Klassifikation psychischer und verhaltensbezogener Störungen: Klinische Beschreibungen und diagnostische Richtlinien*. Weltgesundheitsorganisation.

Weltgesundheitsorganisation. (1948). *Verfassung der Weltgesundheitsorganisation*. Weltgesundheitsorganisation.

Zendell, David. (1992). *The Broken God*. Spectra.

Zhavoronkov, Alex. (2013). *The Ageless Generation: How Advances in Biomedicine Will Transform the Global Economy*. Palgrave Macmillan.

Zhavoronkov, Alex & Bhullar, Bhupinder. (2015). Klassifizierung des Alterns als Krankheit im Kontext von ICD-11. *Frontiers in Genetics*.

REFERENZEN

1 Cave, Stephen. (2012). *Immortality: The Quest to Live Forever and How It Drives Civilization*. Crown

2 Wasserman, James et. al. (2015). *The Egyptian Book of the Dead*. Chronicle Books

3 Sander (1960). *The Epic of Gilgamesh*. Penguin

4 Clements, Jonathan (2006). *The First Emperor of China*. The History Press

5 Morison, Samuel Eliot (1971). *The European Discovery of America*. Oxford University Press

6 http://www.openthemagazine.com/article/essay/the-last-days-of-death

7 https://www.youtube.com/watch?v=h6tYxQnxRj8

8 http://www.encuentroseleusinos.com/work/maria-blasco-directora-del-cnio-envejecer-es-nada-natural/

9 https://elpais.com/elpais/2016/12/15/ciencia/1481817633_464624.html

10 https://www.mfoundation.org/

11 https://web.archive.org/web/20190324131618/http://www.sens.org/outreach/conferences/methuselah-mouse-prize

12 https://www.faculty.uci.edu/profile.cfm?faculty_id=5261

13 https://uams-triprofiles.uams.edu/profiles/display/127822

14 http://time.com/574/google-vs-death/

15 http://www.telegraph.co.uk/science/2016/09/20/microsoft-will-solve-cancer-within-10-years-by-reprogramming-dis/

16 http://www.businessinsider.com/mark-zuckerberg-cure-all-disease-explained-2016-9

17 https://www.technologyreview.com/2021/09/04/1034364/altos-labs-silicon-valleys-jeff-bezos-milner-bet-living-forever/

18 https://endpoints.elysiumhealth.com/george-church-profile-4f3a8920cf7g-4f3a8920cf7f

19 Feynman, Richard. (2005). *The Pleasure of Finding Things Out: The Best Short Works of Richard P. Feynman*. Basic Books

20 https://dash.harvard.edu/bitstream/handle/1/4931360/2815757.pdf?sequence=1&isAllowed=y

21 https://www.reddit.com/r/IAmA/comments/2tzjp7/hi_reddit_im_bill_gates_and_im_back_for_my_third/co3q1lf

22 https://www.reddit.com/r/IAmA/comments/2tzjp7/hi_reddit_im_bill_gates_and_im_back_for_my_third/co3q1lf

23 https://rejuvenaction.wordpress.com/reasons-for-rejuvenation/aubreys-trump-cards/

24 https://www.fightaging.org/archives/2004/11/strategies-for-engineered-negligible-senescence/

25 Lain, Douglas. (2016). *Advancing Conversations: Aubrey De Grey - Advocate For An Indefinite Human Lifespan*. Zero Books

26 http://www.un.org/es/universal-declaration-human-rights/

27 https://nickbostrom.com/fable/dragon.html

28 http://www.rationalargumentator.com/index/death-is-wrong/

29 https://www.amazon.com/Carl-Sagan-Cosmos-Utimate-Blu-ray/dp/B06X1F546N/

30 http://www.astromia.com/biografias/joanoro.htm

31 Alberts, Bruce. (2014). *Molecular Biology of the Cell. 6th Edition.* Garland Science

32 http://www.pnas.org/content/95/12/6578.full

33 https://microbewiki.kenyon.edu/index.php/Chromosomes_in_Bacteria:_Are_they_all_single_and_circular %3F

34 https://www.nytimes.com/2016/07/26/science/last-universal-ancestor.html

35 https://www.semicrobiologia.org/storage/secciones/publicaciones/semaforo/32/articulos/SEM32_16.pdf

36 http://www.cell.com/current-biology/fulltext/S0960-9822(13)00973-1

37 http://www.sciencedirect.com/science/article/pii/S0531556597001137

38 https://www.ncbi.nlm.nih.gov/pubmed/26690755

39 http://www.nytimes.com/2012/12/02/magazine/can-a-jellyfish-unlock-the-secret-of-immortality.html

40 https://www.ncbi.nlm.nih.gov/pmc/articles/PMC3306686/

41 http://onlinelibrary.wiley.com/doi/10.1016/S0014-5793(98)01357-X/abstract

42 https://www.ncbi.nlm.nih.gov/books/NBK100401/

43 http://science.time.com/2014/02/25/worlds-oldest-things/photo/08_sussman_seagrass_0910_0753_1068px/

44 https://www.nps.gov/brca/learn/nature/quakingaspen.htm>

45 https://phys.org/news/2013-08-soil-beneath-ocean-harbor-bacteria.html

46 http://www.rmtrr.org/oldlist.htm

47 https://elpais.com/elpais/2017/08/16/ciencia/1502878116_747823.html

48 http://www.dendrology.org/site/images/web4events/pdf/Tree%20info %20IDS_05_pp41_p46_AgeingYew.pdf

49 http://www.srimahabodhi.org/mahavamsa.htm

50 http://genomics.senescence.info/species/nonaging.php

51 http://www.sciencemag.org/news/2016/08/greenland-shark-may-live-400-years-smashing-longevity-record

52 https://listas.20minutos.es/lista/las-personas-mas-ancianas-de-la-historia-254001/

53 Skloot, Rebecca. (2010). *The Immortal Life of Henrietta Lacks.* Random House

54 http://hamptonroads.com/2010/05/cancer-cells-killed-her-then-they-made-her-immortal

55 http://www.imminst.org/SCOD.pdf

56 http://www.ndhealthfacts.org/wiki/Aging

57 https://www.sciencedaily.com/releases/2009/07/090701131314.htm

58 https://www.livescience.com/33179-does-human-body-replace-cells-seven-years.html

59 Ioviță, Anca. (2015). *La Brecha del Envejecimiento Entre las Especies.* CreateSpace

60 http://www.esp.org/books/weismann/germ-plasm/facsimile/

61 http://www.longevityhistory.com/book/indexb.html#_ednref1119

62 https://www.ncbi.nlm.nih.gov/pubmed/13905658

63 Stambler, Ilia. (2014). *A History of Life-Extensionism in the Twentieth Century.* CreateSpace Independent Publishing Platform

64 http://mcb.berkeley.edu/courses/mcb135k/BrianOutline.html

65 http://www.senescence.info/aging_theories.html

66 http://www.crionica.org/carta-abierta-de-cientificos-sobre-la-investigacion-del-envejecimiento/

67 https://www.ncbi.nlm.nih.gov/pmc/articles/PMC4410392/

68 https://www.ncbi.nlm.nih.gov/pmc/articles/PMC2995895/

69 https://itp.nyu.edu/classes/germline-spring2013/files/2013/01/Time-to-Talk-SENS-Critiquing-the-Immutability-of-Human-Aging.pdf

70 De Grey, Aubrey & Rae, Michael. (2008). *Ending Aging: The Rejuvenation Breakthroughs That Could Reverse Human Aging in Our Lifetime.* St. Martin's Press

71 https://www.technologyreview.com/s/404453/the-sens-challenge/

72 https://web.archive.org/web/20130606111748/http://www.mprize.com/index.php?pagename=newsdetaildisplay&ID=0104

73 https://www.smithsonianmag.com/innovation/human-mortality-hacked-life-extension-180963241/

74 http://www.sens.org/research/introduction-to-sens-research

75 https://www.bbvaopenmind.com/wp-content/uploads/2017/01/BBVA-OpenMind-Undoing-Aging-with-Molecular-and-Cellular-Damage-Repair-Aubrey-De-Grey.pdf

76 https://www.leafscience.org/sens-where-are-we-now/

77 http://www.cell.com/cell/fulltext/S0092-8674(13)00645-4

78 https://www.ncbi.nlm.nih.gov/pmc/articles/PMC4852871/

79 http://youtu.be/xI38YRz1bbQ

80 https://www.buckinstitute.org/news/leading-scientists-identify-research-strategy-for-highly-intertwined-pillars-of-aging/

81 https://www.libertaddigital.com/ciencia-tecnologia/ciencia/2018-01-19/gines-morata-el-ser-humano-podra-llegar-a-vivir-entre-350-y-400-anos-1276612414/

82 https://www.longecity.org/forum/page/index2.html/_/feature/book

83 https://www.britannica.com/science/aging-life-process

84 Musi, Nicolas & Hornsby, Peter (Hrsg.). (2015). *Handbook of the Biology of Aging*, 8. Auflage. Academic Press

85 http://www.who.int/classifications/icd/en/HistoryOfICD.pdf

86 https://www.who.int/news-room/detail/18-06-2018-who-releases-new-international-classification-of-diseases-(icd-11)

87 http://www.who.int/about/what-we-do/gpw-thirteen-consultation/en/#

88 https://www.ncbi.nlm.nih.gov/pmc/articles/PMC4471741/

89 https://www.frontiersin.org/articles/10.3389/fgene.2015.00326/full

90 https://books.google.es/books?id=JQ8Gtv4A5tMC&pg=PA200&lpg=PA200&dq=Was+kann+deutlich+absurder+sein+als+die+Aussicht+auf+Lokomotiven+die+doppelt+so+schnell+fahren+wie+Kutschen?&source=bl&ots=yooywst1my&sig=6vskygoFjg7cCqOWNagaixxquw&hl=de&sa=X&ved=0ahUKEwidjazUoMPYAhVEcRQKHXCMD7UQ6AEIVTAI#v=onepage&q=Was%20kann%20noch-%20absurder%20sein%20als%20die%20Aussicht%20auf%20Lokomotiven%20die%20doppelt%20schnell%20sind%20als %20Kleinbusse %3F&f=false

91 http://rinkworks.com/said/predictions.shtml

92 https://hbr.org/2011/08/henry-ford-never-said-the-fast

93 http://scienceworld.wolfram.com/biography/Kelvin.html

94 https://en.wikiquote.org/wiki/Incorrect_predictions

95 http://rinkworks.com/said/predictions.shtml

96 http://www.nytimes.com/2001/11/14/news/150th-anniversary-1851-2001-the-facts-that-got-away.html

97 https://www.youtube.com/watch?v=MypSliQOv2M

98 https://www.pcworld.com/article/155984/worst_tech_predictions.html

99 http://www.popularmechanics.com/technology/a8562/inside-the-future-how-popmech-predicted-the-next-110-years-14831802/

100 https://usatoday30.usatoday.com/money/companies/management/2007-04-29-ballmer-ceo-forum-usat_N.htm

101 http://www.bbc.com/future/story/20141015-will-we-fear-tomorrows-internet

102 https://www.juvenescence-book.com/book-overview/

103 http://www.rejuvenatebio.com/

104 https://www.washingtonpost.com/news/achenblog/wp/2015/12/02/professor-george-church-says-he-can-reverse-the-aging-process/?utm_term=.4c5b1bf512fd

105 Church, George M. und Regis, Ed. (2012). *Regenesis: How Synthetic Biology will Reinvent Nature and Ourselves.* Basic Books

106 https://www.youtube.com/watch?v=hC3OfWFjdXo

107 http://longevityreporter.org/blog/2016/8/8/the-renaissance-of-rejuvenation-biotechnology

108 Venter, J. Craig. (2014). *Life at the Speed of Light: From the Double Helix to the Dawn of Digital Life.* Penguin Books

109 https://www.calicolabs.com/cynthia-kenyon/

110 https://www.sfgate.com/magazine/article/Finding-the-Fountain-of-Youth-Where-will-UCSF-2667274.php

111 https://www.project-syndicate.org/commentary/aging--the-final-frontier?barrier=accesspaylog

112 http://genomics.senescence.info/

113 http://www.senescence.info/

114 https://www.storehouse.co/stories/c8xm-laura-deming

115 https://longevity.vc/

116 http://longevity.international/

117 https://www.fightaging.org/archives/2017/10/longevity-industry-whitepapers-from-the-aging-analytics-agency/

118 https://www.longevity.international/longevity-ecosystem-by-country

119 https://sub.longevitymarketcap.com/p/037-jan-11th-2022-longevity-marketcap

120 https://www.redbull.com/int-en/theredbulletin/michael-greve-biohacking-longevity

121 Malthus, Thomas Robert. (2008 [1798]). *An Essay on the Principle of Population.* Oxford World's Classics. Oxford University Press

122 Hobbes, Thomas. (2008 [1651]). *Leviathan. Oxford World's Classics.* Oxford University Press

123 http://www.diamandis.com/

124 Diamandis, Peter H. & Kotler, Steven. (2012). *Abundance: The Future is Better Than You Think.* Free Press

125 http://www.worldbank.org/en/news/feature/2014/04/10/prosperity-for-all-ending-extreme-poverty

126 https://sustainabledevelopment.un.org/post2015/transformingourworld

127 Pinker, Steven. (2012). *The Better Angels of Our Nature: Why Violence Has Declined.* Penguin Books

128 Pinker, Steven. (2018). *Enlightenment Now: The Case for Reason, Science, Humanism, and Progress.* Viking

129 http://bigthink.com/in-their-own-words/why-we-love-bad-news-understanding-negativity-bias

130 Harari, Yuval Noah. (2015). *Sapiens: A Brief History of Humankind.* Harper

131 Ehrlich, Paul. (1968). *The Population Bomb.* Sierra Club/Ballantine Books

132 https://esa.un.org/unpd/wpp/Download/Standard/Population/

133 https://www.census.gov/data-tools/demo/idb/informationGateway.php

134 https://ourworldindata.org/future-population-growth

135 http://www.rayandterry.com/

136 Kurzweil, Ray & Grossman, Terry. (2004). *Fantastic Voyage: Live Long Enough to Live Forever.* Rodale Books

137 Ebd.

138 https://www.juvenescence-book.com/book-overview/

139 http://www.mathscareers.org.uk/article/escape-velocities/

140 https://ourworldindata.org/life-expectancy

141 https://singularityhub.com/2017/11/10/3-dangerous-ideas-from-ray-kurzweil/

142 http://www.singularity2050.com/2008/03/actuarial-escap.html

143 http://www.sens.org/files/pdf/FHTI07-deGrey.pdf

144 http://hplusmagazine.com/2009/09/28/aubrey-de-grey-singularity-and-methuselarity/

145 https://en.wikiquote.org/wiki/Gordon_Moore

146 Kurzweil, Ray. (2005). *The Singularity Is Near: When Humans Transcend Biology.* Viking Press Inc.

147 http://www.kurzweilai.net/the-law-of-accelerating-returns

148 https://singularityhub.com/2016/04/05/how-to-think-exponentially-and-better-predict-the-future/#sm.0009rack7rg0e9r11g52cg8lqb1cb

149 https://singularityhub.com/2016/03/22/technology-feels-like-its-accelerating-because-it-actually-is/#sm.0009rack7rg0e9r11g52cg8lqb1cb

150 Kurzweil, Ray. (2012). *How to Create a Mind: The Secret of Human Thought Revealed.* Viking Books

151 https://www.weforum.org/agenda/2018/01/18-technology-predictions-for-2018/

152 Diamandis, Peter H. & Kotler, Steven. (2016). *Bold: How to Go Big, Create Wealth and Impact the World.* Simon & Schuster

153 https://singularityhub.com/2016/04/05/how-to-think-exponentially-and-better-predict-the-future/#sm.0009rack7rg0e9r11g52cg8lqb1cb

154 https://www.cnet.com/news/new-results-show-ai-is-as-good-as-reading-comprehension-as-we-are/

155 https://www.theverge.com/2018/1/19/16911354/google-ceo-sundar-pichai-ai-artificial-intelligence-fire-electricity-jobs-cancer

156 https://medium.com/backchannel/were-hoping-to-build-the-tricorder-12e1822e5e6a#

157 https://www.technologyreview.com/s/609038/chinas-ai-awakening/

158 https://www.cbinsights.com/research/artificial-intelligence-startups-healthcare/

159 http://scopeblog.stanford.edu/2015/05/11/vinod-khosla-shares-thoughts-on-disrupting-health-care-with-data-science/

160 https://www.technologyreview.com/s/609897/500000-britons-genomes-will-be-public-by-2020-transforming-drug-research/

161 https://allofus.nih.gov/

162 http://dkv.global/

163 http://www.perseus.tufts.edu/hopper/text?doc=Apollod.+3.14.3

164 Harari, Yuval Noah. (2017). *Homo Deus: A Brief History of Tomorrow.* Harper

165 Maslow, Abraham H. (2013). *A Theory of Human Motivation.* Martino Fine Books

166 De Caritat Condorcet, Marie-Jean-Antoine. (1998). *Esquisse d'un tableau historique des progrès de l'esprit humain, suivi de "Fragment sur l'Atlantide".* Flammarion

167 Shakespeare, William. (2017 [1601]). Hamlet. Amazon Classics

168 http://www.theguardian.com/world/2008/nov/27/japan

169 http://www.theguardian.com/world/2013/jan/22/elderly-hurry-up-die-japanese

170 http://www.nytimes.com/1984/03/29/us/gov-lamm-asserts-elderly-if-very-ill-have-duty-to-die.html

171 http://www.theatlantic.com/magazine/archive/2014/10/why-i-hope-to-die-at-75/379329/

172 Emanuel, Ezekiel J. (2014). *Reinventing American Health Care: How the Affordable Care Act Will Improve Our Terribly Complex, Blatantly Unjust, Outrageously Expensive, Grossly Inefficient, Error Prone System*. Public Affairs

173 https://web.archive.org/web/20110110154034/http:/www.sagecrossroads.net/files/transcript01.pdf

174 http://www.ncbi.nlm.nih.gov/pmc/articles/PMC1361028/

175 http://sjayolshansky.com/sjo/Background_files/TheScientist.pdf

176 http://scholar.harvard.edu/cutler/publications/substantial-health-and-economic-returns-delayed-aging-may-warrant-new-focus

177 http://www.reuters.com/article/us-imf-aging-idUSBRE83A1C020120412

178 http://www.brookings.edu/research/books/2013/closing-the-deficit

179 http://articles.latimes.com/2014/jan/08/business/la-fi-mo-sure-you-have-to-work-in-retirement-but-look-on-the-bright-side-20140108

180 http://www.nber.org/papers/w8818

181 https://web.archive.org/web/20061018172529/http://www.econ.yale.edu/seminars/labor/lap04-05/topel032505.pdf

182 http://www.northbaybusinessjournal.com/northbay/marincounty/4138872-181/quest-to-redefine-aging#page=0

183 https://report.nih.gov/categorical_spending.aspx

184 http://www.forbes.com/sites/alexknapp/2012/07/05/how-much-does-it-cost-to-find-a-higgs-boson/

185 http://waterwaysproducts.com.au/2017/03/water-affect-human-body/

186 https://www.nestle-waters.com/healthy-hydration/water-body

187 Emsley, John. (2011). *Nature's Building Blocks: An A–Z Guide to the Elements*. Oxford University Press

188 https://www.amazon.com/Carl-Sagan-Cosmos-Utimate-Blu-ray/dp/ B06X1F546N

189 Drexler, K. Eric. (1987). *Engines of Creation: The Coming Age of Nanotechnology*. Anchor Books

190 Drexler, K. Eric. (2013). *Radical Abundance: How a Revolution in Nanotechnology Will Change Civilization*. PublicAffairs

191 https://www.youtube.com/watch?v=NV3sBlRgzTI&feature=youtu.be

192 http://www.digitalfrontiersmen.com/portfolio/elon-musk/

193 http://edition.cnn.com/2006/TECH/science/06/12/introduction/

194 http://sensproject21.org/

195 https://medium.com/@arielf/wake-up-people-its-time-to-aim-high-b0c2bcac53f1

196 http://www.happinesshypothesis.com/happiness-hypothesis-ch1.pdf

197 http://righteousmind.com/about-the-book/introductory-chapter/

198 Becker, Ernest. (1973). *The Denial of Death*. The Free Press

199 Solomon, Sheldon. (2015). *The Worm at the Core: On the Role of Death in Life*. Random House

200 James, William. (2017). *Varieties of Religious Experience : A Study in Human Nature*. Pinnacle Press

201 http://ernestbecker.org/?page_id=60

202 https://www.youtube.com/watch?v=biNF_a5QbwE

203 De Grey, Aubrey & Rae, Michael. (2008). Ending Aging: The Rejuvenation Breakthroughs That Could Reverse Human Aging in Our Lifetime. St. Martin's Press

204 https://www.youtube.com/watch?v=RITCdrOEO9Y

205 https://www.fightaging.org/archives/2014/07/an-anti-deathist-faq.php

206 Haidt, Jonathan. (2012). *The Righteous Mind : Why Good People Are Devided by Politics and Religion.* Pantheon

207 Moore, Geoffrey. (1995). *Crossing the Chasm: Marketing and Selling High-Tech Products to Mainstream Customers.* Harperbusiness

208 Rogers, Everett M. (2003). *Diffusion of Innovations.* 5. Auflage. Free Press

209 https://www.youtube.com/watch?v=vg4lTZvfIz8

210 http://mathworld.wolfram.com/Rabbit-DuckIllusion.html

211 http://www.moillusions.com/vase-face-optical-illusion/

212 http://well.blogs.nytimes.com/2008/04/28/the-truth-about-the-spinning-dancer/?_r=0

213 Yount, Lisa. (2009). *Alfred Wegener : Creator of the Continental Drift Theory.* Chelsea House Publications

214 https://www.smithsonianmag.com/science-nature/when-continental-drift-was-considered-pseudoscience-90353214/

215 https://www.e-education.psu.edu/earth520/content/l2_p12.html

216 http://folk.ntnu.no/krill/krilldrift.pdf

217 http://www.mantleplumes.org/WebDocuments/Oreskes2002.pdf

218 https://www.macleans.ca/society/science/the-meaning-of-alphago-the-ai-program-that-beat-a-go-champ/

219 http://geologylearn.blogspot.com/2016/02/paleomagnetism-and-proof-of-continental.html

220 http://semmelweis.org/about/dr-semmelweis-biography/

221 https://en.wikipedia.org/wiki/Carl_Braun_(Geburtshelfer)#Sichtweisen_auf_Kleinkindfieber

222 http://jama.jamanetwork.com/article.aspx?articleid=400956

223 Cochrane, A. L. (1999). *Effectiveness And Efficiency : Random Reflections on Health Services.* Hodder Education Publishers

224 https://www.nuffieldtrust.org.uk/files/2017-01/effectiveness-and-efficiency-web-final.pdf

225 Burch, Druin. (2009). *Taking the Medicine.* Chatto & Windus

226 http://www.cochrane.org/about-us

227 http://community-archive.cochrane.org/cochrane-reviews

228 http://www.cochrane.org/evidence

229 https://www.rcpe.ac.uk/sites/default/files/thomas_0.pdf

230 http://www.bcmj.org/premise/history-bloodletting

231 https://www.mtechnologies.com/n1fn/bcramps.htm

232 https://www.cryonics.org/images/uploads/misc/Prospect_Book.pdf

233 http://www.bbc.com/future/story/20140821-i-will-be-frozen-when-i-die

234 https://www.longecity.org/forum/page/index.html/_/articles/cryonics

235 https://www.kurzweilai.net/playboy-reinvent-yourself-the-playboy-interview

236 https://www.biostasis.com/scientists-open-letter-on-cryonics/

237 http://cryonics-research.org.uk/

238 http://sociedad-crionica.org/

239 http://www.thelancet.com/journals/lancet/article/PIIS0140-6736(00)01021-7/

240 https://www.theguardian.com/science/blog/2013/dec/10/life-death-therapeutic-hypothermia-anna-bagenholm

241 Fong, Kevin. (2014). *Extreme Medicine : How Exploration Transformed Medicine in the Twentieth Century*. Penguin Press

242 https://www.rd.com/true-stories/survival/hypothermia-cheat-death/

243 https://www.newscientist.com/article/dn23107-zoologger-supercool-eichhörnchen-gehen-in-die-tiefen-frieren/

244 https://www.sciencedaily.com/releases/2011/04/110411152533.htm

245 http://jeb.biologists.org/content/213/3/502.full

246 http://www.bbc.co.uk/earth/story/20150313-the-toughest-animals-on-earth

247 http://www.ncbi.nlm.nih.gov/pmc/articles/PMC4620520/

248 https://www.technologyreview.com/s/542601/the-science-surrounding-cryonics/

249 http://www.alcor.org/Library/html/vitrification.html

250 http://www.bbc.com/future/story/20140224-can-we-ever-freeze-our-organs

251 http://www.kurzweilai.net/alcor-update-from-max-more-new-ceo

252 http://waitbutwhy.com/2016/03/cryonics.html

253 http://www.alcor.org/book/index.html

254 https://www.brainpreservation.org/faq-items/17-what-problems-currently-exist-for-chemopreservation/

255 Kurzweil, Ray. (2012). *How to Create a Mind: The Secret of Human Thought Revealed*. Viking Books

256 http://blogs.discovermagazine.com/crux/2016/03/23/nuclear-fusion-reactor-research/

257 http://www.jstor.org/stable/2118559

258 http://www.dndi.org/about-dndi/

259 https://www.techdirt.com/articles/20140124/09481025978/big-pharma-ceo-we-develop-drugs-rich-westerners-not-poor.shtml

260 https://todayinsci.com/M/Merck_George/MerckGeorge-Quotations.htm

261 https://www.newyorker.com/contributors/john-cassidy

262 Cassidy, John. (2009). *How Markets Fail: The Logico f Economic Calamaties*. Farrar, Straus and Giroux

263 http://www.williammacaskill.com/#book

264 https://www.youtube.com/watch?v=jDJ_IjMwT20

265 http://www.npr.org/templates/story/story.php?storyId=104302141

266 https://www.youtube.com/watch?v=GoJsr4IwCm4

267 https://www.youtube.com/watch?v=kJQP7kiw5Fk

268 http://www.nickbostrom.com/fable/dragon.html

269 https://www.youtube.com/watch?v=cZYNADOHhVY

270 http://strategicphilosophy.blogspot.com.es/2009/05/its-about-ten-years-since-i-wrote.html

271 Davis, David Brion. (2006). *Inhuman Bondage: The Rise and Fall of Slavery in the New World*. Oxford University Press

272 http://www.bu.edu/historic/london/conf.html

273 https://www.lifespan.io/

274 https://www.forever-healthy.org/

275 https://parteifuergesundheitsforschung.de/

276 https://en.wikipedia.org/wiki/Citizen_science

277 https://babel.hathitrust.org/cgi/pt?id=chi.087603619;view=1up;seq=67

278 Hugo, Victor. (2017). *The History of a Crime.* Jazzybee Verlag

279 http://longevityalliance.org/?q=history-international-longevity-alliance

280 https://quoteinvestigator.com/2017/11/12/change-world/

281 https://quoteinvestigator.com/tag/j-b-s-haldane/